三考塾叢刊

復燃圖解 漢方常用處方解説
改訂版

髙山宏世（たかやまこうせい） 編著

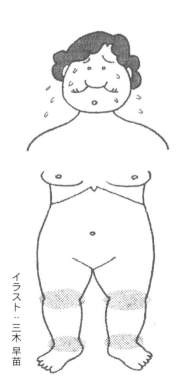

イラスト：三木 早苗

東洋学術出版社

序にかえて
漢方を学ぶ基本的な心構え

漢方三考塾主宰　寺師 睦宗

（1）志を立てること

　漢方医学を学ぶ心構えは，まず志を立てることから始まる。志の立て方が篤くて真剣であれば，おのずから道が開け，そのテンポも速い。が，ちょっとした好奇心で漢方を覗いてみようという態度であれば，十年やっても二十年やっても，深くて広い漢方を自分のものにすることは難しい。

（2）白紙になって漢方と取り組め

　漢方を学ぶ場合に，初めから近代西洋医学の立場で批判しながら研究したのでは，漢方を正しく理解することは難しい。漢方が一応自分のものになるまで，白紙になって漢方医学に取り組むことが必要である。近代医学の立場で批判するのは，漢方が自分のものになってから後のことである。

　空海の「瀉瓶」[※]である。

　　　　※瀉瓶：空海は805年長安に留学し，師の恵果から密教の秘法を授けられた。
　　　　　　　それはあたかも瓶から別瓶に内容を移し注ぐが如く，空海は師の秘
　　　　　　　法を悉く，伝授され，それを体得していった。

（3）散木になるな

　散木というのは，中心となる幹がなくて，薪にしかならない小木の集まりのことである。漢方の世界は広いから，学ぶ方法を誤ると薪にしかならない散木になってしまう恐れがある。まず一方の幹になるものを撰んで，これをものにするまでは，あれこれと心を動かさないことが必要である。

　幹が亭々と空にそびえるようになれば，枝，葉は自然に出てくる。中心になる幹がなくて，「あれもよし，これもよし」という乞食袋のようなものになってしまう人がある。そこで，まず中心になるものを選ばなければならない。それにはどうすればよいのか。

（4）師匠につくこと

　伝統ある漢方の学術を学ぶには，師匠について伝統を身につけることが必要である。それは，まず師匠の模倣から始まる。はじめから伝統を無視した自己流では，天才は別として，普通の場合は問題とするに足りない。しっかりとした伝統を身につけたうえでは，その殻を破って，自分で自分の道を切り開いて進むがよい。師匠を乗り超えて進むだけの気概がなければならない。

　　「見，師と等しきとき師の半徳を減ず。

　　　見，師より過ぎてまさに伝授するに堪えたり」渓山禅師

　しかし，現在の日本では師匠につきたくても，師匠を得ることは難しい。また師匠はあっても，いろいろな事情で制約を受けて，師匠につくには容易ではない。このような人たちは，漢方の研究会や講習会に出るとよい。

（5）古典を読め

　漢方医学の根幹となる第一級の書（『傷寒論』『金匱要略』『素問』『霊枢』『本草綱目』『本草備要』）を読むこと。これらの古典は難解で，これをマスターすることは容易ではない。そこでまず現代人の書いたものから読み始め，だんだん古いものにさかのぼって読むようにするとよい。それに名賢哲匠の治験例と口訣を読むとよい。

（大塚敬節先生著『漢方医学』参照）

凡　例

1）収録した処方は，現在最も繁用されている，エキス製剤になっていて，かつ健康保険適用になっているものから126処方を選んだ。

2）処方は効能をもとに章を大きく分け，各章のはじめに簡単な解説を付し，その章に収載してある処方名を列記した。

3）各処方名の左上にエキス製剤番号（おもに先発メーカー・ツムラに準じる）を付した。処方の解説は見開き2頁に収め，以下のように行った。

- 処方名：処方名の後に出典を示した。別名があるもの，あるいは合方・加減方であるものは，処方名の下に附記した。
- 挿図：腹証および体表に現れる典型的な症状を示した。
- 方意：その処方の具体的な症状を簡略に記し，脈証や舌証を附記した。文中，病位とあるのはその処方が傷寒六経のどの時期に，あるいは部位的に身体のどの臓腑の部位（五臓六腑・十二経脈）にあるときに有効かを示したものである。
- 診断のポイント：証を決定するにあたって目標となる症候を，箇条書きにした。腹証や自覚症状などから特徴的なものを選んでいるため，必ずしも挿図にはない事項もある。

　　初学者は，以上の挿図・方意・診断のポイントだけを見れば，その処方の証をおおよそ理解できるように配慮した。

- 原典（あるいは主治）：出典の条文を，片仮名交じりの読み下し文に書き改め，文末の（　）の内に出典の書名と篇名等を記した。

　　原典と断定できる文献が確定できない処方については，その処方の運用に後世決定的な影響を与えたと考えられる文言を「主治」として示し，「原典」の代わりとした。

- 処方：処方を構成する生薬の薬物名と，1日分の分量のグラム数を示した。分量については，大塚敬節・矢数道明両氏の『経験・漢方処方分量集』第4版（医道の日本社刊）あるいは，株式会社ツムラの医療用漢方エキス製剤1日分の含有量などを参考とした。

　　構成生薬の記載について：

　　たとえば，桂枝は日本薬局方では「桂皮」に統一され，桂枝と桂

皮は混用されている。日本では桂枝というと桂皮（ベトナム桂皮）を用いることが多いが、効能は少し異なる。このため、本書では補陽温中を主目的とするときは桂皮と記し、その他の発汗解肌・平衡降逆・温通経脈などに働かせるときは原典が「桂枝」としてあれば桂皮とせず桂枝と記載している。また、芍薬についても、日本では「芍薬」であると白芍（補血斂陰・柔肝止痛）と赤芍（散瘀止痛・清熱涼血）の区別がはっきりしない例が多いが、その点も原典の記載に従った。

● **構成**：処方の君臣佐使を記した。君臣佐使の決定は、成無己『傷寒明理薬方論』、許宏『金鏡内台方議』、汪昂『医方集解』およびその他の解説書、あるいは筆者の考勘に従った。

　　君薬は一方中の主薬で、疾病の主証に対しておもな治療効果を発揮する薬物である。

　　臣薬は君薬を補助し、その薬効を増強する薬物である。

　　佐薬は臣薬とともに君薬を助けたり副作用を防止する薬物である。

　　使薬は佐薬の補助薬として働くとともに方剤中の諸薬を調和する働きをもつ。また引経薬として、諸薬を直接病巣局所に導く作用を果たしていることもある。

　　漢方薬の処方構成はすべて、君臣佐使の法則に従ってなされている。これが一般の西洋薬や民間薬と異なる特徴である。君臣佐使の区別のない処方は、「薬あって方なし」という無秩序な薬の寄せ集めに過ぎず、規律がなく効果の程度も方向も不明確となりやすい。この点を加減方や合方に際しても十分配慮すべきである。

● **方義**：処方を構成する各生薬の、中医学的性味と本草学的薬効とを記した。必要に応じ、文末にそれらの生薬が組み合わされた場合の特徴的作用についても付記した。

● **八綱分類**：八綱は弁証の基本である。正気の盈虚、病邪の性質とその盛衰、疾病の所在する部位の深浅などから、表裏・寒熱・虚実の基本的な症候に分かち、さらにそれらを総括するものとして陰陽がある。本書の八綱分類は、その処方が全体として表裏・寒熱・虚実のいずれの傾向を有するかを大まかに記したものである。必ずしも断定できない場合は（　）を付した。

● **臨床応用**：各社の医療用漢方エキス製剤の適応症も考慮に入れ、漢方診療のなかで有効あるいは適応すると思われる症状や疾患を列

記した。

● **類方鑑別**：証が類似していてまぎらわしい処方との鑑別のポイントを
記した。

4）どの処方も，さまざまな効能をもっているので，単一の範疇に収められ
るものではない。したがって書物によっては別な分類法に従ったり，
別な範疇に入っていたりするものもある筈である。本書の分類は，あく
までも本書独自の試みである。分類にこだわらず自在に使いこなすとこ
ろに漢方の特長があるともいえる。

5）読者の便のために，巻末に本書収載の処方に用いられている構成生薬
の薬効一覧表と，処方名の五十音順索引とエキス製剤の番号順索引およ
び症状・病名の索引を付した。

6）引用したテキスト・参考にした解説書は「引用文献」として巻末に列
記した。

目　次

序にかえて　漢方を学ぶ基本的な心構え …………………………………… i

凡例 ………………………………………………………………………………… iii

目次 ……………………………………………………………………………………… vi

1. 解表剤 ……………………………………………………………………… 1

桂枝湯 …………………………………………………………………………… 2

麻黄湯 …………………………………………………………………………… 4

葛根湯 …………………………………………………………………………… 6

葛根湯加川芎辛夷 ………………………………………………………… 8

小青竜湯 ……………………………………………………………………… 10

川芎茶調散 ………………………………………………………………… 12

麻黄附子細辛湯 …………………………………………………………… 14

麻杏甘石湯 ………………………………………………………………… 16

五虎湯 ………………………………………………………………………… 18

升麻葛根湯 ………………………………………………………………… 20

2. 和解剤 ………………………………………………………………………… 23

小柴胡湯 ……………………………………………………………………… 24

小柴胡湯加桔梗石膏 …………………………………………………… 26

柴胡桂枝湯 ………………………………………………………………… 28

柴胡桂枝乾姜湯 …………………………………………………………… 30

柴陥湯 ………………………………………………………………………… 32

柴朴湯 ………………………………………………………………………… 34

柴苓湯 ………………………………………………………………………… 36

竹筎温胆湯 ………………………………………………………………… 38

四逆散 ………………………………………………………………………… 40

芍薬甘草湯 ………………………………………………………………… 42

加味逍遙散 ………………………………………………………………… 44

神秘湯 ………………………………………………………………………… 46

— vi —

半夏瀉心湯 …………………………………… 48

黄連湯 ……………………………………………… 50

3．表裏双解剤 ……………………………… 53

大柴胡湯 …………………………………………… 54

防風通聖散 ………………………………………… 56

五積散 ……………………………………………… 58

参蘇飲 ……………………………………………… 60

4．瀉下剤 …………………………………… 63

大承気湯 …………………………………………… 64

調胃承気湯 ………………………………………… 66

大黄牡丹皮湯 ……………………………………… 68

桂枝加芍薬大黄湯 ………………………………… 70

大黄甘草湯 ………………………………………… 72

麻子仁丸 …………………………………………… 74

潤腸湯 ……………………………………………… 76

5．清熱剤 …………………………………… 79

白虎加人参湯 ……………………………………… 80

竜胆瀉肝湯 ………………………………………… 82

三黄瀉心湯 ………………………………………… 84

黄連解毒湯 ………………………………………… 86

温清飲 ……………………………………………… 88

荊芥連翹湯 ………………………………………… 90

柴胡清肝湯 ………………………………………… 92

桔梗湯 ……………………………………………… 94

清肺湯 ……………………………………………… 96

排膿散及湯 ………………………………………… 98

辛夷清肺湯 ………………………………………… 100

清上防風湯 ………………………………………… 102

十味敗毒湯 ………………………………………… 104

消風散 ……………………………………………… 106

治頭瘡一方 ………………………………………… 108

— vii —

乙字湯 …………………………………………………… 110

立効散 …………………………………………………… 112

茵蔯蒿湯 ………………………………………………… 114

茵蔯五苓散 ……………………………………………… 116

五淋散 …………………………………………………… 118

猪苓湯 …………………………………………………… 120

三物黄芩湯 ……………………………………………… 122

清心蓮子飲 ……………………………………………… 124

6．温裏補陽剤 ………………………………………… 127

人参湯 …………………………………………………… 128

桂枝人参湯 ……………………………………………… 130

安中散 …………………………………………………… 132

当帰湯 …………………………………………………… 134

大建中湯 ………………………………………………… 136

小建中湯 ………………………………………………… 138

当帰建中湯 ……………………………………………… 140

黄耆建中湯 ……………………………………………… 142

桂枝加芍薬湯 …………………………………………… 144

呉茱萸湯 ………………………………………………… 146

当帰四逆加呉茱萸生姜湯 ……………………………… 148

温経湯 …………………………………………………… 150

真武湯 …………………………………………………… 152

八味地黄丸 ……………………………………………… 154

牛車腎気丸 ……………………………………………… 156

7．補気剤 ……………………………………………… 159

四君子湯 ………………………………………………… 160

六君子湯 ………………………………………………… 162

補中益気湯 ……………………………………………… 164

啓脾湯 …………………………………………………… 166

8．補血剤 ……………………………………………… 169

四物湯 …………………………………………………… 170

芎帰膠艾湯 ……………………………………………… 172

当帰飲子 ……………………………………………… 174

七物降下湯 ……………………………………………… 176

9. 気血双補剤 ……………………………………………… 179

十全大補湯 ……………………………………………… 180

人参養栄湯 ……………………………………………… 182

帰脾湯 ……………………………………………… 184

加味帰脾湯 ……………………………………………… 186

10. 滋陰剤 ……………………………………………… 189

六味丸 ……………………………………………… 190

滋陰降火湯 ……………………………………………… 192

滋陰至宝湯 ……………………………………………… 194

麦門冬湯 ……………………………………………… 196

炙甘草湯 ……………………………………………… 198

清暑益気湯 ……………………………………………… 200

11. 理気剤 ……………………………………………… 203

半夏厚朴湯 ……………………………………………… 204

香蘇散 ……………………………………………… 206

女神散 ……………………………………………… 208

二陳湯 ……………………………………………… 210

平胃散 ……………………………………………… 212

胃苓湯 ……………………………………………… 214

釣藤散 ……………………………………………… 216

抑肝散 ……………………………………………… 218

抑肝散加陳皮半夏 ……………………………………………… 220

12. 安神剤 ……………………………………………… 223

甘麦大棗湯 ……………………………………………… 224

酸棗仁湯 ……………………………………………… 226

柴胡加竜骨牡蛎湯 ……………………………………………… 228

桂枝加竜骨牡蛎湯 ……………………………………………… 230

13. 利水剤 233

五苓散 234

茯苓飲 236

小半夏加茯苓湯 238

半夏白朮天麻湯 240

当帰芍薬散 242

苓桂朮甘湯 244

苓姜朮甘湯 246

苓甘姜味辛夏仁湯 248

防已黄耆湯 250

越婢加朮湯 252

木防已湯 254

桂枝加朮附湯 256

麻杏薏甘湯 258

薏苡仁湯 260

二朮湯 262

桂枝芍薬知母湯 264

疎経活血湯 266

大防風湯 268

14. 駆瘀血剤 271

桃核承気湯 272

桂枝茯苓丸 274

通導散 276

治打撲一方 278

構成生薬一覧表 280

引用文献 297

五十音順処方名索引 298

エキス製剤番号順索引 304

症状・病名索引 307

あとがき 317

改訂版　発行にあたって 318

1．解表剤

　発汗・解肌・透疹等の作用により，表証を解除する方剤を解表剤と総称している。

　『素問』陰陽応象大論に「其ノ皮ニ在ルハ汗シテ之ヲ発ス」とあるように，外邪が表にある場合の治療原則は発汗法である。

　肌表は人体の最も外側にあるので，外邪が人を傷ると，一般にまず表証を現す。解表剤はおもに外感病の初期に使用される。もし表証と裏証がともにある場合は表裏双解法を用いる。病邪が完全に裏に入り終わった段階には，解表剤は用いてはならない。

　表証では，脈は一般に浮脈を呈し，舌はあまり変化は見られない。

　解表剤には，風寒表証（表寒）に対して用いられる辛温解表剤と，風熱表証（表熱）に用いられる辛涼解表剤とがある。

辛温解表剤

　桂枝湯，麻黄湯，葛根湯，葛根湯加川芎辛夷，小青竜湯，川芎茶調散，
　麻黄附子細辛湯。

辛涼解表剤

　麻杏甘石湯，五虎湯，升麻葛根湯。

エキス製剤 45 番

桂枝湯（傷寒論・金匱要略）
（けいしとう）

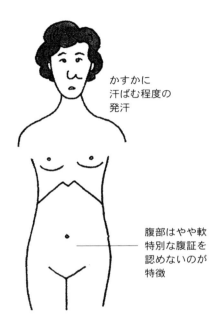

かすかに汗ばむ程度の発汗

腹部はやや軟 特別な腹証を認めないのが特徴

方意

おもに太陽病に用いられるが，漢方の最も基本的な薬方であり，「衆方の祖」と称されている。

病位は太陽の経脈が侵された太陽の中風，すなわち表寒虚証である。症状は軽く，皮膚が少し汗ばむ程度の発汗がある。

脈は浮弱（緩）。

舌は正常所見で，淡紅湿潤で無苔か薄い白苔。

診断のポイント

① 悪風があり発熱，頭痛
② 少し汗ばむ傾向（自汗）
③ 脈は浮で弱，あるいは緩
④ 特別な腹証はない

原典

太陽ノ中風ハ陽浮ニシテ陰弱。陽浮ノ者ハ熱自ラ発ス。陰弱ノ者ハ汗自ラ出ズ。嗇嗇トシテ悪寒シ，淅淅トシテ悪風シ，翕翕トシテ発熱シ，鼻鳴リ乾嘔スル者ハ桂枝湯之ヲ主ル。（『傷寒論』太陽病上篇）

太陽病，頭痛，発熱シ，汗出デ悪風スルハ桂枝湯之ヲ主ル。（同）

病常ニ自ラ汗出ズル者ハ，此栄気和スト為ス。栄気和ス者ハ外諧サズ，衛気栄気ト共ニ諧和セザルヲ以テノ故ニ爾ラシム。栄脈中ヲ行キ衛脈外ヲ行ルヲ以テ，復タ其ノ汗ヲ発シ栄衛和スレバ則チ愈ユ。桂枝湯ガ宜シ。（同・太陽病中篇）

処方

ケイシ（桂枝）……………… 4.0 g	タイソウ（大棗）……………… 4.0 g
シャクヤク（芍薬）………… 4.0 g	ショウキョウ（生姜）………… 1.0 g
カンゾウ（甘草）…………… 2.0 g	

構成

君薬　臣薬　佐薬　使薬

桂枝 ── 芍薬 ── 甘草 ┬ 大棗
　　　　　　　　　　 └ 生姜

この君臣佐使は汪昂『医方集解』に拠る。南京中医学院編の『方剤学講義』では，大棗・生姜が佐，甘草が使としてある。

成無己『傷寒明理薬方論』では，君薬は桂枝，芍薬と甘草がともに臣佐，生姜と大棗が使薬となっている。

方義

桂枝：辛甘温。発汗解肌作用，営衛を調和させる。（日本薬局方では桂皮を用いる）

芍薬：苦酸微寒。陰気を収斂し血脈を和す。白芍薬を用いる。

甘草：甘平。汗剤に入れば解肌・抗利尿作用により津液を保護する。生甘草ではなく炙甘草を用いる。

生姜・大棗：脾胃の機能を補養し，営衛を整える。

　全体としては辛温解表の剤となっている。中風は発汗させ過ぎてはならず，ただ解肌して表邪を退散させるべきである。本方はまた営衛を調和する主方であるから，外感病の他にも温経散寒剤として応用される機会も多い。

八綱分類

　表寒虚証

臨床応用

　体力が衰えたときのカゼの初期や鼻カゼの段階。老人や身体虚弱な人のいわゆる「万年カゼ」症状。病後や産後の微熱や寝汗。

類方鑑別

麻黄湯：表寒実証。悪風発熱が強く，無汗，体痛あり。脈浮緊。（太陽傷寒）

葛根湯：比較的実証。表実。無汗で項背強痛が著明。脈浮実。（太陽と陽明の合病）

五積散：五積散は「経絡の中寒」の薬方であるから，その方証は虚証で悪寒が強い。

香蘇散：虚証で，胃腸が弱く，気うつの傾向のある人のカゼ症状。（気滞感冒）

参蘇飲：虚証で，脾胃虚弱，痰飲を伴う人のカゼ症状。（気虚感冒）

麻黄附子細辛湯：元気に乏しく，発熱は少なく，悪寒が強い人のカゼで，脈は沈弱。（陽虚感冒）

エキス製剤 27 番

麻黄湯（ま おう とう）（傷寒論）

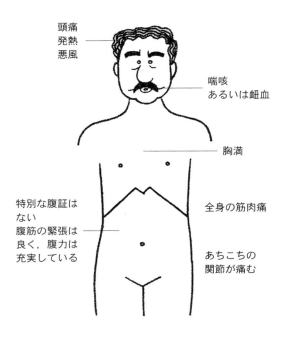

方意
太陽の傷寒（激しい感冒症状）に用いる。

病位は太陽病の経病。表寒実証に対する基本処方である。

脈は浮緊。

舌は原則的に正常所見であるが，時に舌および口中は淡紅で，薄い白苔をみることがある。

診断のポイント
① 発熱・悪風・無汗
② 脈は浮・緊
③ 喘咳（ゼーゼー）・身体疼痛（腰・四肢・関節）

原典
太陽病，頭痛，発熱，身疼，腰痛，骨節疼痛，悪風，汗無クシテ喘スル者ハ麻黄湯之ヲ主ル。（『傷寒論』太陽病中篇）

太陽ト陽明ノ合病，喘シテ胸満スル者ハ下スベカラズ，麻黄湯ガ宜シ。（同）

処方
マオウ（麻黄） ………… 5.0 g	キョウニン（杏仁） ………… 5.0 g
ケイシ（桂枝） ………… 4.0 g	カンゾウ（甘草） ………… 1.5 g

構成

| 君薬 | 臣薬 | 佐薬 | 使薬 |

麻黄 ── 桂枝 ── 杏仁 ── 甘草

許宏『金境内台方議』に拠る。
成無己『傷寒明理薬方論』では，甘草・杏仁は佐使としてある。

方義

麻黄：辛苦温。腠理を開き，よく骨節の風寒を毛孔より
　　　追い出す。衛分にある風寒の邪を発散する第一の
　　　生薬である。

桂枝：辛甘温。発汗解肌。営分の血脈を通じさせる第一
　　　の生薬である。

麻黄＋桂枝で営衛を調え，経脈を温め寒邪を散じ，表証を除く。

杏仁：辛苦甘温，小毒あり。寒を散じ気を下す。止咳定喘の働きがある。

甘草：甘平。諸薬を調和する。外に風寒を拒み，内に気血を和す。

　本方は辛温解表の首位にくる代表的方剤であり，風寒を発散する主方であり，辛温解表と止咳定喘の働きを有している。軽症・虚証に用いると発汗し過ぎ，津液を消耗するおそれがある。

八綱分類

　表寒実証

臨床応用

　悪風や悪寒，発熱，頭痛，無汗の者の次の諸症：カゼ，感冒，インフルエンザ（初期のもの），関節リウマチ，喘息，鼻アレルギー，乳児の鼻閉塞や哺乳困難。

類方鑑別

葛根湯：本方と同じく表寒実証用の処方であるが，症状がもう少し軽く広い範囲にある。
　　　　腰痛・関節痛がなく項背強痛がある。嘔吐や胃痛・下痢などを伴うこともある。
　　　　（太陽と陽明の合病）

桂枝湯：表寒虚証，悪風発熱，自汗，脈浮緩。（太陽の中風）

小青竜湯：表実証と裏の痰飲証。鼻水・くしゃみがあり，「心下に水気あり」の証。

麻杏甘石湯：悪寒発熱がなく，発汗傾向と口渇を伴う。喘息・咳嗽が激しく，黄色粘痰
　　　　　　がある。（肺熱の喘咳）

— 5 —

エキス製剤1番

葛根湯（傷寒論・金匱要略）
かっこんとう

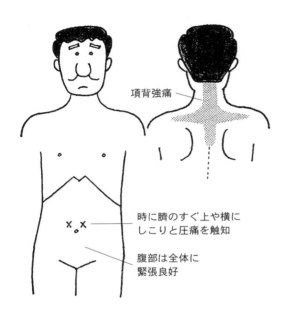

項背強痛

時に臍のすぐ上や横に
しこりと圧痛を触知

腹部は全体に
緊張良好

方意

　カゼ（急性感染症初期の症状）に対する代表的薬方として昔から有名である。表寒実証用の処方である。

　病位は太陽経と陽明経の合病である。脈浮緊・無汗・項背強痛を目標に，急性だけでなく慢性の諸疾患，特に上半身の諸病に広く応用される。

　脈は浮緊を目標とするが，慢性病では浮でなくてもよい。ただし緊張は良好。

　舌は湿潤，時にやや乾燥，辺縁紅色，時に薄い白苔。

診断のポイント

①項背強痛
②浮実脈・無汗
③時に胃腸症状

原典

　太陽病，項背強バルコト几几（シュシュ），汗無ク悪風スルハ，葛根湯之ヲ主ル。（『傷寒論』太陽病中篇）

　太陽ト陽明ノ合病ノ者ハ必ズ自ラ下利ス。葛根湯之ヲ主ル。（同）

　太陽病，汗無ク，而ルニ小便反テ少ナク，気上リテ胸ヲ衝キ，口噤シテ語ルヲ得ザルハ，剛痙ヲ作サント欲ス，葛根湯之ヲ主ル。（『金匱要略』痙湿暍病篇）

処方

カッコン（葛根）・・・・・・・・・・・・・・・4.0 g	カンゾウ（甘草）・・・・・・・・・・・・・・・2.0 g
マオウ（麻黄）・・・・・・・・・・・・・・・3.0 g	タイソウ（大棗）・・・・・・・・・・・・・・・3.0 g
ケイシ（桂枝）・・・・・・・・・・・・・・・2.0 g	ショウキョウ（生姜）・・・・・・・・・・・・2.0 g
シャクヤク（芍薬）・・・・・・・・・・・・2.0 g	

構成

君薬	臣薬	佐薬	使薬

葛根 ── 麻黄 ─┬ 桂枝 ─┬ 甘草
　　　　　　　└ 芍薬 ─┤ 生姜
　　　　　　　　　　　└ 大棗

　許宏『金鏡内台方議』に拠る。葛根は祛風の働きがあり，かつ陽明経に行くので君薬となる。太陽と陽明の合病に対して2経を均等に解す。
　合病とは，2経が同時に侵された経病のことである。

方義

麻黄：辛苦温。発汗解肌の作用が強い。止喘と利尿作用が強い。 ─┐ 麻黄＋桂枝で
桂枝：辛甘温。発汗解肌，営衛を調和する。 ─┘ 発汗解熱。
葛根：辛甘平。腠理を開き，軽度の発汗作用と強い解熱作用をもつ。胃気を鼓舞し，傷寒中風の頭痛を治し，津液を生じる働きがあり，滋潤性によって筋肉を潤し，項背強痛を緩解する。陽明経病の証を治す。
芍薬・甘草：筋肉の痙攣を去る。白芍薬を用いる。芍薬は発汗し過ぎを抑制する。
大棗・生姜：滋養強壮。大棗は芍薬・甘草とともに筋肉の弛緩に，生姜は桂枝・麻黄とともに発汗解肌に効く。

　本方は**桂枝湯**（p.2）加麻黄・葛根である。したがって桂枝湯より若干発汗作用が強いが，**麻黄湯**（p.4）のように強力に発汗させ過ぎて津液を損い陽脱を起こすおそれは少ない。全体としては辛温解表剤であるが，そのほかに津液を生じ舒筋する働きもある。

八綱分類

　表寒実証

臨床応用

　自然発汗がなく，頭痛・発熱・悪寒・肩こり等を伴う比較的体力のある者の次の諸症：感冒，鼻カゼ，熱性疾患の初期，炎症性疾患（結膜炎・角膜炎・中耳炎・扁桃炎・乳線炎・リンパ腺炎），肩こり，上半身の神経痛，蕁麻疹。

類方鑑別

麻黄湯：本方証よりもより実証。項背部のこわばりよりも筋痛・腰痛・関節痛が著明。喘咳を伴うことが多い。（太陽傷寒証）
桂枝湯：表寒虚証，病変が体表の浅い部分にある。かすかに自汗あり，脈浮緩。（太陽中風証）
麻黄附子細辛湯：感冒様症状があるが，発熱は少なく悪寒が強い。表証＋少陰病で脈が沈。（表裏両感証）

— 7 —

エキス製剤2番

葛根湯加川芎辛夷（本朝経験方）
（かっこんとうかせんきゅうしんい）

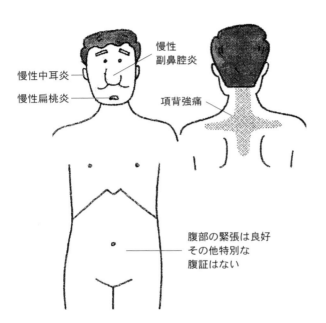

方意

葛根湯（p.6）に川芎と辛夷を加えた処方で，薬の働きがますます首から上に集中するようになっている。

病位は表寒実で太陽経と陽明経の合病。

脈は浮緊。

舌は湿って辺縁紅。舌苔は薄白か無苔。

診断のポイント

① 鼻腔・咽喉の炎症症状
② 項背強痛

処方

カッコン（葛根）	4.0 g
タイソウ（大棗）	3.0 g
マオウ（麻黄）	3.0 g
カンゾウ（甘草）	2.0 g
ケイシ（桂枝）	2.0 g
シャクヤク（芍薬）	2.0 g
センキュウ（川芎）	2.0 g
ショウキョウ（生姜）	1.0 g
シンイ（辛夷）	2.0 g

1. 解表剤　葛根湯加川芎辛夷

構成

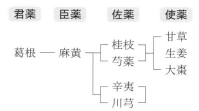

方義

麻黄
桂枝
葛根　　——**葛根湯**の項（p.6）参照。
芍薬・甘草
大棗・生姜

辛夷：辛温。通鼻（鼻淵鼻塞ヲ主治ス）の働きがあり，古来より鼻疾患によく用いられてきた。
川芎：辛温。昇浮，通陽（血行促進）上行する性質が強く，辛夷と合わせると，鼻腔・副鼻腔の消炎排膿の働きが強まる。
　本方は辛温解表とともに清熱通鼻の処方である。

八綱分類

表寒実証

臨床応用

頑固な鼻づまり，蓄膿症，副鼻腔炎，慢性鼻炎など。

類方鑑別

葛根湯：本方と同様の症状を呈するが，発病の初期あるいは慢性病の急性増悪期など広い範囲に用いる。
小青竜湯：本方証に比して体力がやや低下した人で，水様性の鼻汁が多い場合に用いる。
荊芥連翹湯：体力中等度の人で，体質的に副鼻腔・外耳・中耳・扁桃などに炎症を起こしやすく，燥熱証で分泌液が一層粘稠膿性の場合に用いる。

エキス製剤19番

小青竜湯 (傷寒論・金匱要略)
しょうせいりゅうとう

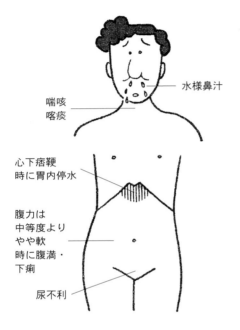

図中ラベル：水様鼻汁／喘咳・喀痰／心下痞鞕 時に胃内停水／腹力は中等度よりやや軟 時に腹満・下痢／尿不利

方意

太陽病，表寒証で虚実錯雑証。体質的に水分が多く，分泌過剰（鼻汁・痰・涙・汗など）で，発熱悪風がある場合に用いる。傷寒の表証が解していないことにより発熱があり，心下に水気があるため咳や鼻汁や嘔気がある。

傷寒と痰飲が相搏って本方の証となる。
病位は太陽経証。
脈は浮緊，あるいは弦。
舌は湿潤して白苔がある。

診断のポイント

①喘咳（ゼコゼコ）
②水様鼻汁や喀痰
③心下痞（水気による）
④その他は特別な腹証なし

原典

傷寒，表解セズ，心下ニ水気有リテ乾嘔，発熱シテ欬シ，或イハ渇シ，或イハ利シ，或イハ噎シ，或イハ小便不利シテ小腹満シ，或イハ喘スル者ハ小青竜湯之ヲ主ル。（『傷寒論』太陽病中篇）

傷寒，心下ニ水気有リテ，欬シテ微カニ喘シ発熱シテ渇セズ。湯ヲ服シ已リ渇スル者ハ，此寒去リテ解セント欲スル也。小青竜湯之ヲ主ル。（同）

溢飲ヲ病ム者ハ当ニ其ノ汗ヲ発スベシ，大青竜湯之ヲ主ル，小青竜湯モ亦タ之ヲ主ル。（『金匱要略』痰飲欬嗽病篇）

欬逆倚息シテ臥スルヲ得ザルハ小青竜湯之ヲ主ル。（同）

処方

ハンゲ（半夏）……6.0g	サイシン（細辛）……3.0g
カンゾウ（甘草）……3.0g	シャクヤク（芍薬）……3.0g
ケイシ（桂枝）……3.0g	マオウ（麻黄）……3.0g
ゴミシ（五味子）……3.0g	カンキョウ（乾姜）……3.0g

1. 解表剤　　小青竜湯

構成

君薬　　臣薬　　　佐薬　　　　使薬

麻黄┬─桂枝┐┌芍薬（白）┌乾姜
　　│　甘草┘└五味子　　│細辛
　　│　　　　　　　　　　└半夏

　成無己『傷寒明理薬方論』および，汪昂『医方集解』に拠る。
　許宏『金鏡内台方議』は麻黄を君，桂枝を臣，芍薬・乾姜・細辛・半夏を佐，五味子・甘草を使とする。

方義

麻黄・桂枝：ともに辛温で発汗解表。宣肺平喘に働く。

細辛・乾姜・半夏：ともに辛温，中焦を温め，痰飲を散じ，逆気を収め，心下の水気を逐う。腎を潤す。

芍薬（白）：苦酸微寒。肺気の逆上を収める。営気をめぐらせ表邪を散ずる。桂枝と協同すると営衛を調和する働きがある。

五味子：酸温。肺気を温め肺気の逆上を収斂する。芍薬と五味子で肺気を収め，喘咳を治す。

甘草：甘平。桂枝とともに表を解し，諸薬を調和する。

　全体として，表の寒邪と心下の水気を去る（解表化痰）働きをする。

　本方は**麻黄湯**（p.4）去杏仁，加芍薬・五味子・乾姜・細辛・半夏で，麻黄湯の加減方の一つと考えられる。したがって漫然と長期に用いる処方ではない。

八綱分類

　表寒実証

臨床応用

　気管支炎，気管支喘息，鼻水，薄い水様の痰を伴う咳，鼻汁の多い鼻炎。

類方鑑別

麻杏甘石湯：咳嗽・喘鳴著明で，口渇と発汗が著しい。（肺熱）

麻黄湯：咳嗽・喘鳴がある。発熱悪風，体痛がある（太陽傷寒の正証）。

麦門冬湯：大逆上気，咽喉不利，咽がイガイガして，反射性の激しい乾咳がある。（肺胃陰虚）

苓甘姜味辛夏仁湯：喘咳・喘鳴・浮腫があり，表証はなく冷えがある。陰証（陽虚）である。

— 11 —

エキス製剤 124番

川芎茶調散（和剤局方）
（せんきゅうちゃちょうさん）

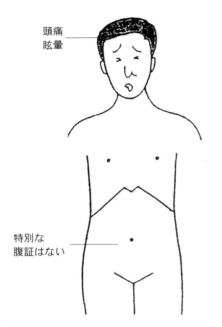

頭痛
眩暈

特別な
腹証はない

方意

風邪や寒邪などの外感病のため，頭痛やめまいを呈するときに用いる。風寒の頭痛に対する処方である。発熱悪風するが，特別な腹証はない。茶で服すとよい。

病位は太陽の中風（経証）。
脈は浮で滑。
舌は湿潤，薄い白苔。

診断のポイント

① 頭痛
② 発熱悪風・鼻づまり
③ 特別な腹証はない

原典

丈夫，婦人，諸風上攻シテ頭目昏重，偏正頭疼，鼻塞ガリ声重ク，傷風壮熱，肢体煩疼，肌肉蠕動，膈熱痰盛，婦人ノ血風攻痙，太陽ノ冗疼ヲ治ス。但ダ，是レ風気ニ感ゼバ悉ク皆之ヲ治ス。（『和剤局方』巻之二・傷寒）

処方

コウブシ（香附子）……………… 4.0 g	ボウフウ（防風）……………… 2.0 g
センキュウ（川芎）……………… 3.0 g	カンゾウ（甘草）……………… 1.5 g
ケイガイ（荊芥）……………… 2.0 g	キョウカツ（羌活）……………… 2.0 g
ハッカ（薄荷）……………… 2.0 g	チャヨウ（茶葉）……………… 1.5 g
ビャクシ（白芷）……………… 2.0 g	

註）原典では細辛があって香附子がない。多くの処方集で，上記のようになっているが，香附子は理気解表，細辛は温経散寒で少陰の頭痛を治す。原典どおり細辛が入るほうが方意に適うようである。

1. 解表剤　　川芎茶調散

構成

君薬　　臣薬　　佐薬　　使薬

薄荷 ┬ 川芎 ┬ 羌活 ┬ 香附子
　　　└ 荊芥 ├ 防風 ├ 甘草
　　　　　　　└ 白芷 └ 茶葉

張秉成『成方便読』巻之一に拠る。
汪昂『医方集解』は薄荷と荊芥を君薬としている。
川芎を君薬，羌活・白芷を臣薬とする説もある。

方義

薄荷：辛涼。疎散風熱。頭目を清利し，頭痛・頭風を治す。
川芎：辛温。少陽の頭痛を治す。
荊芥：辛苦温。風熱を消散し，傷寒の頭痛を治す。
羌活：辛苦温。太陽の頭痛を治す。（太陽の風を散ず）
白芷：辛温。陽明の頭痛を治す。（陽明の風を散ず）
防風：辛甘微温。風薬の代表であり，上焦の風邪を去り，
　　　頭痛・目眩を治す。

── 風邪を外に散ずる。

香附子：辛微苦微甘平。理気薬の代表。理気止痛の働きとともに発散作用もあるので，
　　　　気滞の表証に用いる。
甘草：甘平。中（脾胃）を緩める。健脾補気，諸薬を調和する。
茶葉：苦甘微寒。「気ヲ下シ，食ヲ消シ，痰熱ヲ去リ，煩渇ヲ除キ，頭目ヲ清シ，昏睡
　　　ヲ醒マス」（『本草備要』）。

　全体としては，風邪・風寒による頭痛を治す処方（疎風散寒）であるから，気虚・血虚による頭痛に用いてはならない。

八綱分類

　表寒虚（実）証

臨床応用

　カゼや血の道症による頭痛。

類方鑑別

葛根湯：体力中等度の人を中心に，カゼなどで急に頭痛を訴え，発汗のない場合に用いる。発熱，悪寒，項背強痛，脈浮緊。（太陽傷寒，太陽と陽明の合病）
桂枝湯：比較的体力の低下した人がカゼなどで急に頭痛を訴えた場合で，自然に発汗している者に用いる。脈浮緩。（太陽中風）
加味逍遙散：更年期または月経不順のある虚弱体質の女性で，頭痛のほか，肩こり・めまい・不眠・不安など不定愁訴の多い場合に用いる。肝脾血虚で虚熱のある者。
釣藤散：動脈硬化や高血圧の傾向のある中年以降の慢性の頭痛の場合に用いる。気虚湿痰に肝風の内動を伴う頭痛。
五苓散：口渇・尿量減少の見られる頭痛に用いる。痰飲内蓄による雑病の頭痛。あるいは太陽病で蓄水の証。（太陽の腑病）
桂枝人参湯：比較的体力の低下した人の頭痛で，胃アトニーなどの胃腸症状のある場合に用いる。表熱裏寒の頭痛。
半夏白朮天麻湯：桂枝人参湯の場合よりさらに体力が低下した人に用いる。脾虚の頭痛。

── 13 ──

エキス製剤 127 番

麻黄附子細辛湯 (傷寒論)
(まおうぶしさいしんとう)

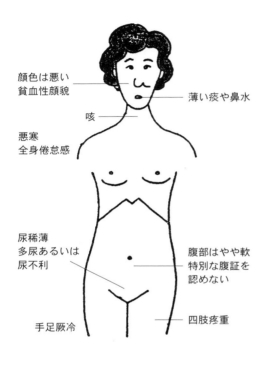

方意

陽虚で表裏両寒証に対する基本処方で，老人や虚弱者のカゼ，あるいは初期に誤治で発汗し過ぎた場合などに用いる。

特に虚弱者の外感病の初期にこの証が現れやすい。これは「小陰の直中」といい，傷寒で初めから陰病の症状も同時に現して発病する表裏両感証である。表証はあるが，発熱は少なく，悪寒が強く，病人は不活発で，元気がなく，症状がはっきりしない。

病位は太陽と少陰にある。
脈は沈微。
舌は淡白，舌苔は薄潤である。

診断のポイント

①悪寒が強く熱感は少ない
②全身倦怠感・無気力を伴う
③特別な腹証なし

原典

少陰病始メテ之ヲ得ルニ, 反テ発熱シ脈沈ノ者ハ麻黄細辛附子湯之ヲ主ル。(『傷寒論』少陰病篇)

処方

マオウ（麻黄）……………… 4.0 g	サイシン（細辛）……………… 3.0 g
ブシ（附子）………………… 1.0 g	

1. 解表剤　　麻黄附子細辛湯

構成

君薬	臣薬	佐使薬

附子 ── 細辛 ── 麻黄

　　許宏『金鏡内台方議』に拠る。少陰の直中を治す方であるから，少陰を温める附子が君薬となる。

方義

附子：大辛大熱。経を温め寒を散ずる。表にある風寒を逐い，裏にある冷湿を逐う。一切の沈寒錮冷の証を治す。少陰を温める。麻黄による亡陽を防ぐ。

細辛：辛温。少陰の寒邪を散じ，風湿を散ず。散寒解表・祛風止痛・温肺化飲・止咳。表裏を通ず。細辛＋麻黄は風寒による痰飲咳嗽を止める。

麻黄：辛苦温。発汗解肌。営中の寒邪を去り，衛中の風熱を去る。宣肺平喘・止咳・祛風湿・散寒。太陽病を解す。麻黄＋附子は温経通脈・助陽散寒の働きが顕著。

　本方は陽虚の感冒を治す。必ずしも典型的な症状を呈しないカゼで，**葛根湯**（p.6）や**香蘇散**（p.206）で却って不快症状を呈するカゼに試みるとよい。また温表利水の作用があるので，風寒による神経痛や関節痛，アレルギー性鼻炎や寒冷蕁麻疹などにもよく奏効する。少陰病証（脈沈細，舌淡白湿潤）と表証（発熱）とをともに具えている証を主治する。

八綱分類

　表（裏）寒虚証

臨床応用

　悪寒，微熱，全身倦怠感，低血圧で頭痛・めまいがあり，四肢に疼痛・冷感がある者の次の諸症：感冒（カゼ），鼻炎，気管支炎，神経痛や関節痛，アレルギー性鼻炎や寒冷蕁麻疹。

類方鑑別

小青竜湯：体力中等度で，咳嗽・喘鳴をするが，無気力・冷え・悪寒が著明でない場合に用いる。（寒痰の喘咳）

真武湯：体力の低下した人で，手足の冷え・悪寒・頭痛などは本方証に似ているが，心窩部振水音・下痢・めまいなどが顕著である場合に用いる。（腎陽虚水泛）

桂枝湯：比較的体力の低下した人で，頭痛・身体痛は本方証に似ているが，悪寒と発熱があり，しばしば自然発汗を伴い，脈が浮いて弱い場合に用いる。（太陽中風）

呉茱萸湯：裏寒。頭痛と嘔気が著明。（寒飲上逆）

葛根湯：感冒症状の初期から発熱悪寒があり，項背部のこわばりと痛みや頭痛を伴う。時に胃痛や嘔吐があるが，症状ははっきりしている。脈は浮緊。（太陽傷寒，あるいは太陽と陽明の合病）

香蘇散：胃腸虚弱で気鬱傾向があり，カゼ症状とともに腹満・腹痛・嘔吐などの胃腸症状があり，気分が晴れない場合に用いる。（気滞感冒）

エキス製剤 55 番

麻杏甘石湯（傷寒論）
（麻黄杏仁甘草石膏湯）

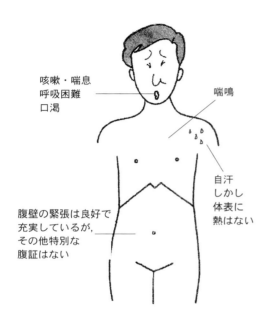

咳嗽・喘息
呼吸困難
口渇

喘鳴

自汗
しかし
体表に
熱はない

腹壁の緊張は良好で
充実しているが，
その他特別な
腹証はない

方意

麻黄剤の範疇に属すが，肺熱の咳嗽・呼吸困難に対する代表的方剤である。主証は「汗出デテ喘ス」である。

麻黄で表邪を発散し，水毒の停滞を逐い気管支を拡張し，石膏で肺の熱を清泄し，喘咳を治す。

病位は太陽病の変証。あるいは温病の気分証で肺実熱。

脈は浮滑数。

舌はやや乾燥し黄苔がある。

診断のポイント

① 喘咳（痰は少ない）
② 発汗傾向（自汗）
③ 口渇（体表の熱は少なく裏熱）

原典

発汗後，更ニ桂枝湯ヲ行ウベカラズ。汗出デテ喘シ，大熱無キ者ハ麻黄杏仁甘草石膏湯ヲ与ウベシ。（『傷寒論』太陽病中篇）

下シテ後，更ニ桂枝湯ヲ行ウベカラズ。若シ汗出デテ喘シ大熱無キ者ハ，麻黄杏子甘草石膏湯ヲ与ウベシ。（『傷寒論』太陽病下篇）

処方

マオウ（麻黄）	4.0 g	セッコウ（石膏）	10.0 g
カンゾウ（甘草）	2.0 g	キョウニン（杏仁）	4.0 g

1. 解表剤　麻杏甘石湯

構成

| 君薬 | 臣薬 | 佐薬 | 使薬 |

麻黄 ── 石膏 ── 杏仁 ── 甘草

許宏『金鏡内台方議』によると，本方は**麻黄湯**（p.4）の臣薬の桂枝が石膏に替わった処方である。しかし麻黄を君薬，杏仁を臣薬とするほうが，方意に適うようでもある。

方義

麻黄：辛苦温。肺経の専薬で，咳逆上気・痰哮気喘を治す。（宣肺平喘）

石膏：辛甘寒。熱を清し，火を降し，津液を生ず（清熱生津）。麻黄＋石膏は肺熱を清泄して平喘する。

杏仁：辛苦温，小毒あり。肺を瀉し，燥を潤す（止咳平喘祛痰）。麻黄＋杏仁は相使の関係にあり，寒邪を除いて止咳定喘の作用を現す。

甘草：甘平。諸薬を調和し，また急迫を徐す。

　本方は辛温と寒涼の薬味が配合されており，全体としてはおもに辛涼の作用があって，鬱熱を宣泄して，清肺平喘の働きをする。

　本方証では，肺熱が津液を体表から外へ追い出す結果汗が出ているので，体表に熱（大熱）はない。しかし鬱熱が肺にある病態である。これは煩渇・喘咳することからわかる。汗が出たものを再び発汗させてはいけないので，麻黄湯方中より桂枝を去り，代わりに鬱熱を清する石膏を用いるのである。（清肺平喘）

八綱分類

　表（裏）熱実証

臨床応用

　小児喘息，気管支喘息，肺炎，気管支炎，気管支肺炎。

類方鑑別

麻黄湯：咳が激しく喘鳴を伴うが，自然発汗はなく，発熱・悪風・頭痛・関節痛などがある。脈が浮緊。（太陽傷寒）

小青竜湯：本方の適応に比べて体力がやや低下した人で，喘鳴・咳嗽・呼吸困難があるが，泡沫水様性の痰や水様性鼻汁で，くしゃみなどを伴う。表寒と水飲の証。（肺寒の咳喘）

麦門冬湯：体力のやや低下した人が，顔を赤くして激しく咳込み，痰が切れにくい場合に用いる。麦門冬湯の証は肺実熱証ではなく，肺胃の陰虚により気道が乾燥して，大逆上気・咽喉不利の証を示すものである。（肺陰虚燥熱）

五虎湯：本方に桑白皮1味を加えた処方で，この加味によって実証の肺熱に対応する。湿性の咽にからむ粘稠な痰が多い者に用いる。（肺湿熱咳嗽）

― 17 ―

エキス製剤 95 番

五虎湯(ごことう)（万病回春）
（麻杏甘石湯 加桑柏皮）

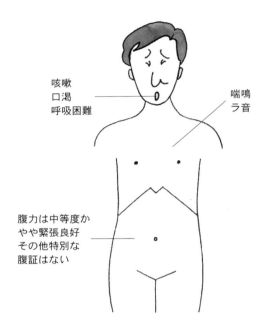

咳嗽
口渇
呼吸困難

喘鳴
ラ音

腹力は中等度か
やや緊張良好
その他特別な
腹証はない

方意

麻杏甘石湯（p.16）に消炎・鎮咳作用のある桑白皮を加えた薬方で，証は麻杏甘石湯とよく似ているが，桑白皮に1味が加わることよって肺湿熱証の熱を清し痰飲を捌く働きが加わる。服用後の胃腸障害は，麻杏甘石湯よりも本方のほうが若干少ない。

病位は太陽病の変証あるいは温病気分証。肺湿熱の咳。

脈は滑数。

舌はやや乾燥，白黄苔あり。

診断のポイント

①咳嗽・喘鳴・呼吸困難
②痰が多く，からみやすい（肺湿熱）
③熱は少ないが口渇（裏熱）

原典

傷寒ニテ喘急スル者ハ宜シク表ヲ発スベキ也。
五虎湯ハ傷寒喘急ノ者ヲ治ス。（『万病回春』巻之二・喘急）

処方

セッコウ（石膏）	10.0 g	ソウハクヒ（桑白皮）	3.0 g
キョウニン（杏仁）	4.0 g	カンゾウ（甘草）	2.0 g
マオウ（麻黄）	4.0 g		

註）煎剤ではさらに細茶葉を加えて用いることが多い。

1. 解表剤　　五虎湯

構成

君薬　　臣薬　　佐薬　　使薬

麻黄 ── 石膏 ── 杏仁 ┬ 甘草
　　　　　　　　　　　└ 桑白皮

方義

麻黄 ┐
石膏 │
杏仁 ├ **麻杏甘石湯**の項（p.16）参照。
甘草 ┘

桑白皮：甘辛寒。肺に入ると，下降の性質を発揮して肺中の火を瀉し，同時に水をめぐ
　　　　らせる。痰熱を清し，咳を止め，肺熱喘満を治す。（清熱止咳・瀉肺平喘・利水
　　　　消腫）

　麻杏甘石湯証より，咽痛・咳嗽の強いときによく用いられる。（清肺平喘＋止咳）
　喀痰の多いときはさらに**二陳湯**（p.210）を合方し，**五虎二陳湯**として用いる。

八綱分類

　表（裏）熱実証

臨床応用

　痰のからむ咳が出る次の諸症：肺炎，気管支炎，気管支喘息。

類方鑑別

麻杏甘石湯：咳嗽は本方証に似ているが，より体力がある場合。痰は少なく，肺熱燥性
　　　　　　が強い。

麦門冬湯：体力がやや低下した人の激しい咳で，咽の異和感や灼熱感があり，痰は
　　　　　あっても少量で，顔面紅潮を伴う。胃や肺の陰虚による気道の乾燥によって
　　　　　起こる乾咳（肺痿）。

柴朴湯：体力中等度の人で，肋骨弓下部の抵抗・圧痛（胸脇苦満）があり，咳嗽は比較的
　　　　軽度。痰が多い。肝気鬱結と気滞，肝気の上逆による咳嗽のとき（少陽病）。

神秘湯：体力中等度以上の人で，肋骨弓下部の抵抗・圧痛（胸脇苦満）があり，口渇は
　　　　顕著でなく，時に抑うつなどの精神神経症状を伴う。（少陽病や肝気鬱結の
　　　　喘咳）

小青竜湯：体力中等度の人の喘鳴・咳嗽で，泡沫状の痰や水様性鼻汁・くしゃみなどを
　　　　　伴う。表証＋水飲の証がある。（肺寒と心下痰飲の咳）

エキス製剤 101 番

升麻葛根湯 (万病回春)
しょう ま かっこんとう

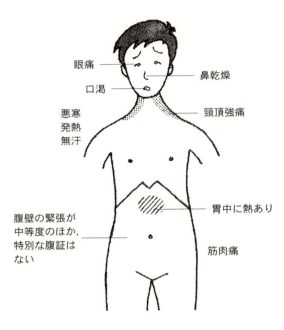

方意

「傷寒，温疫，風熱，壮熱頭痛，肢体痛，瘡疹已ニ発シ，未ダ発セザルノ時……」と『銭氏小児薬証直訣』にあるように，麻疹・風疹・水痘・痘瘡・猩紅熱等，熱性発疹性疾患の初期の発疹がまだ不分明な時期の常用処方である。

病位は陽明病の経病，あるいは温病初期の表熱実証。

脈は浮で数。

舌は紅，湿潤，薄い白苔。

診断のポイント

① 発熱・悪寒・無汗
② 頭痛・筋痛
③ 上気道炎・粘膜症状・発疹傾向

原典

傷寒頭痛，時疫，寒ヲ憎ミ熱壮ク，肢体痛ミ，発熱悪寒，鼻乾キテ眠ルヲ得ザルヲ治ス。兼ネテ寒暄時ナラズ，人多ク疾疫シ，乍チ暖ク衣ヲ脱シ，及ビ瘡疹已ニ発シ，未ダ発セザルニ似タルノ間ニ宜シク用ウベシ。(『万病回春』巻之二・傷寒)

処方

カッコン（葛根）	5.0 g	カンゾウ（甘草）	1.5 g
シャクヤク（芍薬）	3.0 g	ショウキョウ（生姜）	0.5 g
ショウマ（升麻）	2.0 g		

1. 解表剤　升麻葛根湯

構成

君薬　　臣薬　　佐薬　　使薬

升麻 ── 葛根 ── 芍薬 ─┬ 甘草
　　　　　　　　　　　└ 生姜

方義

升麻：甘辛微寒。気軽く宣。風邪を表散し，火鬱を昇発する。┐ 升麻＋葛根で
　　　解毒作用がある。　　　　　　　　　　　　　　　　　├ 発疹を十分に
葛根：辛甘涼。気軽く宣。腠理を開き，発汗解肌し，熱を退す。┘ 出尽くさせる。
芍薬：酸苦微寒。営を和し滋潤。陰を養い中（胃）を和す。升麻・葛根の働きの行き
　　　過ぎを抑制する。白芍薬を用いる。
甘草：甘平。養陰和中，消炎作用，諸薬の働きを助け，諸薬を調和する。
生姜：辛温。健胃益脾，胃腸障害の予防。

　全体として，解肌透疹の剤となっており，麻疹・湿疹に対する基本方剤となってい
ると同時に辛温解表剤でもある。したがって温病初期の衛分証にも用いられる。
　葛根湯（p.6）より辛熱の桂枝・生姜・大棗を去り，麻黄を升麻に替え，陽明病初期
（陽明経病）を治す解表和裏の剤となっている。（柯韻伯）

八綱分類

　表熱実証

臨床応用

　感冒の初期，麻疹（はしか）や風疹の初期のまだ発疹が顕著でない時期，皮膚炎。

類方鑑別

香蘇散：比較的体力の低下した人の感冒の初期で，不安・不眠・頭痛・抑うつ気分など
　　　　の精神神経症状，食欲不振などの胃腸症状を伴う場合に用いる。（気滞の感冒）
葛根湯：比較的体力のある人の熱性疾患の初期で，悪寒・発熱・頭痛は本方証に似て
　　　　いるが，より激しく，項背部のこわばり・体痛などを訴え，発疹は現れず，
　　　　自然発汗の少ない場合に用いる。（太陽と陽明の合病）
桂枝湯：比較的体力の低下した人の熱性疾患で，悪寒・発熱・頭痛とともに，のぼせ・
　　　　身体痛などを訴え，このとき，自然に発汗することが多い場合に用いる。（太陽
　　　　中風）
麻黄湯：体力中等度以上の人で，悪風・発熱・頭痛・腰痛・四肢の関節痛・筋肉痛など
　　　　が本方証よりも一層顕著で，特に咳嗽・喘鳴を伴う場合に用いる。（太陽傷寒
　　　　で表不解，無汗，脈浮緊）

── 21 ──

メモ

2. 和解剤

　和解の方法を用いて病邪を解除する一連の方剤を和解剤と称する。

　病邪が表にあれば発汗させ，裏にあればこれを下すが，半表半裏にあるときは発汗法や攻下法は禁忌で，和解法に拠らなくてはならない。

　和解剤には，外（表）の寒熱往来を治す少陽和解の方剤，中（裏）で寒熱が互いに相争っている状態を治す脾胃調和の方剤，肝気鬱結が脾に影響を及ぼして肝脾の不和を生じた状態を治す肝脾調和の方剤などがある。

　少陽の和解剤は，傷寒の六経の病邪が表にあって未だ少陽に入っていないとき，および邪がすでに陽明腑に入ってしまって裏熱が盛んなときには用いてはならない。

　また労倦による内傷，飲食の失調による気血両虚の場合には，たとえ少陽病の寒熱交錯に似た症状を現していても，和解剤を用いるべきではない。

少陽の和解剤

　小柴胡湯，小柴胡湯加桔梗石膏，柴胡桂枝湯，柴胡桂枝乾姜湯，柴陥湯，柴朴湯，柴苓湯，竹筎温胆湯。

肝脾の調和剤

　四逆散，芍薬甘草湯，加味逍遙散，神秘湯。

脾胃の調和剤

　半夏瀉心湯，黄連湯。

エキス製剤9番

小柴胡湯 (傷寒論・金匱要略)
しょうさいことう

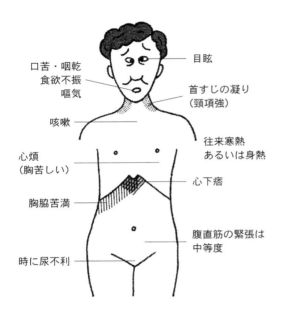

方意

　少陽病の代表的薬方。半表半裏の邪を和解によって除くものである。主として解熱・消炎・止嘔・解毒の効果をもち，亜急性・慢性の炎症性疾患に広く用いられる。

　脈は弦。

　舌は赤みがあり，湿潤。薄い白苔がある。

診断のポイント

①往来寒熱
②胸脇苦満
③嘔気や咳

原典

　傷寒五六日中風，往来寒熱，胸脇苦満，嘿嘿トシテ飲食ヲ欲サズ，心煩喜嘔ス。或イハ胸中煩シテ嘔セズ，或イハ渇シ，或イハ腹中痛ミ，或イハ脇下痞鞕シ，或イハ心下悸シテ小便利セズ，或イハ渇セズシテ身ニ微熱有リ，或イハ欬スル者ハ小柴胡湯之ヲ主ル。(『傷寒論』太陽病中篇)

　婦人ノ中風七八日，続イテ寒熱ヲ得，発作時有リ，経水適断ツ者ハ，此熱血室ニ入ルト為ス，其ノ血必ズ結スガ故ニ瘧状ノ如ク発作時有ラシム。小柴胡湯之ヲ主ル。(同・太陽病下篇)

　諸黄，腹痛ミ嘔ス者ハ柴胡湯ガ宜シ。(『金匱要略』黄疸病篇)

処方

サイコ（柴胡）………………7.0 g
オウゴン（黄芩）……………3.0 g
ハンゲ（半夏）………………5.0 g
ニンジン（人参）……………3.0 g
カンゾウ（甘草）……………2.0 g
タイソウ（大棗）……………3.0 g
ショウキョウ（生姜）………1.0 g

構成

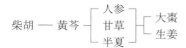

成無己『傷寒明理薬方論』および汪昂『医方集解』に拠った。
　許宏『金鏡内台方議』では，人参・甘草・大棗を佐，半夏・生姜を使としてある。また森枳園は黄芩と半夏を臣薬としている。

方義

柴胡：苦微寒。少陽の主薬である。胸脇の気滞を散ず。少陽の半表にある邪を透出する。柴胡と半夏は相使の関係にある（『医方集解』）。
黄芩：苦寒。少陽の半裏にある熱を退く。これにより柴胡＋黄芩は少陽半表半裏の熱を散ずる。柴胡は半表半裏にある外邪を除去し，黄芩は半表半裏にある裏実を除く。
人参・甘草：正気を補い中を和す。人参は益気・生津。「小柴胡湯ノ妙味ハ人参ニアリ」（徐霊胎）。甘草は諸薬を調和する。
半夏：平温，毒あり。生姜と共に用いる。健脾和胃，逆気を散じ嘔を止める。
生姜・大棗：脾胃を補う。生姜・大棗は営衛を調和し，津液を通ずる。
　　　　　　生姜・大棗は相須の関係にあり，半夏と生姜は相畏の関係にある。

　全体としては，柴胡・黄芩・半夏は攻める薬，人参・甘草・大棗・生姜は守る薬である。攻めと守りの薬味をバランスよく配し，攻守ともよく働き，偏らない故に和解という（浅井貞庵）。
　本方は和解の主方となされている。「少陽枢機ノ剤ニシテ，和解ノ総方ナリ」（柯韻伯）。

八綱分類

　裏熱虚証

臨床応用

　体力中等度で上腹部が脹って苦しく（胸脇苦満），舌苔を生じ，口中不快，食欲不振，悪心（吐き気），時により微熱・間歇的発熱などのある者の次の諸症：諸種の急性熱性病，肺炎，気管支炎，感冒，胸膜炎・肺結核などの結核性諸疾患の補助療法，リンパ腺炎，慢性胃腸障害，肝機能障害，産後回復不全。

類方鑑別

大柴胡湯：本方証よりもより実証。便秘あり。胸脇苦満と心下痞鞕が強い（心下急）。（少陽と陽明の併病）
柴胡加竜骨牡蛎湯：胸脇苦満に加え，不眠・イライラ・不安等の精神症状（煩驚）と，心下に動悸を触れることが多い。（少陽と厥陰の枢機阻滞）
柴胡桂枝湯：胸脇苦満と腹直筋の緊張（心下支結）がある。肩こり・上半身の発汗など表証を見ることがある。（太陽と少陽の併病）
補中益気湯：虚証に用いる。胸脇苦満は弱く，手足倦怠，腹壁軟弱で動悸を触れる。
半夏瀉心湯：胸脇苦満はなく心下痞鞕し，下痢・腹中雷鳴・厚舌苔など痰飲の証がある。

エキス製剤109番

小柴胡湯加桔梗石膏（本朝経験方）
（しょうさいことうかききょうせっこう）

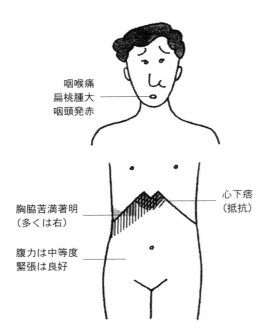

咽喉痛
扁桃腫大
咽頭発赤

胸脇苦満著明
（多くは右）

腹力は中等度
緊張は良好

心下痞
（抵抗）

方意

小柴胡湯（p.24）に桔梗と石膏を加味した処方である。風熱型（熱だけがあり，悪寒がない）の感染症で，表証はない者に用いる。

病位は少陽経にある。

脈は弦，時に数。

舌は赤みを帯び，薄い白苔がある。咽頭や口蓋が発赤していることが多い。

診断のポイント

① 咽喉痛，咽頭発赤や扁桃腫大
② 寒熱往来するが，熱が主
③ 胸脇苦満

処方

セッコウ（石膏）……………10.0 g	タイソウ（大棗）……………3.0 g
サイコ（柴胡）………………7.0 g	ニンジン（人参）……………3.0 g
ハンゲ（半夏）………………5.0 g	カンゾウ（甘草）……………2.0 g
オウゴン（黄芩）……………3.0 g	ショウキョウ（生姜）………1.0 g
キキョウ（桔梗）……………3.0 g	

2. 和解剤　小柴胡湯加桔梗石膏

構成

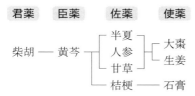

方義

柴胡
黄芩
人参・甘草　┐ **小柴胡湯**の項（p.24）参照。
半夏
生姜・大棗
桔梗：苦辛微温。排膿・鎮咳祛痰作用があり，喉痺・咽痛を治す。薬効に上行性がある。
石膏：甘辛寒。清熱・降火・滋潤作用。強い清熱作用を有し，大量に用いると強い消炎解熱作用を現す。代表的な気分の清熱薬である。

八綱分類

裏熱虚証

臨床応用

咽喉が腫れて痛む次の諸症：扁桃炎，扁桃周囲炎。

類方鑑別

小柴胡湯：本方の適応と似ているが，症状の範囲が広く，咽喉・鼻・耳に限局した症状ばかりが顕著ともいえない場合に用いる。
桔梗湯：咽頭炎・扁桃炎で疼痛が激しいが，無熱・脈沈で胸脇苦満は認められない場合に用いる。（少陰病の咽痛）
荊芥連翹湯：体力中等度の人で，皮膚の色が浅黒いことが多く，副鼻腔・外耳・中耳・扁桃などの比較的慢性の炎症性諸疾患で，胸脇苦満はない場合に用いる。（一貫堂医学の解毒証体質の青年）
柴胡清肝湯：比較的虚弱な小児で，神経質でイライラして怒りやすく，リンパ節・扁桃などが腫れやすく，胸脇苦満が軽微に認められる場合に用いる。（一貫堂医学の解毒証体質の小児）

エキス製剤 10 番

柴胡桂枝湯（傷寒論・金匱要略）

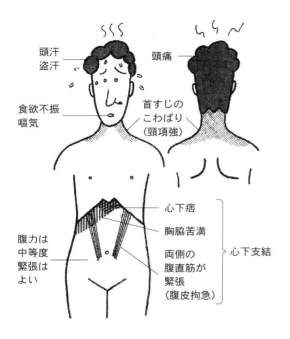

方意

桂枝湯（p.2）と小柴胡湯（p.24）とを合わせた薬方である。

本方証は，桂枝湯の証と，小柴胡湯の証とを併せもっている。したがって太陽病から少陽病への移行期によく用いられる。

病位は太陽と少陽にかかり，併病の代表的方剤である。

脈は浮あるいは弦弱。

舌は微白苔を有することが多い。

診断のポイント

① 胸脇苦満と腹皮拘急（心下支結）
② 自汗（首から上）盗汗
③ 背中や肩の凝り（頸項強）

原典

傷寒六七日，発熱シ，微カニ悪寒シ，支節煩疼シ，微カニ嘔シ，心下支結シ，外証未ダ去ラザル者ハ，柴胡桂枝湯之ヲ主ル。（『傷寒論』太陽病下篇）

『外台』柴胡桂枝湯方ハ心腹卒中シテ痛ム者ヲ治ス。（『金匱要略』腹満寒疝病篇）

処方

サイコ（柴胡）··········5.0 g	カンゾウ（甘草）··········2.0 g
ハンゲ（半夏）··········4.0 g	タイソウ（大棗）··········2.0 g
オウゴン（黄芩）··········2.0 g	ニンジン（人参）··········2.0 g
ケイシ（桂枝）··········2.0 g	ショウキョウ（生姜）··········1.0 g
シャクヤク（芍薬）··········2.0 g	

2. 和解剤　柴胡桂枝湯

構成

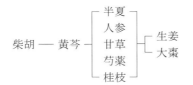

本方は小柴胡湯合桂枝湯であるが，構成のうえからは小柴胡湯加桂枝・芍薬である。
　発熱性疾患以外では小柴胡湯の働きが主であるので，桂枝・芍薬は佐薬と考えられる。

方義

柴胡・芍薬：鎮静・鎮痛・自律神経調整作用がある。芍薬は白芍薬を用いる。
芍薬・甘草：鎮痛・鎮痙の作用を強める。この目的をさらに強めたいときには，この2薬を増量して用いる。
桂枝：辛甘温。発熱・悪寒・自汗・頭痛等の表証を去る。消化吸収補助，末梢循環促進。

　上記の働きが小柴胡湯（柴胡・黄芩・半夏・人参・甘草・大棗・生姜）の働き（p.25の「方義」参照）に加えられている。
　本方は太陽（桂枝湯）の邪が解さないうちに一部が少陽（小柴胡湯）に入った太陽と少陽の併病に用いられる。また芍薬を増量すれば小柴胡湯合桂枝加芍薬湯になる。

八綱分類

　裏熱虚証

臨床応用

　発熱，汗出て，悪寒し，身体が痛み，頭痛，吐き気のある者の次の諸症：感冒・インフルエンザ・肺炎・肺結核などの熱性疾患，胃潰瘍・十二指腸潰瘍・胆嚢炎・胆石症・肝機能障害・膵臓炎などによる心下部の緊張性疼痛。

類方鑑別

小柴胡湯：表証はなく，半表半裏の少陽病の専方である。自汗・のぼせ・腹痛などは顕著でない。腹証では胸脇苦満があるが，腹直筋の緊張はない。（少陽病）
小建中湯：虚弱者。腹直筋の緊張があっても腹部は軟弱なことが多い。（太陰病虚労裏急）
四逆散：本方証よりもより実証。腹直筋の緊張が上腹部のみでなく，下の方まで著明。（肝脾不和）
黄連湯：胸中煩熱の証や心下支結の腹証はなく，心下痛の腹証。（少陽病腸胃不和）

エキス製剤 11 番

柴胡桂枝乾姜湯 (傷寒論・金匱要略)

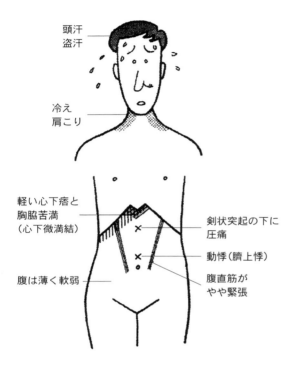

方意

少陽病の虚証の人向き。発汗過多による脱水と裏寒の症状がある。また，**柴胡加竜骨牡蛎湯**（p.228）証の虚証で，肝気鬱結により精神症状がある人に用いる。

病位は太陽・少陽と，さらに太陰にもかかっている。

脈は弦で細。

舌は淡紅色。やや乾燥し，薄い白苔をみる。

診断のポイント

①虚弱体質で神経質
②しばしば盗汗，冷え症
③ごく軽い胸脇苦満と臍上悸

原典

　傷寒五六日，已ニ発汗シテ復タ之ヲ下シ，胸脇満シテ微カニ結シ，小便利セズ，渇シテ嘔セズ但ダ頭汗出デ，往来寒熱シテ心煩スル者ハ此未ダ解セズト為ス也。柴胡桂枝乾姜湯之ヲ主ル。(『傷寒論』太陽病下篇)

　柴胡桂姜湯ハ瘧ノ寒多ク微カニ熱有ル，或イハ但ダ寒シテ熱セザルヲ治ス。(『金匱要略』瘧病篇)

処方

サイコ（柴胡）……………6.0 g	ボレイ（牡蛎）……………3.0 g
オウゴン（黄芩）……………3.0 g	カンゾウ（甘草）……………2.0 g
カロコン（栝楼根）…………3.0 g	カンキョウ（乾姜）…………2.0 g
ケイシ（桂枝）………………3.0 g	

— 30 —

2. 和解剤　　柴胡桂枝乾姜湯

構成

君薬　　臣薬　　佐薬　　　使薬

柴胡 ── 黄芩 ─┌ 桂枝 ─┌ 乾姜
　　　　　　　└ 甘草 ─│ 栝楼根
　　　　　　　　　　　 └ 牡蛎　　　　　　許宏『金鏡内台方議』に拠る。

方義

柴胡・黄芩：胸脇部の邪熱の鬱滞を去る。

栝楼根：甘，微苦，酸，寒。津液を生じ，口乾を止める。本方では**小柴胡湯**（p.24）
　　　　から燥性のある半夏を除き，生津潤燥の栝楼根に替えている。半夏は口渇
　　　　（実証）を止めるが，栝楼根は口乾（虚証）を止める。

牡蛎：鹹渋微寒。心煩・動悸を鎮め，また止汗作用を有す。

桂枝：辛甘温。表証と気の上衝を治す。

甘草：甘平。諸薬調和。薬効強化。　┐
乾姜：辛熱。裏を温め血行促進。　　┘─ 甘草＋乾姜で裏を温め，下痢・腹痛を止める。

　本来は，半表半裏の少陽病を発汗や攻下により誤治して，発汗過多による津液不足
と下痢による腹痛・冷え・心下の膨満感を来した者を治す処方である。本方証は少陽病
と太陰病が併病している。心煩は少陽病の熱と津液不足の結果，二次的に起こる症状で
ある。現在では雑病で，虚証（痩せ・虚弱で下痢傾向）の神経症状や心身症（心煩）に
もよく用いられている。

八綱分類

　裏熱（寒）虚証

臨床応用

　体力がなく，感冒症状，冷え症，貧血気味で，動悸・息切れがあり，神経過敏な者
の次の諸症：更年期障害，血の道症，神経症，不眠症。

類方鑑別

柴胡加竜骨牡蛎湯：心煩（精神神経症状）があるが，本方証より実証で胸脇苦満が著明。

小柴胡湯：本方証よりもより実証。胸満苦満・寒熱往来・鬱々微煩はあるが，神経過敏
　　　　　や動悸は一般には見られない。（少陽病の正証）

柴胡桂枝湯：時に心煩の症状が見られ，胸脇苦満と上腹部の腹直筋の緊張（心下支結）
　　　　　　があるが，臍上の動悸はない。（太陽と少陽の併病）

炙甘草湯：動悸や不整脈が非常に強い。皮膚が乾燥し，虚熱の症状が強い。（心肺の虚）

― 31 ―

エキス製剤73番

柴陷湯（さいかんとう）（本朝経験方）
（小柴胡湯 合 小陥胸湯）

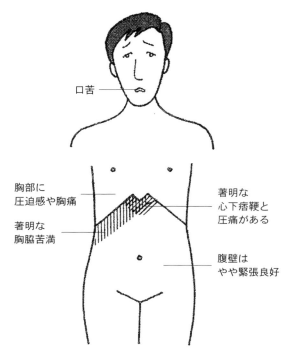

図中のラベル：
- 口苦
- 胸部に圧迫感や胸痛
- 著明な胸脇苦満
- 著明な心下痞鞕と圧痛
- 腹壁はやや緊張良好

方意

『傷寒論』の小陥胸湯と**小柴胡湯**（p.24）の合方である。気管・肺・胸膜などの炎症で半表半裏証を呈する者に用いる。小陥胸湯は心下の熱痰に対する基本処方である。

熱と痰飲が心下と胸脇に結聚して痛む者は，本方で治す。

病位は少陽病。裏熱虚証。

脈は弦，あるいは滑数。

舌はやや乾燥して赤く，厚い白苔あるいは黄苔がある。

診断のポイント

① 胸痛を伴う咳痰
② 心下痞鞕・圧痛
③ 胸脇苦満・往来寒熱

処方

サイコ（柴胡）	5.0 g
ハンゲ（半夏）	5.0 g
オウゴン（黄芩）	3.0 g
タイソウ（大棗）	3.0 g
ニンジン（人参）	2.0 g
オウレン（黄連）	1.5 g
カンゾウ（甘草）	1.5 g
ショウキョウ（生姜）	1.0 g
カロニン（栝楼仁）	3.0 g

2. 和解剤　　柴陥湯

構成

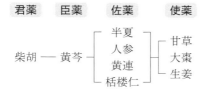

　本方は小柴胡湯合小陥胸湯であるが，処方内容は小柴胡湯加黄連・栝楼仁である。
　甘草は諸薬を調和させる働きで使薬と考えられる。
　小陥胸湯は，君薬は栝楼仁，臣薬は黄連，佐薬は半夏である。

方義

柴胡　　　　　　　┐
黄芩　　　　　　　│
人参・甘草　　　　├─ **小柴胡湯**の項（p.24）参照。
半夏　　　　　　　│
生姜・大棗　　　　┘

栝楼仁：甘寒。鎮咳・滋潤作用を有す。胸中の鬱熱を去り，胸痛を治す。
黄連：大苦大寒。心に入り火を瀉す。裏の実火を瀉して熱毒を除く。清熱燥湿作用。
　本方は，半表半裏証を和解すると同時に清熱化痰する働きが強い。

八綱分類

　裏熱虚（実）証

臨床応用

　咳，咳による胸痛，肺炎，胸膜炎，心外膜炎。

類方鑑別

小柴胡湯：本方と同様の症状を訴えるが，一般に本方より咳嗽や胸痛の程度が軽い場合に用いる。（少陽病の和解剤）
麦門冬湯：本方と同様に咳嗽が強く痰が切れにくく，咽喉部の乾燥感があるが，胸痛は伴わない場合に用いる。（症状は大逆上気・咽喉不利。病態は肺胃の陰虚）
麻杏甘石湯：比較的体力のある人で，咳嗽と粘痰が強いが胸痛・汗はなく，喘鳴を伴い，口渇・熱感などを訴える場合に用いる。（肺熱の喘咳）
清肺湯：体力がやや低下した人で，痰が多く切れにくく，咳嗽が長く続き，かつ胸痛は伴わない場合に用いる。（肺陰虚の熱痰）

エキス製剤 96 番

柴朴湯（本朝経験方）
（小柴胡湯 合 半夏厚朴湯）

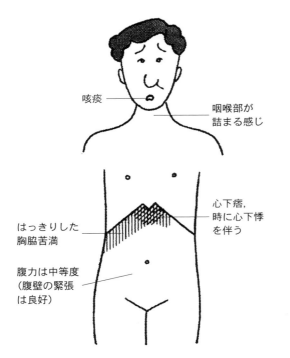

方意

小柴胡湯（p.24）の証と半夏厚朴湯（p.204）の証を併せ具える者，すなわち少陽病で呼吸器の炎症症状に加えて咳嗽・喀痰・呼吸困難あるいは喘鳴などの湿痰の症状を伴う者に用いるとよい。

病位は少陽。
脈は弦，時に滑。
舌は胖大，白苔が厚い。

診断のポイント

① 小柴胡湯証＋半夏厚朴湯証
② 咽中炙臠・胸脇苦満
③ 胸や胃の詰まる感じ
④ 喀痰を伴う咳，嘔気，その他の神経症状

処方

サイコ（柴胡）·················· 7.0 g	タイソウ（大棗）·················· 3.0 g
ハンゲ（半夏）·················· 5.0 g	ニンジン（人参）·················· 3.0 g
ブクリョウ（茯苓）·················· 5.0 g	カンゾウ（甘草）·················· 2.0 g
オウゴン（黄芩）·················· 3.0 g	ソヨウ（蘇葉）·················· 2.0 g
コウボク（厚朴）·················· 3.0 g	ショウキョウ（生姜）·················· 1.0 g

2. 和解剤　　柴朴湯

構成

君薬　　臣薬　　　佐薬　　　　使薬

柴胡 ― 黄芩 ┬ 人参 ┬ 甘草
　　　　　　│ 半夏・厚朴 ├ 生姜・大棗
　　　　　　└ 茯苓 ┘ 蘇葉

本方は小柴胡湯合半夏厚朴湯であるが，処方構成は小柴胡湯加厚朴・茯苓・蘇葉である。すなわち小柴胡湯の加味方である。

方義

柴胡・黄芩：ともに苦寒。協力して少陽半表半裏，胸脇に鬱結した湿熱の邪を除く。
半夏・厚朴：ともに辛温。逆気を下し，嘔を止め，満を除く。気道に溜まった痰飲の邪を除く。
茯苓：甘平。利水除湿と鎮静作用。
人参：甘苦微温。正気を補い中を和す働き（益気生津）とともに，生で用いると瀉火（消炎清熱）の働きがある。
蘇葉：辛温。芳香があり，鬱気を散ずる。咳嗽・呼吸困難が著しいときは蘇子を用いる。
甘草・大棗・生姜：諸薬を調和，健胃補脾。方剤全体の効能を高める。

本方は気管支の痙攣による咳嗽に有効であるが，小柴胡湯も半夏厚朴湯も，どちらも気道を乾燥させる作用が強いので，湿痰（喀痰の多いもの）に用いるべきで，気道が乾燥して反射性の乾咳を出す例に用いてはならない（このような乾咳の場合は半夏を栝楼根に代えたり，あるいは**麦門冬湯**〈p.196〉などを用いる）。

八綱分類

裏熱虚証

臨床応用

気分が塞いで，咽喉・食道部に異物感があり，時に動悸・めまい・嘔気などを伴う次の諸症：小児喘息，気管支炎，痰が痞える咳。

類方鑑別

神秘湯：体力中等度の人で，咳嗽・呼吸困難などが本方証よりもより顕著で，軽度の抑うつなどの精神神経症状や，肋骨弓下部の抵抗・圧痛（胸脇苦満）を伴う場合に用いる。（麻黄剤である）
小青竜湯：体力中等度の人で，咳嗽・喘鳴・呼吸困難などがあり，泡沫水様性の痰・水様鼻汁・くしゃみなどが顕著な場合に用いる。（傷寒で心下に水気ありの証）
麻杏甘石湯：比較的体力のある人で，咳嗽が強く，口渇・発汗傾向が認められる場合に用いる。（肺熱証の喘咳）
五虎湯：麻杏甘石湯の証に似ているが，咳嗽がより強く，慢性化している場合などに用いる。（肺の湿熱証による咳痰）
大柴胡湯合半夏厚朴湯：体力が充実した人で，本方証より胸脇苦満が顕著で便秘がある。

— 35 —

エキス製剤114番

柴苓湯 (世医得効方)
さいれいとう

(小柴胡湯 合 五苓散)

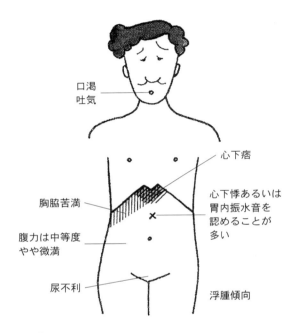

方意

小柴胡湯 (p.24) と五苓散 (p.234) との合方。

病位は少陽病。小柴胡湯の証に浮腫・口渇・尿不利・嘔吐・下痢など水湿の証候を伴う者によく用いる。

脈は弦数か滑。

舌は多くは淡紅色で,白膩苔を認める。

診断のポイント
① 口渇・悪心・嘔吐
② 尿不利・浮腫傾向
③ 胸脇苦満

原典

小柴胡湯ト五苓散ト合和,柴苓湯ト名ヅク。傷風,傷暑,瘧ヲ治スニ大イニ効ス。(『世医得効方』痎瘧)

傷寒・傷暑・瘧ヲ治ス。此ノ方ハ小柴胡湯ノ症ニシテ煩渇下痢スル者ヲ治ス。暑疫ニハ別シテ効有リ。(浅田宗伯『勿誤薬室方函口訣』)

処方

サイコ（柴胡）……………… 7.0 g	チョレイ（猪苓）……………… 3.0 g
タクシャ（沢瀉）……………… 5.0 g	ニンジン（人参）……………… 3.0 g
ハンゲ（半夏）……………… 5.0 g	ブクリョウ（茯苓）……………… 3.0 g
オウゴン（黄芩）……………… 3.0 g	カンゾウ（甘草）……………… 2.0 g
ビャクジュツ（白朮）……………… 3.0 g	ケイシ（桂枝）……………… 2.0 g
タイソウ（大棗）……………… 3.0 g	ショウキョウ（生姜）……………… 1.0 g

2. 和解剤　　柴苓湯

構成

君薬　　臣薬　　　　佐薬　　　　　使薬

柴胡 ── 黄芩 ┬ 人参　　　　┬ 甘草・大棗
　　　　　　　├ 茯苓・白朮　├ 生姜・半夏
　　　　　　　└ 猪苓・沢瀉　└　　桂枝

小柴胡湯と五苓散の合方といっても，主役は小柴胡湯であり，これに五苓散という利水剤を加味したと考えるべきである。

方義

柴胡・黄芩：ともに苦寒。協力して少陽半表半裏の邪を逐う。
人参：甘苦微温。大いに元気を補う。
茯苓・猪苓・沢瀉：甘温あるいは平。水飲の内蓄を滲泄し，利尿作用を有す。
白朮：苦甘温。補脾燥湿の働き。
甘草・大棗：甘温。中を和し，諸薬を調和する。
生姜・半夏：健胃，中を和すとともに，逆気を降ろし嘔を止める。
桂枝：辛甘温。腎を温め利尿を助ける。発汗解肌，血行促進。

　本方は半表半裏の証に水分の代謝と排泄の障害を伴う病態に対する処方で，和解の主方である小柴胡湯の働きに加え，通陽利水の五苓散により水分代謝と利水の調整をはかる方剤である。

八綱分類

　裏熱虚証

臨床応用

　吐き気，食欲不振，発熱などによる口や咽の渇き，尿量減少などの諸症：水瀉性下痢，急性胃腸炎，暑気中り，むくみ。

類方鑑別

小柴胡湯：体力中等度の人で，胸脇苦満・食欲不振・悪心・嘔吐・微熱などはあるが，口渇・尿量減少・浮腫など水飲蓄積の証はない場合に用いる。（少陽病の正証）
五苓散：小柴胡湯とは逆に，口渇・尿量減少・浮腫など水飲内蓄の証はあるが，胸脇苦満はない場合に用いる。（太陽病腑証の水飲内蓄）
茵蔯五苓散：体力中等度の人で，口渇・尿量減少・浮腫（水飲の証）などに黄疸を伴う場合に用いる。（黄疸尿不利）
胃苓湯：体力中等度の人で，下痢・口渇・尿利減少などに加え，心窩部の不快感・腹部膨満感・吐き気などを伴うが，胸脇苦満はない場合に用いる。（食積＋水飲）
半夏瀉心湯：体力中等度以上の人で，胸脇苦満はないが，心窩部の膨満感・抵抗・時に圧痛があり，腹中雷鳴・悪心・嘔吐・下痢・食欲不振などで口渇のある場合に用いる。（心下痞）

— 37 —

竹筎温胆湯（万病回春）

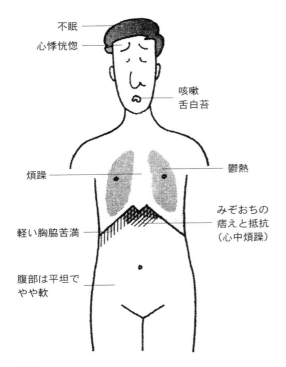

方意

急性発熱性疾患（傷寒）の余熱がいつまでも退かず，そのために咳や痰が残り，胸苦しくて気が昂ぶり眠れないといった場合に用いられる処方である。

病位は少陽で，肝気鬱結と痰熱上擾の証候がある。胆経と三焦経（少陽）に残存する湿熱が上行して咳嗽・心煩・不眠等を起こす。

脈は弦で滑。

舌は湿潤で，白膩苔をみる。

診断のポイント

① いつでも微熱・咳・痰が続く
② 胸脇苦満・胸苦しさがある
③ 不眠や興奮

原典

傷寒日数過多，其ノ熱退カズ，夢寝寧カラズ，心悸恍惚トシ，煩躁シ痰多ク眠ラザル者ヲ治ス。（『万病回春』巻之二・傷寒）

処方

ハンゲ（半夏）…………… 5.0 g	チンピ（陳皮）…………… 2.0 g
サイコ（柴胡）…………… 3.0 g	オウレン（黄連）………… 1.0 g
バクモンドウ（麦門冬）…… 3.0 g	カンゾウ（甘草）………… 1.0 g
ブクリョウ（茯苓）……… 3.0 g	ショウキョウ（生姜）…… 1.0 g
キキョウ（桔梗）………… 2.0 g	ニンジン（人参）………… 1.0 g
キジツ（枳実）…………… 2.0 g	チクジョ（竹筎）………… 3.0 g
コウブシ（香附子）……… 2.0 g	

註）原典には麦門冬がなく，大棗が入っている。

2. 和解剤　　竹筎温胆湯

構成

君薬　　臣薬　　　　佐薬　　　　　　使薬

竹筎 ┬ 黄連 ┬ 茯苓・半夏 ┬ 生姜・甘草　　　　竹筎温胆湯の名のとおり，
　　　└ 柴胡 │ 麦門冬・人参 ├ 香附子・桔梗　　　竹筎が君薬と考えられる。
　　　　　　└ 枳実・陳皮 ┘

方義

柴胡：苦微寒。疏肝解鬱，胸脇部の半表の熱を清す。
黄連：苦寒。清熱・消炎作用。壮熱と精神不安を鎮める。　　　柴胡＋黄連＋竹筎で
竹筎：甘微寒。清熱化痰。「胃土ノ鬱ヲ開キ，肺金ノ燥ヲ　　　興奮を鎮める。
　　　清ス」（『本草備要』）
茯苓：甘淡温。利水滲湿，安神作用。
麦門冬：甘微苦寒。滋潤作用，脱水を改善，陰虚の熱を清す。
桔梗：苦辛平。止咳・排膿・消炎作用。薬の効能を上にもってゆく引経薬。
枳実：苦酸微寒。能く気を破る。気をめぐらせることにより喘咳や喀痰を去り，その他
　　　の諸症を緩解する。
陳皮：辛苦温。理気化痰。脾を補い気をめぐらせ水毒（痰）を消す。
香附子：辛微苦微甘平。疏肝解鬱，理気。鎮静および自律神経の調整。
半夏：辛温，有毒。燥湿化痰，降気止嘔。
生姜：辛温。健胃，止嘔。
人参：甘苦微温。元気を補う，滋潤作用。（益気生津）
甘草：甘平。消炎作用，健脾，諸薬を調和する。

八綱分類

　　裏熱虚証

臨床応用

　　インフルエンザ・カゼ・肺炎などの回復期の熱が長引いたり，また平熱になっても，
気分がさっぱりせず，いつまでも咳や痰が続いて安眠ができない者。

類方鑑別

柴陥湯：体力中等度の人で，強い咳が出て，痰が切れにくく，咳のたびに胸が痛み，
　　　　胸脇苦満を認める場合に用いる。（少陽病と小結胸で心下に熱痰）
麦門冬湯：体力中等度もしくはそれ以下の人が，激しい咳嗽・粘稠で切れにくい痰を
　　　　伴い，嗄声がある場合に用いる。（肺胃陰虚）
小青竜湯：体力中等度の人で，喘鳴・咳嗽・呼吸困難・鼻症状などを訴え，泡沫水様
　　　　性鼻汁・くしゃみなどを伴う場合に用いる。（表寒裏水）
滋陰至宝湯：体力の低下した人で，全身倦怠感・食欲不振・咳嗽・喀痰はあるが，不眠・
　　　　不安などの精神神経症状を伴わない場合に用いる。（肝気鬱結と肺陰虚）
参蘇飲：比較的体力の低下した胃腸虚弱の人の感冒で，頭痛・発熱・心窩部膨満感など
　　　　とともに，軽度の咳や痰などを伴う場合に用いる。（気虚感冒）

— 39 —

エキス製剤 35 番

四逆散(しぎゃくさん)(傷寒論)

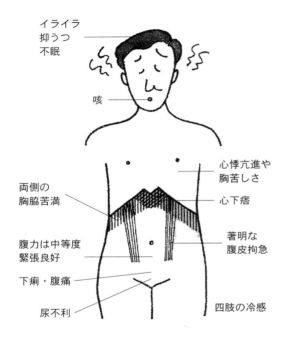

方意

本来は、傷寒の熱邪が肝に鬱閉され深伏して一見少陰病の厥冷に似た症状(真熱仮寒証)を見せる「熱厥」に対する処方である。

雑病では、強い肝気鬱結と肝脾不和の証に対する基本処方である。感情が外に発散されず内に鬱積して起こすイライラや神経症状、胃腸症状、呼吸器症状等をよく治すので、漢方のトランキライザーともいわれる。

病位は少陽。
脈は沈緊あるいは弦で遅。
舌は淡紅で、時にやや乾燥。多くは薄い白黄苔をみる。

診断のポイント

① 両側の著明な胸脇苦満と腹皮拘急(竹の字形)
② 抑うつ性の神経症状(肝気鬱結)
③ 表寒裏熱(真熱仮寒)による四肢の冷感や拘急(熱厥)

原典

少陰病,四逆シ,其ノ人或イハ欬シ,或イハ悸シ,或イハ小便利セズ,或イハ腹中痛ミ,或イハ泄利シテ下重スル者ハ四逆散之ヲ主ル。(『傷寒論』少陰病篇)

処方

サイコ(柴胡)……… 5.0 g	キジツ(枳実)……… 2.0 g
シャクヤク(芍薬)……… 4.0 g	カンゾウ(甘草)……… 1.5 g

構成

君薬　臣薬　佐薬　使薬

甘草 ── 枳実 ── 芍薬 ── 柴胡
(柴胡 ── 枳実 ── 芍薬 ── 甘草)

許宏『金鏡内台方議』に拠る。同書をはじめ歴代の解説書は4味を等量とするものが多い。

本方を疏肝理脾の主方と考えるときは，下段のように疏肝の柴胡が君，これと密接に協調する枳実を臣，佐を芍薬，使を甘草と考えたほうがよい。

方義

甘草：甘平。逆気を調う。脾胃を和し，陽気を四肢にめぐらせる故に本方の君薬とする。
枳実：苦酸微寒。積熱を泄す。結滞をめぐらせる。
芍薬：苦酸微寒。陰気を収斂する。営気をめぐらせる。柔肝の作用の白芍薬を用いる。
柴胡：苦微寒。陽邪を散ず。疏肝解鬱，すなわち表裏の邪を通散する。

　本方の主症は四肢厥逆である故に「四逆」の名を付す。本方証の厥逆は，伝経の熱邪が裏に陥入して，少陰の陽気が抑圧されて内に鬱することによって，気が四肢にめぐらず，四肢の逆冷を現す「熱厥」である。これに対し，少陰の陽気不足で四肢が本当に冷える厥冷であれば，**四逆湯**（附子・乾姜・甘草）の証である。本方（四逆散）と四逆湯は両者の症状は一見相似るが，証は真逆である。

　現在，臨床的には内傷雑病で肝気鬱結して起こる肝脾の不和による諸証，胸脇痛・腹痛・下痢等に用いられる。すなわち肝気が強過ぎて相克関係にある脾胃の働きを乱しているものである。（相克過剰の木克土）

　和田東郭は本方を多くの症例に応用し，その効果を「希代の霊方たり」と称賛している。

八綱分類

　裏熱実証

臨床応用

　比較的体力のある者で，**大柴胡湯**（p.54）証と**小柴胡湯**（p.24）証との中間証を現す者の次の諸症：胆嚢炎，胆石症，胃炎，胃酸過多，胃潰瘍，鼻カタル，気管支炎。また実証体質の人の神経質傾向による心気症的胸脇痛や呼吸促迫・ヒステリー，過敏性腸症候群による腹痛や下痢。

類方鑑別

大柴胡湯：本方証よりもより実証。胸脇苦満・心下痞鞕が強く，便秘傾向。（肝胃不和）
小柴胡湯：胸脇苦満はあるが，精神症状（肝気鬱結に続発する）は本方証より乏しい。
柴胡加竜骨牡蛎湯：腹証上は胸脇苦満と腹部の動悸が著明で，腹皮拘急はない。精神
　　　　　　　　症状は抑うつより不安（煩驚）傾向が強い。（少陽胆火が厥陰心包
　　　　　　　　を上擾）
柴胡桂枝湯：胸脇苦満と腹皮拘急は心下に限局して著明（心下支結）。やや虚証，時に
　　　　　　表証を伴う。（太陽と少陽の併病）

芍薬甘草湯 (傷寒論)
しゃくやくかんぞうとう

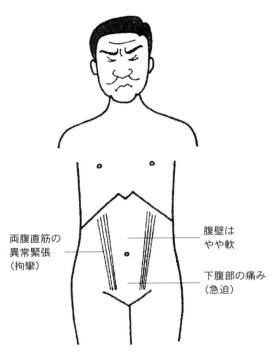

方意

病名にかかわらず，拘攣急迫する者を治す。鎮痙・鎮痛の基本処方である。

病位は太陰病の時期で虚証。

脈は弦遅。

舌は湿潤，時に薄い白苔をみる。

診断のポイント

① 横紋筋や平滑筋の異常緊張や痛み
② 四肢の引き攣れ
③ 両腹直筋の突っ張り

原典

　傷寒脈浮, 自汗出デ, 小便数, 心煩, 微カニ悪寒シ, 脚攣急スルニ反テ桂枝ヲ与エ, 其ノ表ヲ攻メント欲スルハ, 此誤リ也。之ヲ得テ便チ厥シ, 咽中乾キ, 煩躁シ吐逆スル者ハ甘草乾姜湯ヲ作リ之ヲ与エ, 以テ其ノ陽ヲ復セ。

　若シ厥愈エ足温ノ者ハ更ニ芍薬甘草湯ヲ作リテ之ヲ与ウレバ, 其ノ脚即チ伸ブ。(『傷寒論』太陽病上篇)

処方

カンゾウ（甘草）……………… 6.0 g　　　シャクヤク（芍薬）……………… 6.0 g

構成

君薬　　　臣薬

芍薬（白）── 甘草（炙）　　　許宏『金鏡内台方議』に拠る。

方義

芍薬（白）：酸苦微寒。緩急止痛の作用が強い（中を緩め，痛みを止む）。肝火を瀉し
　　　　　脈を和し陰気を収め，逆気を収斂する（故に営血を補う）。

甘草（炙）：甘微温。炙り用いれば，三焦の元気を補い表寒を散ず。肌を生じ痛を止む
　　　　　（緩急止痛）。他の薬物の効能を高め，毒性を緩和する。「十二経ニ通行シ
　　　　　百薬ノ毒ヲ解ス」（『本草備要』）

　芍薬も甘草もともに緩急止痛の働きがあり，両者を合わせると作用が増強される。
筋肉の痙攣は肝の機能失調（肝血虚）によって起こる。したがって本方は平肝鎮痙の
作用をもつ方剤である。

　甘草は芍薬の半量がよいとする説（湯本求真）もあるが，原典では等量である。

八綱分類

　裏熱（寒）虚証

臨床応用

　こむら返りなどの急激に起こる筋肉の痙攣を伴う疼痛。

　諸種の疼痛に鎮痛の目的でよく頓服薬としても用いられるが，甘草の過剰投与による
アルドステロン症類似の症状の発症には細心の注意が必要である。

類方鑑別

桂枝加芍薬湯：比較的体力のない人で，腹部が脹り，腹直筋が緊張し腹痛する場合に
　　　　　　　用いる。（木乗土虚）

小建中湯：桂枝加芍薬湯証とよく似た症状を呈すが，より虚証の傾向にある場合に用い
　　　　　る。（虚労裏急）

大建中湯：体力が低下し，腹壁の緊張が弱い人で鼓腸を呈し，時に腸管の蠕動亢進が
　　　　　認められ，腹痛や便秘あるいは下痢を訴える場合に用いる。（裏寒の腹痛）

大柴胡湯：実証。季肋部の圧迫感を訴え，肋骨弓下部に抵抗・圧痛（胸脇苦満・心下
　　　　　急）が強い人が，腹痛を訴え，便秘の傾向のある場合に用いる。（少陽病と
　　　　　陽明病の併存）

桂枝加朮附湯：比較的虚証の人が，各所の筋肉・関節などの持続性疼痛を訴える場合に
　　　　　　　用いる。（寒湿痺証）

エキス製剤 24 番

加味逍遙散（和剤局方）
（丹梔逍遙散）

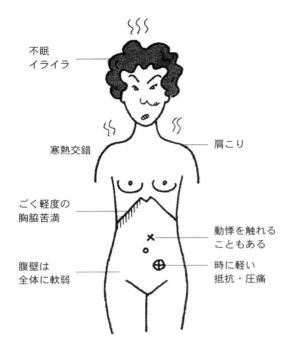

方意

逍遙散に山梔子と牡丹皮を加えた処方で，別名丹梔逍遙散ともいう。昔から婦人の不定愁訴症候群や更年期障害によく用いられてきたが，女性に限らず心気症的傾向の不定愁訴や，柴胡剤と駆瘀血剤の証を併せもつ虚証の例に広く用いる。

本方は気血両虚で肝鬱化火の者に対する処方である。

病位は少陽。

脈は沈，弦または弱。

舌は薄い白苔，時に乳頭発赤。

診断のポイント

① 多彩な愁訴・寒熱交錯
② 心気症的傾向
③ 瘀血の証＋胸脇苦満

原典

逍遙散。血虚労倦，五心煩熱，肢体疼痛，頭目昏重，心忪煩赤，口燥，咽乾，発熱盗汗，減食嗜臥，及ビ血熱相搏チ，月水調ワズ，臍腹脹痛，寒熱瘧ノ如クナルヲ治ス。復タ室女血弱，陰虚シテ栄衛和セズ，痰嗽潮熱，肌体羸痩シ，漸ク骨蒸ト成ルヲ治ス。
（『和剤局方』巻之九・治婦人諸疾）

処方

サイコ（柴胡）……………… 3.0 g	サンシシ（山梔子）……………… 2.0 g
シャクヤク（芍薬）………… 3.0 g	ボタンピ（牡丹皮）……………… 2.0 g
ビャクジュツ（白朮）……… 3.0 g	カンゾウ（甘草）………………… 1.5 g
トウキ（当帰）……………… 3.0 g	ショウキョウ（生姜）…………… 1.0 g
ブクリョウ（茯苓）………… 3.0 g	ハッカ（薄荷）…………………… 1.0 g

2. 和解剤　　加味逍遙散

構成

君薬　　　臣薬　　　佐薬　　　使薬

柴胡 ┐　白朮 ┐　　薄荷 ┐
当帰 ├─　茯苓 ├─　山梔子 ├─ 甘草
芍薬 ┘　生姜 ┘　　牡丹皮 ┘

『古今名方発微』（湖北中医学院編）に拠る。

方義

柴胡：苦，微寒。疏肝解鬱，理気。「陽ヲ升シ熱ヲ散ズ，芍薬ニ合ワ
　　　セ以テ肝ヲ平ニス」

茯苓：甘平。利水除湿，利水作用と安神作用。「熱ヲ清シ，湿ヲ利
　　　ス。甘朮ヲ助ケテ以テ土（脾）ヲ益シ，心気ヲ安寧セシム」

芍薬：苦酸，微寒。補血斂陰，平肝作用。すなわち肝陰を補養する。
　　　白芍薬を用いる。

当帰：甘辛温。補血・活血・調経作用。「当帰，芍薬ハ血ヲ養イテ陰
　　　ヲ斂ム」

白朮：苦甘温。補脾燥湿。利水作用。

甘草：甘平。能く諸薬を調和し，百薬の毒を消す。「甘草・白朮ハ中
　　　（胃）ヲ和シ土（脾）ヲ補ウ」

生姜：辛温。温中止嘔，化痰，解毒。「胃ヲ暖メ痰ヲ祛リ，中ヲ調
　　　エ，鬱ヲ解ク」

薄荷：辛涼。風熱を消散し，頭目を清利する。頭痛・頭風を治す。
　　　「肝　気ヲ搜シ肺ノ盛ナルヲ抑ウ」

山梔子：苦寒。「心肺三焦ノ火ヲ瀉ス。心煩懊憹シテ眠ラレザルヲ
　　　　　治ス」

牡丹皮：辛苦微寒。清熱涼血と活血化瘀。「血ヲ和シ，血ヲ涼シ，血
　　　　　ヲ生ズ。積血ヲ破リ，経脈ヲ通ズ。煩熱ヲ除ク」

『医方集解』および『本草備要』より

　逍遙散の名の由来は，「血ヲ理メ，風ヲ消シ，逆ヲ疏シ，中ヲ和シ，諸証自ラ已ム，
逍遙ノ名有ル所以ナリ」（『医方集解』）に拠る。処方全体で舒肝解鬱・清熱涼血に働く。

八綱分類

　　裏熱虚証

臨床応用

　体質虚弱な婦人で，　肩が凝り，疲れやすく，精神不安などの精神神経症状，時に
便秘の傾向のある次の諸症：冷え症，虚弱体質，月経不順，月経困難症，更年期障害，
血の道症。また気血両虚する者の肝機能障害。

類方鑑別

補中益気湯：体力消耗や虚弱が著しく，下肢倦怠感・下痢・盗汗などがあるが，神経
　　　　　　不安はない場合に用いる。（脾虚，中気下陥）

抑肝散：神経興奮症状が強く，臍の左側で動悸がひどい場合に用いる。

当帰芍薬散：顔色が優れず，下腹部に抵抗・圧痛があるが，季肋部には症状や所見が
　　　　　　ない場合に用いる。（血虚＋脾虚湿痰）

小柴胡湯：神経症状は乏しく，脈弦で，右季肋部の抵抗・圧痛（胸脇苦満）が本方より
　　　　　もよりはっきり現れている場合に用いる。（少陽和解の剤）

— 45 —

エキス製剤 85 番

神秘湯 (外台秘要)

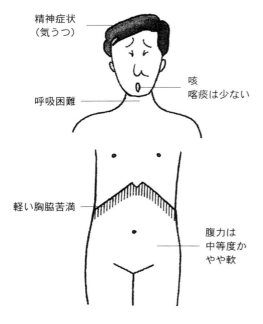

精神症状（気うつ）
咳 喀痰は少ない
呼吸困難
軽い胸脇苦満
腹力は中等度かやや軟

方意

肝気鬱結による喘咳を治す。咳と呼吸困難を主徴とし，痰や喘鳴は比較的少ない例に用いる。

柴朴湯（p.34）の証に似ているが，呼吸困難が一段と強い者によい。

病位は少陽病の時期である。
脈は弦，時に数。
舌は淡紅で，白苔あり。

診断のポイント

①咳と呼吸困難
②痰は少ない
③胸脇苦満がある

原典

備急ニ久シク嗽シ喘奔リ，坐臥スルヲ得ズ。並ビニ喉裏呀声，気絶スルヲ療ス方（『外台秘要』巻之九第九）

註）『外台秘要』には神秘湯という処方名はなく，第九巻の「久シク欬シテ坐臥スルヲ得ザルノ方二首」中に本方についての記載があるが，方中には厚朴がない。厚朴を加えて用いたのは浅田宗伯である。

処方

マオウ（麻黄）　5.0 g	カンゾウ（甘草）　2.0 g
キョウニン（杏仁）　4.0 g	サイコ（柴胡）　2.0 g
コウボク（厚朴）　3.0 g	ソヨウ（蘇葉）　1.5 g
チンピ（陳皮）　2.5 g	

2. 和解剤　　神秘湯

構成

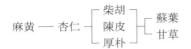

本方の構成は**麻杏甘石湯**（p.16）去石膏，加柴胡・厚朴・陳皮・蘇葉である。平喘止咳の麻黄が君，平喘祛痰の杏仁が臣で，**麻黄湯**（p.4）の変方と考えられる。

方義

麻黄：辛苦温。咳逆を止め，痰哮気喘を治す。（宣肺・平喘・止咳）
杏仁：辛苦甘温，小毒あり。肺を瀉し，燥を潤す。（止咳・平喘・祛痰）
柴胡：苦微寒。表裏の熱を去り，胸脇の邪を去る。（理気疏肝解鬱）
陳皮：辛苦温。理気燥湿の生薬である。胃の働きを調え，気滞と水毒を去る。
厚朴：苦辛温。気を下し満を散ず。鎮咳止喘の働きを有す。
蘇葉：辛温。表を発し，寒を散ず。胃を開き脾を益す働きとともに定喘の働きがある。（止咳祛痰）
甘草：甘平。諸薬を調和し，薬効を高めるとともに消炎作用を有す。

　感染や精神的要素により，気管支平滑筋が攣縮を起こして咳や呼吸困難を起こした者に用いられる。全体として，気滞による喘咳，あるいは一部少陽病にかかった喘咳を治す方剤である。ただし，清熱作用を有す薬味に乏しいので，肺熱の強い者には石膏・黄芩あるいは桑白皮等の清熱の生薬を加える。

八綱分類

裏寒虚証

臨床応用

外感病（感冒後，久しく咳が続く場合），小児喘息，気管支喘息，気管支炎など。

類方鑑別

柴朴湯：体力中等度の人で，肋骨弓下部の抵抗・圧痛（胸脇苦満）が本方証よりもより顕著で，咳嗽・呼吸困難が比較的軽度な場合に用いる。（気滞と痰飲の咳嗽）
小青竜湯：体力中等度の人で，水様泡沫の痰・水様の鼻汁・くしゃみなどを伴う場合に用いる。（肺寒の咳嗽・心下に痰飲）
麻杏甘石湯：比較的体力のある人で，咳嗽が強く，口渇・発汗傾向が認められる場合に用いる。（肺熱の喘息）
五虎湯：麻杏甘石湯の証に似ているが，それよりも喀痰がより多く，慢性化している場合に用いる。（肺湿熱の喘咳）
清肺湯：咳よりも粘稠な痰が多く，それを喀出するため咳をする者に用いる。（陰虚肺熱）

エキス製剤14番

半夏瀉心湯（傷寒論・金匱要略）

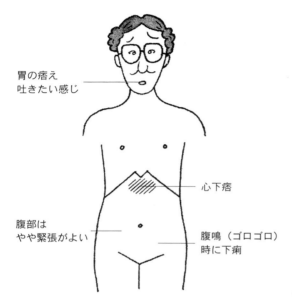

胃の痞え
吐きたい感じ

心下痞

腹部は
やや緊張がよい

腹鳴（ゴロゴロ）
時に下痢

方意

少陽病期に用いる。胃腸を調和する方剤である。裏熱証で虚実錯雑証。

瀉心湯類の代表的方剤で、心下部が痞えるが痛みはなく（心下痞）、嘔気（乾嘔）の強い、あるいは腸鳴下痢する例に用いる。

脾胃不調和の証で、病位は少陽と太陰にある。

脈は沈滑、時に弦。

舌は厚い白黄苔をみることが多い。

診断のポイント

① 悪心・嘔吐・胃部膨満感
② 腹力中等度・心下痞
③ 腹鳴・下痢

原典

傷寒五六日，嘔シテ発熱スル者ハ柴胡湯ノ証具ワル。而ルニ他薬ヲ以テ之ヲ下ス。

柴胡ノ証仍在ル者ハ復タ柴胡湯ヲ与ウ，此レ已ニ之ヲ下スト雖モ逆タラズ，必ズ蒸蒸トシテ振イ，却テ発熱シ汗出デテ解ス。

若シ心下満シテ鞕痛スル者ハ此レ結胸タル也。大陷胸湯之ヲ主ル。

但ダ満シテ痛マザル者ハ，此レ痞タリ，柴胡之ヲ与ウルニ中ラズ。半夏瀉心湯ガ宜シ。（『傷寒論』太陽病下篇）

嘔シテ腸鳴リ，心下痞スル者ハ半夏瀉心湯之ヲ主ル。（『金匱要略』嘔吐噦下利病篇）

処方

ハンゲ（半夏）……………5.0 g	カンキョウ（乾姜）……………2.5 g
オウゴン（黄芩）……………2.5 g	ニンジン（人参）……………2.5 g
オウレン（黄連）……………1.0 g	タイソウ（大棗）……………2.5 g
カンゾウ（甘草）……………2.5 g	

2. 和解剤　　半夏瀉心湯

構成

君薬　　臣薬　　佐薬　　使薬

黄連 ── 黄芩 ┬ 半夏 ┬ 人参
　　　　　　 └ 乾姜 ┤ 甘草
　　　　　　　　　　 └ 大棗

この君臣佐使は，成無己『傷寒明理薬方論』・許宏『金鏡内台方議』・汪昂『医方集解』ともに同意見である。

方義

黄連：苦寒。心より下（脾）に働き，清熱・消痞の働きがある。

黄芩：苦寒。心下より上（肺・胃）に働き，清熱・消痞の働きがある。

心下の熱を泄し痞を消す作用があり，陽を和す。

半夏：辛温。降逆消痞の働きがあり，本方の主役に働く。

乾姜：辛熱。順気，半夏の温胃和中の働きを助ける。

心開・散痞の作用がさらに強まり，陰を和す。

人参・甘草・大棗：脾を補益し，中を和す。胃腸の血行と機能の回復を促進し，諸薬を調和する。

　本方は**小柴胡湯**（p.24）去柴胡・生姜，加黄連・乾姜である。少陽病期の半表半裏証で，胸脇苦満する者は小柴胡湯でこれを主治する。心下は半上半下である。胃は上にあって降を主り陽，脾は下にあって昇を主り陰である。上下の気が交通しなくなって，そのために陰陽不和・寒熱錯雑する者は瀉心湯を用いてこれを和解する。すなわち本方は少陽病で脾胃不和の証がある者を主治する薬方である。

　『医方考』には「瀉心トハ，心下ノ邪ヲ瀉スナリ。姜夏ノ辛ハ痞気ヲ散ジ，芩連ノ苦ハ痞熱ヲ瀉ス。已ニ下セバ脾気必ズ虚ス。人参・甘草・大棗ハ脾ノ虚ヲ補ウ」（呉崑）とある。

八綱分類

　裏熱虚証

臨床応用

　みぞおちが痞え，時に悪心・嘔吐があり，食欲不振で腹鳴して軟便または下痢の傾向がある者の次の諸症：急・慢性胃炎，醱酵性下痢，消化不良，神経性胃炎，胃弱，二日酔い，げっぷ，胸やけ，口内炎，胃神経症。

類方鑑別

黄連解毒湯：本方証よりもより実証。心下痞はあるが，腸鳴・下痢等の水気による症状はない。のぼせが主徴。（心の実火，血熱証）

平胃散：心下部の膨満感，食欲不振，時に下痢をみるが，本方証に比べ脾胃虚弱の証。（脾胃の気滞）

安中散：虚証。裏寒で，心下部痛や胸やけなどの症状がある。（裏寒胃痛）

六君子湯：元来，胃腸虚弱で，脾虚と痰飲の証が著明。（脾虚痰飲）

人参湯：心下痞（自覚的な痞え）があるが，本方証よりもより虚証で，裏寒が著明。（脾の陽虚）

茯苓飲：体力中等度，胃腸虚弱，痰飲の証が著明で，よく胃液を吐く。（胃の痰飲）

— 49 —

エキス製剤 120 番

黄連湯 (傷寒論)
(おうれんとう)
(半夏瀉心湯 去黄芩 加桂枝)

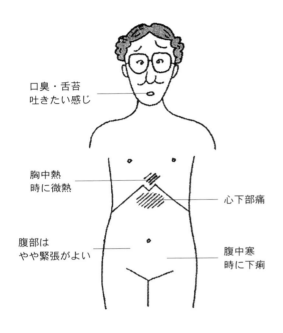

方意

胸中に熱があり，胃中に寒があって，寒熱が心下に錯雑するため，腹痛・嘔吐・下痢等を起こす者。**半夏瀉心湯**（p.48）の黄芩が桂枝に替わった処方である。心下痞鞕（抵抗・圧痛）よりも心下部の自発痛を目標に用いる。

病位は少陽と太陰にある。

脈は弦。

舌質は淡紅，舌苔は膩で黄白色，舌根部でやや厚い。

診断のポイント
① 悪心・嘔吐・腹痛
② 心下部の自発痛
③ 便通不定（下痢あるいは便秘）

原典

傷寒，胸中熱有リ胃中邪気有リテ，腹中痛ミ嘔吐セント欲スル者ハ黄連湯之ヲ主ル。
(『傷寒論』太陽病下篇)

処方

ハンゲ（半夏）……………………6.0 g	カンキョウ（乾姜）……………………3.0 g
ケイヒ（桂皮）……………………3.0 g	ニンジン（人参）……………………3.0 g
オウレン（黄連）……………………3.0 g	タイソウ（大棗）……………………3.0 g
カンゾウ（甘草）……………………3.0 g	

2. 和解剤　　黄連湯

構成

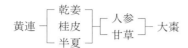

本方は半夏瀉心湯の黄芩が桂枝と入れ替わったものであるが、許宏『金境内台方議』によると、黄連を君薬として、以って上熱を治し、乾姜・桂枝・半夏を臣薬とし、以って下寒を散ず、とあるので、左のような君臣佐使とした。

方義

黄連：苦寒。胸中の積熱を瀉す。半夏瀉心湯よりも黄連の量が多くなっている。
桂皮：辛甘大熱。血管拡張・平滑筋の鎮痙・鎮痛の作用をもって、冷えによって起こった消化管の痙攣性疼痛を緩和する。原典は桂枝を用いているが、本方の場合、桂皮を用いるほうが方意に適う。
乾姜：大辛大熱。桂枝と共に用いると、脾の寒を散じ脾胃の寒熱を調和する。
半夏：辛温、有毒。胃を和し、逆を降して嘔吐を止める。
人参・甘草・大棗：脾を補い元気を益し、中（脾と胃）を和す。

　本方は**小柴胡湯**（p.24）の加減方とみることができる。裏に熱がなく腹痛があるので、柴胡・黄芩を黄連・桂枝に替えている。小柴胡湯は表裏にまたがって邪がある者に用いるが、本方は上下に邪がある証で、柴胡を桂枝に替え、黄芩を黄連に替える。生姜を乾姜に替えて、上焦（胸）の熱邪と中焦（脾胃）の寒邪とを同時に治す。本方は少陽病期の脾胃調和の方剤の一つである。

八綱分類

　裏熱（寒）虚証

臨床応用

　胃部の停滞感や重圧感、食欲不振のある者の次の諸症：急性胃炎、二日酔い、口内炎、感冒性胃腸炎、胃・十二指腸潰瘍、慢性胃炎、機能性胃腸障害。

類方鑑別

半夏瀉心湯：本方の証に似ているが、心下痞が主症で、原則として痛みはない。
大柴胡湯：実証。胸脇苦満と心下部の膨満が著しく（心下満）、便秘傾向。（少陽と陽明の併病）
柴胡桂枝湯：腹痛を伴う点は本方証に似ているが、心下部の膨満はなく、胸脇苦満＋上腹部の腹皮拘急（心下支結）がある。
人参湯：虚証。裏寒の証が強い。（太陰病、脾胃虚寒）
安中散：虚証で、心下部痛がある。裏寒と胃内停水があり、胸部の熱状はない。

メモ

3．表裏双解剤

　表裏双解剤とは，表裏を同時に治療する方剤である。表証が未だ除かれていないのに裏証が併存している者は，表裏を同時に治し，内外の邪を分解して邪気をすみやかに退散させる。

　表裏双解剤は大きく分けて解表攻裏の剤と解表温裏の剤とがある。表裏双解する場合は，表証と裏証の寒熱虚実をそれぞれよく弁別して方剤を選択する必要がある。

　表証と裏証が併存して，表裏どちらかの証が著しく激烈危急の場合は，表裏双解剤は用いるべきではない。このときは「先急後緩」の治則に従い，表裏どちらか危急な証を先に治療し，残った証を後で治す。

解表攻裏剤

　大柴胡湯，防風通聖散。

解表温裏剤

　五積散，参蘇飲。

大柴胡湯 (傷寒論・金匱要略)

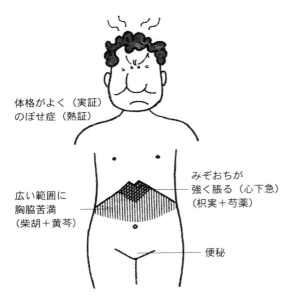

方意

最も実証向けの柴胡剤。

色が浅黒く筋肉質のがっしりした体格で便秘気味の人（実証）を目標に，応用範囲が広い。

病位は少陽病から陽明病期にかかっている（少陽と陽明の併病）。したがって裏熱実証。

脈は弦あるいは沈実。

舌は白や黄色の厚い苔があることが多い。

診断のポイント

① 裏の実熱証
② 臍から上が緊張，少陽病と陽明病の腹証が併存している（胸脇苦満＋心下急）
③ 便秘傾向

原典

太陽病，経ヲ過グルコト十余日，反テ二三之ヲ下ス。後四五日柴胡ノ証仍在ル者ハ先ズ小柴胡湯ヲ与ウ。嘔止マズ，心下急，鬱鬱微煩スル者ハ未ダ解サズト為ス也，大柴胡湯ヲ与エ之ヲ下セバ則チ愈ユ。(『傷寒論』太陽病中篇)

之ヲ按ジテ心下満シテ痛ム者ハ此レ実ト為ス也，当ニ之ヲ下スベク，大柴胡湯ガ宜シ。(『金匱要略』腹満寒疝宿食病篇)

処方

サイコ（柴胡）……6.0g	シャクヤク（芍薬）……3.0g
オウゴン（黄芩）……3.0g	タイソウ（大棗）……3.0g
ハンゲ（半夏）……4.0g	ショウキョウ（生姜）……1.0g
キジツ（枳実）……2.0g	ダイオウ（大黄）……1.0g

3. 表裏双解剤　　大柴胡湯

構成

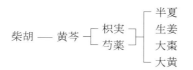

成無己『傷寒明理薬方論』に拠る。
許宏『金鏡内台方議』では，枳実・芍薬・半夏・生姜・大棗が佐，大黄が使となっている。
芍薬は白芍を用いる。

方義

柴胡：苦微寒。解表攻裏，泄熱降火。　　　柴胡＋黄芩で少陽の邪熱を清熱・消炎・疏肝
黄芩：苦寒。蕩熱，涼心。　　　　　　　　（胸脇苦満を去る）。
枳実：苦酸微寒。気を開き，胸膈の痞塞を去る。　　胃の堅を除き積を破る。大黄を助け
芍薬：苦酸微寒。肝火を瀉し，陰気を収斂する。　　内熱を下し堅を去る。（心下急を去る）
大黄：大苦大寒。積滞を便により排泄し裏の実熱を瀉す。
半夏・生姜：堅を散す。胃を和し，嘔気を止める。
大棗：甘温。営衛を調え，胃を緩くし，脾を益す。

　本方の証は少陽と陽明の併病である。少陽は攻下してはならないのが原則であるが，陽明の腑証を兼ねるときには下すべきである。本方は**小柴胡湯**（p.24）より人参・甘草を去り，代わりに大黄・枳実・芍薬を加え，少しくその腑実を去る。このようにすることで少陽禁下の原則にも反せず，表裏双解の働きをなす。

八綱分類

裏熱実証

臨床応用

　比較的体力があり，便秘がちで，上腹部が脹って苦しく，耳鳴り・肩こりなどを伴う者の次の諸症：胆石症，胆嚢炎，黄疸，肝機能障害，高血圧症，脳血管障害，蕁麻疹，胃酸過多，急性胃腸炎，悪心，嘔吐，食欲不振，痔疾，糖尿病。

類方鑑別

小柴胡湯：本方証よりやや虚。胸脇苦満も本方証より軽く，便秘もない。（少陽病の和解剤）
柴胡加竜骨牡蛎湯：胸脇苦満と動悸。精神症状を伴う。（少陽病で心肝火旺）
四逆散：胸脇苦満と心下より臍下に及ぶ腹皮拘急が著明。（肝脾の不和）
茵蔯蒿湯：腹満し，裏熱と黄疸，尿赤渋の傾向がある。（陽明病の湿熱証）
木防已湯：心下痞堅。顔色が黒く，浮腫傾向。（支飲）

防風通聖散（宣明論方）

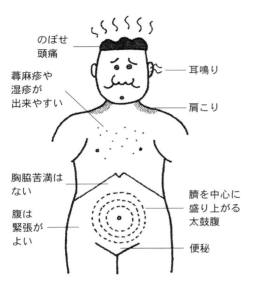

方意
臓毒を治す処方。本方は解表・清熱・攻下の働きを兼ねた方剤で，外は風邪に感じ，内に蘊熱あり，表裏ともに実した証を治す。

脂肪太り・中年太りの人の体毒を発散・排泄させる薬方として有名である。

病位は太陽・陽明にまたがる，表裏実証の剤。

脈は沈で実。あるいは滑数。

舌は紅色，厚い黄苔（黄膩苔）があることが多い。

診断のポイント
① 実証の肥満（食毒）
② 硬い太鼓腹
③ 便秘・のぼせ症状

原典
中風諸潮搐並ビニ小児諸癇積熱，或イハ驚風積熱傷寒疫癘，或イハ頭屑ヲ生ジ，偏身黒䵟，紫白，斑駁，或イハ面鼻ニ紫赤風刺癮疹ヲ生ジ，或イハ腸風痔漏並ビニ酒過熱毒ヲ解シ，兼ネテ諸邪ニ傷ラルル所ヲ解利シ，諸病証ヲ為シ，腹満，渋痛，煩渇，喘悶，譫語，驚狂，或イハ熱極マリテ風ヲ生ジ，悪物下ラズ腹満撮痛シテ昏スル者ヲ治ス。（『宣明論方』風門）

註）原文は長いので要約してある。

処方
オウゴン（黄芩） …………………… 2.0 g	センキュウ（川芎） ………………… 1.2 g
カンゾウ（甘草） …………………… 2.0 g	トウキ（当帰） ……………………… 1.2 g
キキョウ（桔梗） …………………… 2.0 g	ハッカ（薄荷） ……………………… 1.2 g
セッコウ（石膏） …………………… 2.0 g	ボウフウ（防風） …………………… 1.2 g
ビャクジュツ（白朮） ……………… 2.0 g	マオウ（麻黄） ……………………… 1.2 g
ダイオウ（大黄） …………………… 1.5 g	レンギョウ（連翹） ………………… 1.2 g
ケイガイ（荊芥） …………………… 1.2 g	ショウキョウ（生姜） ……………… 0.3 g
サンシシ（山梔子） ………………… 1.2 g	カッセキ（滑石） …………………… 3.0 g
シャクヤク（芍薬） ………………… 1.2 g	無水ボウショウ（芒硝） …………… 0.7 g

3. 表裏双解剤　　**防風通聖散**

構成

君薬　　　　臣薬　　　　　　　　佐薬　　　　　　使薬

大黄 ┐　┌ 麻黄・防風 ┐　┌ 石膏・桔梗　┐　┌ 白朮
　　├─┤ 荊芥・薄荷 ├─┤ 連翹・黄芩　├─┤ 甘草
芒硝 ┘　└ 滑石・梔子 ┘　└ 川芎・当帰・芍薬（白）┘　└ 生姜

　処方内容は18味より成り，構成が複雑で君臣佐使を規定し難い。**調胃承気湯**（p.66）を基本とし，清熱を主とし解表を副とする。

方義

麻黄・防風：疏表薬。表にある火熱を発表。
大黄・芒硝：攻裏薬。裏にある火熱はこれにより攻下排泄される。
荊芥・薄荷：清上薬。上焦にある火熱を鼻より泄す。
滑石・梔子：清下薬。下焦にある火熱を尿より排泄する。
石膏・桔梗：肺胃の熱を清す。
連翹・黄芩：諸経の客熱を去る。
川芎・当帰・芍薬（白）：火熱は血を焼灼する。この３味で血を養う。
白朮・甘草：火熱は気を傷る。この２味は脾を健やかにし気を補益する。
生姜：辛，微温。温胃止嘔・化痰行水に働くが，本方中の諸瀉薬の強烈な働きと味を
　　　緩和し，服用しやすくする。生姜を加えない場合もある。

　「此レ，表裏気血三焦ノ通治ノ剤タリテ，汗シテ表ヲ傷ラズ，下シテ裏ヲ傷ラズ。名付ケテ通聖トイウハ，極メテソノ用ヲ神ト言ウノミ」（王旭高）
　荊芥・薄荷は麻黄・防風と組んで解表散寒するとする説（汪昂）もある。

八綱分類

　裏熱実証

臨床応用

　腹部に皮下脂肪が多く，便秘がちな者の次の諸症：高血圧の随伴症状（動悸・肩こり・のぼせ），肥満症，メタボリック症候群，むくみ，便秘。

類方鑑別

大柴胡湯：体格・体力ともに充実した人で，便秘の傾向があり，腹部は季肋下部の抵抗・
　　　　圧痛（胸脇苦満）が強く認められる場合に用いる。（少陽と陽明の併病）
桃核承気湯：体格・体力ともに充実した人で，便秘の傾向があり，のぼせて，下腹部に
　　　　　抵抗・圧痛が認められる場合（少腹急結の腹証）に用いる。なお，女性
　　　　　では月経異常や月経時の精神神経症状を訴えることが多い。（下焦蓄血証）
通導散：実証，やや赤ら顔（どす赤い）で腹満便秘し，瘀血とのぼせが著明な者。（瘀血
　　　　＋気滞）

エキス製剤63番

五積散（和剤局方）
（ごしゃくさん）

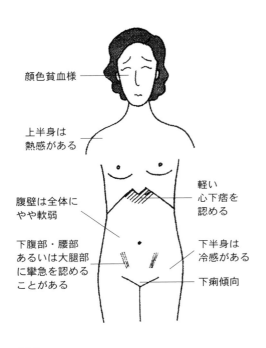

方意

体内に，気・血・痰・寒・食の5種の病毒が鬱積したもの（五積）を治すという意で名付けられた処方である。

貧血気味な人の風と寒冷，湿気と痰飲による諸病に用いられる。また，虚証の人の冷房病によく用いられる。

原因は，寒邪が経絡に直接侵入したこと（経絡の中寒）である。

病位は太陽と太陰・少陰にまたがる。

脈は浮弦あるいは沈で遅。

舌は乾湿中間，膩白苔。

診断のポイント

①虚証で顔色が悪い
②上半身はほてり，下半身は冷える
③寒冷や湿気に対して順応性が乏しい

原典

中ヲ調エ，気ヲ順シ，風冷ヲ除キ，痰飲ヲ化ス。脾胃宿冷，腹脇脹痛，胸膈停痰，嘔逆悪心，或イハ外ハ風寒ニ感ジ，内ハ生冷ニ傷ラレ，心腹痞悶，頭目昏痛，肩背拘急，肢体怠惰，寒熱往来，飲食進マザルヲ治ス。及ビ，婦人ノ血気調ワズ，心腹撮痛，経候均シカラズ。或イハ閉ジテ通ゼザルハ，並ビニ宜シク之ヲ服スベシ。（『和剤局方』巻之二・治傷寒）

処方

ソウジュツ（蒼朮）……3.0g	ケイヒ（桂皮）……1.0g
チンピ（陳皮）……2.0g	コウボク（厚朴）……1.0g
トウキ（当帰）……2.0g	シャクヤク（芍薬）……1.0g
ハンゲ（半夏）……2.0g	カンキョウ（乾姜）……1.0g
ブクリョウ（茯苓）……2.0g	センキュウ（川芎）……1.0g
カンゾウ（甘草）……1.0g	タイソウ（大棗）……1.0g
キキョウ（桔梗）……1.0g	ビャクシ（白芷）……1.0g
キコク（枳殻）……1.0g	マオウ（麻黄）……1.0g

註）原典では大棗は入っていない。

— 58 —

3. 表裏双解剤　　五積散

構成

| 君薬 | 臣薬 | 佐薬 | 使薬 |

麻黄
桂皮 ┐
└ 白芷
　 乾姜 ┐
└ 当帰・川芎・芍薬
　 蒼朮・厚朴
　 陳皮・半夏・茯苓 ┐
└ 甘草
　 大棗
　 桔梗
　 枳殻

　原典の『和剤局方』では蒼朮が24両，桔梗が12両用いられており，分量からみると，蒼朮が君，桔梗が臣となるようである。方意からみると，君臣佐使は左のようになるであろうか。

方義

麻黄・桂皮：表を解し，温めて寒を散ずる。

芍薬・甘草：裏を和し，痛みを止める。陰を収斂し，急迫を除く。芍薬は白芍を用いる。

蒼朮・厚朴：脾胃を安んじ痞満を散ずる。（蒼朮・厚朴・陳皮・甘草は平胃散〈p.212〉）

陳皮・半夏：逆気を収め，痰飲を除く。（半夏・陳皮・茯苓・甘草は二陳湯〈p.210〉）

茯苓：甘平。熱を瀉し，利水と精神安定，脾を益す。

当帰・川芎・白芷・乾姜：血分にも入り，寒湿を祛る。寒冷を温め血行を良くする。

枳殻・桔梗：胸膈が塞がるのを開き，寒を温め熱を清す。気機の昇降を司る引経薬としても働いている。消炎・排膿作用もある。

大棗：甘，微温。和胃補脾に働き，脾胃の虚弱による冷えを治し，営血の不足を治す。

　これら諸薬が合して，表裏の気・血・痰・寒・食の停積を治す。

　汪昂『医方集解』には，「一方ニテ多病ヲ統治ス。タダ法ヲ活カス者ノミ変ジテ之ニ通ズ」とあり，分量比などは症状により臨機応変に加減して用いられるものである。

八綱分類

　裏（表）寒虚証

臨床応用

　慢性に経過し，症状の激しくない次の諸症：感冒，胃腸炎，腰痛，神経痛，関節痛，月経痛，頭痛，冷え症，更年期障害。

類方鑑別

当帰四逆加呉茱萸生姜湯：本方に比して裏寒が著明，下腹部・腰部・下肢の痛みや四肢末端の冷えが顕著な場合に用いる。（血虚受寒）

当帰芍薬散：体力が低下した冷え症の人で，月経異常や下腹部痛があり，四肢の痛みは伴わない。（血虚＋痰飲の証）

桂枝加朮附湯：本方に比して体力が一層低下した人で，盗汗をかきやすく，冷え症で，四肢関節の腫脹・疼痛を訴える。（寒湿痺）

八味地黄丸：中年以降，特に老齢者で，下半身の脱力感・痛み・痺れや腰痛などがあり，排尿異常，特に夜間の頻尿を訴える場合に用いる。（腎陽虚の証）

— 59 —

エキス製剤 66 番

参蘇飲 (じんそいん)（和剤局方）

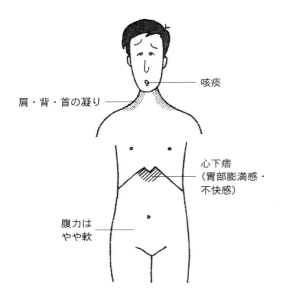

方意

麻黄剤が使えない虚弱者のカゼ症状によく用いられる。胃腸が虚弱で、発熱・頭痛・咳嗽・痰飲があり、胃が膨満して悪心・嘔吐するような人向けの薬方である。（気虚感冒）

病位は少陽病に準じ、虚証。表証を伴うこともある。

脈は浮弱（浮緩）。

舌は乾湿中間、淡白で微白あるいは白膩苔。

診断のポイント

① 咳・痰
② 肩・背・首の凝り
③ 胃弱・胃のもたれ・嘔気

原典

感冒、発熱頭疼ヲ治ス。或イハ痰飲凝節ニ因リ、兼ネテ以テ熱ト為ス。並ビニ宜シク之ヲ服スベシ。（『和剤局方』巻之二・傷寒）

処方

ハンゲ（半夏）………………3.0 g	ニンジン（人参）………………1.5 g
ブクリョウ（茯苓）……………3.0 g	カンゾウ（甘草）………………1.0 g
カッコン（葛根）………………2.0 g	キジツ（枳実）…………………1.0 g
キキョウ（桔梗）………………2.0 g	ソヨウ（蘇葉）…………………1.0 g
チンピ（陳皮）…………………2.0 g	ショウキョウ（生姜）…………0.5 g
タイソウ（大棗）………………1.5 g	ゼンコ（前胡）…………………2.0 g

構成

君薬	臣薬	佐薬	使薬
蘇葉 前胡	人参 茯苓	枳実・葛根 陳皮・半夏	桔梗・甘草 大棗・生姜

右上に: 3. 表裏双解剤　　参蘇飲

方義
蘇葉：辛温。表を発し寒を散ず。発汗解肌，寛中消痰，祛風定喘。魚蟹の毒を解す。
前胡：苦辛微寒。降気平喘，止咳化痰。呼吸困難や喘息を鎮め祛痰鎮咳する。清熱にも
　　　働く。
桔梗：苦辛微温。排膿作用があり，喉痺咽痛・肺癰乾咳を止める。また引経薬として
　　　薬効を上半身に導く。
人参：甘微苦微温。補気健脾の作用があり大いに元気を補う。虚労内傷を治す。茯苓は
　　　使となる。
茯苓：甘淡平。脾を益し陽を助ける（健脾）。咳逆嘔噦・膈中の痰水・水腫・淋瀝を
　　　治す。（利水滲湿）
半夏：辛温，有毒。湿を除き，痰を化し，逆気を下し煩嘔を止む。咳逆頭眩・胸脹咽痛
　　　を止む。（降逆止嘔・燥湿化痰）
陳皮：辛苦温。理気燥湿の生薬である。気をめぐらせ，脾の機能を調節し，胃の中の
　　　湿痰停滞を去る。
枳実：苦酸微寒。気を破り痰をめぐらせる。胃腸の蠕動を盛んにし，食積を下す。した
　　　がって腹満・上腹の痞を治すときによく用いられる。
　　　原典では枳実ではなく枳殻と木香になっている。
葛根：甘辛涼。腠理（毛孔）を開き，発汗・解肌し熱を退く。傷寒の中風頭痛を治し，
　　　項背強を緩解する。
甘草：甘平。よく諸薬を調和し，百薬の毒を消す。（薬力増強・副作用防止・消炎作用
　　　がある）
大棗：甘温。補脾益気，薬性緩和。
生姜：辛温。温中止嘔，化痰燥湿。

　全体として発汗・解熱・鎮咳・祛痰・制吐・止瀉・消化促進と，幅広い作用を有し，
補気しながら風寒を発散する。気虚湿痰のある者の感冒薬となっている。

八綱分類
　表寒（熱）虚証

臨床応用
　脾胃虚弱の人の感冒・咳痰。

類方鑑別
葛根湯：比較的強壮の人が，感冒の初期に悪寒・発熱・頭痛・項背部のこわばり・下痢・
　　　　腹痛などがある場合に用いる。（太陽傷寒，あるいは太陽と陽明の合病）
香蘇散：胃腸虚弱の人の感冒・その他の発熱の初期で，不安・不眠傾向がより顕著な
　　　　場合に用いる。（気滞と表寒の感冒）
小柴胡湯：体力中等度の人で，微熱が長引き，肋骨弓下部に抵抗・圧痛（胸脇苦満）が
　　　　　あり，咳や痰が多く，口中不快感・吐気・食欲不振などを訴える場合に
　　　　　用いる。（少陽病の正証）
柴胡桂枝乾姜湯：体力中等度以下の人で，小柴胡湯の使用目標に準じ，動悸・盗汗・
　　　　　　　　不眠・不安などを伴う場合に用いる。（邪在少陽・胆火擾心・太陰
　　　　　　　　虚寒）

— 61 —

メモ

4．瀉下剤

　瀉下効果により，燥屎や宿食を下す方剤を瀉下剤と称す。瀉下剤には
峻下剤と緩下剤とがある。峻下剤は，大黄・芒硝などの苦寒の生薬を主薬
に用いて裏の実邪を攻下するものである。緩下剤は，気滞・瘀血・寒積や
陽虚で腸の動きが悪くなった者，あるいは脱水や栄養不良で腸燥便秘する
者を，補虚あるいは導滞して治す場合に用いる。

　瀉下には寒下の法と温下の法とがある。

　同じ便秘でも，胃腸に熱をもつ者には，瀉熱あるいは清熱しながら瀉下
に働く寒下剤（例：承気湯類など）を用いる。胃腸に冷えがあって胃腸の
動きが悪く腹痛あるいは痙攣性の便秘を生じている例では，胃腸を温め
（例：温裏補陽剤）ながら必要に応じて少量の瀉下剤を加味して便通を
調整する方法がよく行われる。

峻下剤

　大承気湯，調胃承気湯，大黄牡丹皮湯。

緩下剤

　桂枝加芍薬大黄湯，大黄甘草湯，麻子仁丸，潤腸湯。

エキス製剤133番

大承気湯 (傷寒論・金匱要略)
(だいじょうきとう)

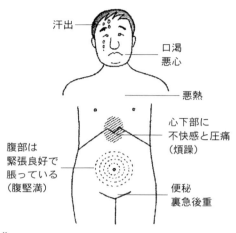

方意

陽明病の代表的方剤である。大満・大実を治す承気湯類のなかでも最も作用が強力な薬方であり，順気通便の方剤である。
病位は陽明の腑病。裏熱実証。
脈は沈実で遅。
舌は紅く乾燥し，厚い黄苔あるいは黒苔。

診断のポイント

①腹部は充実・膨満
②心下圧痛（心下堅）
③便秘・煩躁

原典

　陽明病，脈遅ニシテ汗出ズルト雖モ悪寒セザル者ハ其ノ身必ズ重ク，短気シ，腹満シテ喘ス。潮熱有ル者ハ此外解セント欲ス，裏ヲ攻ムベキ也。手足濈然トシテ汗出ズル者ハ此大便已ニ鞕キ也，大承気湯之ヲ主ル。（『傷寒論』陽明病篇）

　傷寒若シクハ吐シ，若シクハ下シテ後解セズ，大便セザルコト五六日，上ハ十余日ニ至ル，日晡所潮熱ヲ発シ，悪寒セズ，独語シテ鬼状ヲ見ワスガ如シ。若シ劇シキ者ハ発スレバ則チ人ヲ識ラズ，循衣摸牀シ，惕シテ安カラズ，微カニ喘シテ直視ス，脈弦ナル者ハ生キ，濇ナル者ハ死ス。微ナル者，但ダ発熱譫語スル者ハ大承気湯之ヲ主ル。（同）

　陽明病，譫語シ潮熱有ルモ反テ食ス能ワザル者ハ胃中必ズ燥屎五六枚有ル也。若シ能ク食ス者ハ但ダ鞕キノミ。大承気湯ニテ之ヲ下スガ宜シ。（同）

　二陽ノ併病，太陽ノ証罷ミ但ダ潮熱ヲ発シ，手足漐漐トシテ汗出デ，大便難ク譫語スル者ハ之ヲ下セバ則チ愈ユ。大承気湯ガ宜シ。（同）

　陽明病，之ヲ下スモ心中懊憹シテ煩シ，胃中燥屎有ル者ハ攻ムベシ。腹微カニ満シ，初頭鞕ク後必ズ溏ナルハ之ヲ攻ムベカラズ。若シ燥屎有ル者ハ大承気湯ガ宜シ。（同）

　傷寒六七日，目中了了タラズ，睛和セズ，表裏ノ証無キモ大便難ク身微カニ熱キ者ハ此実タル也。急ギ之ヲ下セ，大承気湯ガ宜シ。（同）

　発汗スレドモ解セズ，腹満痛スル者ハ急ギ之ヲ下セ。大承気湯ガ宜シ。（同）

　少陰病，之ヲ得テ二三日，口燥シ咽乾ク者ハ急ギ之ヲ下セ。大承気湯ガ宜シ。（同・少陰病篇）

　痓ノ病為ル，胸満シテ口噤シ，臥スレドモ席ニ着セズ，脚攣急シ，必ズ齘歯スルハ大承気湯ヲ与ウベシ。（『金匱要略』痓湿暍病篇）

　下利スレド，三部ノ脈皆平，之ヲ按ジテ心下堅ノ者ハ急ギ之ヲ下セ，大承気湯ガ宜シ。（同・嘔吐噦下利病篇）

4. 瀉下剤　大承気湯

　下利スレド脈遅ニシテ滑ノ者ハ実也，利未ダ止ムヲ欲セザルトモ，急ギ之ヲ下セ，大承気湯ガ宜シ。(同)

　下利，脈反テ滑ノ者ハ当ニ去ル所有ルベシ，下セバ乃チ愈ユ，大承気湯ガ宜シ。(同)

　下利已リテ差エ，其ノ年月日時ニ至リ復タ発スル者ハ，病尽キザルヲ以テノ故也，当ニ之ヲ下スベシ，大承気湯ガ宜シ。(同)

　病解シテ能ク食シ，七八日更ニ発熱スルハ，此レ胃実為リ。大承気湯之ヲ主ル。(同・婦人産後病篇)

　産後七八日，太陽ノ証無ク，少腹堅痛スルハ此レ悪露尽キザル也。大便セズ煩躁発熱シ，脈ヲ切シテ微カニ実ナレバ再ビ発熱ヲ倍ス。日晡時煩躁スル者ハ食サズ，食セバ則チ讝語シ夜ニ至レバ即チ愈ユ，大承気湯之ヲ主ルニ宜シ。(同)

処方

ダイオウ（大黄）……………………2.0 g	キジツ（枳実）……………………3.0 g
無水ボウショウ（芒硝）……………2.0 g	コウボク（厚朴）…………………5.0 g

構成

　君薬　　臣薬　　佐薬　　使薬

　枳実 — 厚朴 — 芒硝 — 大黄

この君臣佐使は成無己『傷寒明理薬方論』に拠る。
　銭黄『傷寒溯源集』巻之六では，君薬は大黄，臣薬は芒硝，佐薬は厚朴，使薬は枳実となっている。
　許宏『金鏡内台方議』は君薬は大黄，臣薬は枳実，佐使が厚朴としている。その他，本方の君臣佐使については諸家の説は一致していない。

方義

大黄：大苦大寒。熱を瀉し，瘀を去り燥結を下す。
芒硝：鹹苦寒。堅いものを軟化し，乾いたものを潤す。
枳実・厚朴：枳実は苦・微寒で腹痛・実満を瀉す。厚朴は苦温で気を降ろし痞満を去る。
　全体として寒下剤中の峻剤となっている。傷寒陽明腑実の証を治す主方であり，痞・満・燥・実の4証候をすべて具えている者に用いる。

八綱分類

　裏熱実証

臨床応用

　腹部が堅く痞えて，便秘する者，肥満体質で便秘する者，あるいは高熱にうなされる者。最強の瀉剤として常習性便秘・急性便秘・高血圧・熱病・神経症・食中りなどに広く用いられる。

類方鑑別

桃核承気湯：体力が充実し，腹満・便秘および不安・不眠・興奮などの精神症状は本方証に似ているが，特に女性で性周期に関連した症状が起こり，また下腹部に顕著な抵抗・圧痛（瘀血の腹証）を認める場合に用いる。(下焦蓄血証)

調胃承気湯：体力中等度の人の慢性便秘で，腹部膨満感や精神症状は顕著でない場合に用いる。陽明腑証の軽いもので，本方に比べると作用が緩徐である。

エキス製剤74番

調胃承気湯（傷寒論）
（ちょういじょうきとう）

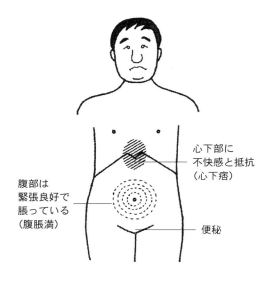

腹部は
緊張良好で
脹っている
（腹脹満）

心下部に
不快感と抵抗
（心下痞）

便秘

方意

陽明病の代表的方剤である承気湯類のなかでは，最も作用が緩和な薬方である。

病位は陽明腑病の初期，裏熱実証。

脈は沈実。

舌は乾燥し，厚い黄苔あるいは白苔をみる。

診断のポイント

①腹脹満・緊張良好
②心下痞鞕
③便秘

原典

若シ胃気和セズ譫語スル者ハ少シク調胃承気湯ヲ与ウ。（『傷寒論』太陽病上篇）

発汗後，悪寒スル者ハ虚スルガ故也。悪寒セズ但ダ熱スル者ハ実也。当ニ胃気ヲ和スベシ，調胃承気湯ヲ与ウ。（同・中篇）

太陽病未ダ解セズ，脈陰陽俱ニ停ナレバ，必ズ先ニ振慄シ汗出デテ解ス。但ダ陽脈微ノ者ハ先ニ汗出ズレバ解ス。但ダ陰脈微ノ者ハ之ヲ下セバ解ス。若シ之ヲ下サント欲スレバ調胃承気湯ガ宜シ。（同）

傷寒十三日，経ヲ過グ，譫語スル者ハ熱有ルヲ以テ也。当ニ湯ヲ以テ之ヲ下スベシ。若シ小便利スル者ハ大便当ニ鞕カルベシ，而ルニ反テ下利シ脈調和スル者ハ，医丸薬ヲ以テ之ヲ下スヲ知ル。其ノ治ニ非ザル也。若シ自ラ下利スル者ハ脈当ニ微厥タルベキニ，今反テ和スルハ此内実タル也。調胃承気湯之ヲ主ル。（同）

太陽病，経ヲ過グルコト十余日，心下温温トシテ吐セント欲シテ胸中痛ミ，大便反テ溏，腹微カニ満シテ鬱鬱微煩ス。此時ニ先ダチ自ラ吐下ヲ極ムル者ハ調胃承気湯ヲ与ウ。若シ爾ラザル者ハ与ウベカラズ。

但ダ嘔サント欲シ，胸中痛ミ微カニ溏スル者ハ此柴胡湯ノ証ニ非ズ。嘔スヲ以テノ故ニ吐下ヲ極メタルヲ知ル也。調胃承気湯。（同）

陽明病，吐サズ，下サズ，心煩スル者ハ調胃承気湯ヲ与ウベシ。（同・陽明病篇）

4. 瀉下剤 　調胃承気湯

太陽病三日，汗ヲ発スレド解サズ，蒸蒸トシテ発熱スル者ハ胃ニ属ス也。調胃承気湯之ヲ主ル。（同）

傷寒吐シテ後，腹脹満スル者ハ調胃承気湯ヲ与ウ。（同）

処方

ダイオウ（大黄）……………………2.0 g　　　無水ボウショウ（芒硝）……………1.0 g
カンゾウ（甘草）……………………1.0 g

構成

君薬　　　臣薬　　　佐使薬

大黄 —— 芒硝 —— 甘草　　　　　　　許宏『金鏡内台方議』に拠る。

方義

大黄：大苦大寒。熱邪を瀉泄し，腸胃を蕩滌する。
芒硝：鹹大寒。堅を軟化し，燥を潤す。
甘草：甘平。大黄・芒硝の激しい作用を緩和し，味を調える。

　本方は胃気を調和させる作用のなかに瀉下作用を兼ねているので，調胃の名が付されている。全体としては，**大承気湯**（p.64）の心下痞・疼痛（枳実の証）と心下脹満（厚朴の証）などの証候を欠くので，やや緩和された内容の寒下剤となっている。したがって一般的な熱実証の便秘によく用いられる。

八綱分類

　裏熱実証

臨床応用

　便秘と腹満

類方鑑別

大黄甘草湯：体力中等度の人を中心に，軽症ないし中等症の便秘に用いる。（緩下剤）
桃核承気湯：体力が充実した人で便秘し，いわゆる瘀血の症状があり。月経不順・月経
　　　　　　困難などの月経異常を伴い，同時にのぼせ・頭痛・不眠などの精神神経
　　　　　　症状を呈する場合に用いる。（下焦蓄血の便秘）
桂枝加芍薬大黄湯：虚証で，他の瀉下剤を用いるとしばしば下痢腹痛を起こし，気持ち
　　　　　　よい便通がない場合に用いる。（太陰病で一部陽明病にかかっている）
潤腸湯：体力中等度あるいはやや低下した人や，特に老人の便秘によく用いる。陰虚証
　　　　で，皮膚枯燥と大便秘結を訴える。（陰虚内熱の便秘）
麻子仁丸：潤腸湯の証に似ているが，大便秘結の程度がより軽度の場合に用いる。
　　　　　（脾の陰虚による腸燥）

エキス製剤 33 番

大黄牡丹皮湯（金匱要略）
（だいおうぼたんぴとう）

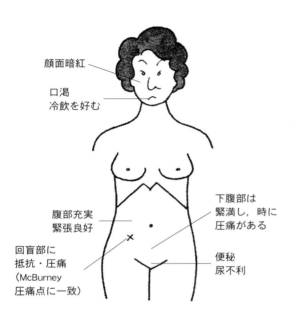

方意
　本来は「腸癰」（腸管周囲の単純性あるいは化膿性炎症）に対して作られた処方である。
　実証向きの駆瘀血剤でもあり、桃仁と牡丹皮が配剤されているが、駆瘀血作用よりも抗炎症作用が強い。
　病位は陽明病腑実の時期で蓄血証を伴う。
　脈は沈・緊・遅。
　舌は紅色で乾燥、薄黄膩苔をみる。

診断のポイント
①右臍傍の圧痛・抵抗
②腹力充実・便秘
③脈沈で実脈

原典
　腸癰ノ者ハ少腹腫痞シ、之ヲ按ズレバ即チ痛ミ淋ノ如クモ、小便自ラ調ウ、時時発熱シ、自汗出デ復タ悪寒ス。其ノ脈遅緊ノ者ハ膿未ダ成ラズ、之ヲ下スベシ、当ニ血有ルベシ。
　脈洪数ノ者ハ膿已ニ成ル、下スベカラザル也。大黄牡丹湯之ヲ主ル。（『金匱要略』瘡癰腸癰浸淫病篇）

処方
トウニン（桃仁）……………… 4.0 g	トウガシ（冬瓜子）……………… 6.0 g
ボタンピ（牡丹皮）…………… 4.0 g	無水ボウショウ（芒硝）………… 1.8 g
ダイオウ（大黄）……………… 2.0 g	

4. 瀉下剤　　大黄牡丹皮湯

構成

桃核承気湯（p.272）の処方構成と比較検討されたい。
　清熱・涼血・活血の牡丹皮が主薬である。大黄・芒硝を君臣とし，牡丹皮・桃仁・冬瓜子を佐使とする説もある。

```
  君薬      臣薬      佐薬      使薬

牡丹皮 ── 桃仁 ─┌大黄 ┐─ 冬瓜子
                 └芒硝 ┘
```

方義

牡丹皮：辛苦微寒。活血・涼血・生血の働きがある。煩熱を除き癰瘡を治す。消炎・
　　　　抗菌・清熱作用を有す。
桃仁：苦甘平。破血潤燥の作用を有す。
　　　　牡丹皮は消炎作用に秀で，桃仁は駆瘀血作用に優れている。
大黄：大苦大寒。血分の実熱を泄し積滞を瀉す。
　　　　清熱解毒・瀉下作用が強い。牡丹皮を助け，　　｜大黄は腸管の運動を促進し，
　　　　抗炎症・抗菌作用がある。　　　　　　　　　　｜芒硝は腸管内面を潤し糞塊を
芒硝：苦鹹寒。瀉下潤燥，堅を軟化する働きがある。　｜軟化する。大黄・芒硝が協力
　　　　大黄とともに用いると強い瀉下作用を現し，　　｜して円滑な瀉下作用を現す。
　　　　腸管内の糞便を排泄する。
冬瓜子：甘寒。熱を瀉し脾を補い二便（大小便）を瀉す。消炎・利尿・排便・排膿に
　　　　より，本方では補助的に働く。また腸癰を治す働きもある（『本草綱目』）。
　全体として消炎・抗菌・循環改善・排膿などの働きを有し，特に腹腔内の炎症に
適応する方剤となっている。本方証に似ているが，便秘を伴わない者には腸癰湯
（『備急千金要方』）がよい。

八綱分類

　裏熱実証

臨床応用

　比較的体力があり，下腹部痛があって，便秘しがちな者の次の諸症：月経不順，月経
困難症，便秘，虫垂炎初期，痔疾。

類方鑑別

桃核承気湯：比較的体力の充実した人で，瘀血と便秘の傾向があり，のぼせがあって，
　　　　　　時に精神神経症状（狂ノ如シ）を訴える場合に用いる。（下焦蓄血の証）
桂枝茯苓丸：体力中等度の人で，便秘の傾向がなく，下腹部の自発痛もあまり著明で
　　　　　　ない場合に用いる。（中等度の瘀血）
猪苓湯：本方証に比して下腹部の抵抗・圧痛は顕著でなく，頻尿・排尿痛などの淋症が
　　　　著明な者に用いる。（下焦の水熱互結の証）

― 69 ―

桂枝加芍薬大黄湯（傷寒論）
（桂枝加大黄湯）

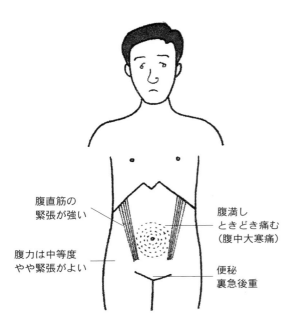

- 腹直筋の緊張が強い
- 腹力は中等度 やや緊張がよい
- 腹満しときどき痛む（腹中大寒痛）
- 便秘 裏急後重

方意

桂枝加芍薬湯（p.144）の証で，腹満・便秘を伴う場合に用いる。

病位は太陰病で一部陽明病にかかり，虚実錯雑証である。

脈は沈でやや力がある。

舌はやや湿潤で無苔の場合が多い。

診断のポイント

① 腹満・腹痛
② 腹直筋の緊張
③ 便秘

原典

本太陽病，医反テ之ヲ下シ，爾ル(シカ)ニ因リテ腹満シ時ニ痛ム者ハ太陰ニ属ス也。桂枝加芍薬湯之ヲ主ル。大イニ実シテ痛ム者ハ桂枝加大黄湯之ヲ主ル。（『傷寒論』太陰病篇）

処方

シャクヤク（芍薬）	6.0 g
ケイシ（桂枝）	4.0 g
タイソウ（大棗）	4.0 g
カンゾウ（甘草）	2.0 g
ダイオウ（大黄）	2.0 g
ショウキョウ（生姜）	1.0 g

4. 瀉下剤　　桂枝加芍薬大黄湯

構成

君薬　　　臣薬　　　佐薬　　使薬

桂枝 —— 芍薬（赤）—— 甘草 ┬ 生姜
　　　　　　　　　　　　　├ 大棗
　　　　　　　　　　　　　└ 大黄

方義

桂枝加芍薬湯（桂枝・芍薬・甘草・生姜・大棗）＋大黄である。

桂枝加芍薬湯の構成・方義については**桂枝加芍薬湯**の項（p.144）を参照。

桂枝加芍薬湯の証は脾虚であるから，ただ腹満して痛む。したがって下してはならない。脈は弦弱である。本方の証は胃実であるので，急いでこれを攻め下すべきである。脈は沈実である。

芍薬（赤）：本方の芍薬は，裏を和すとともに血中の熱を瀉す，苦酸で涼性の赤芍薬を
　　　　　　用いるほうがよい。（白芍薬は補脾止痛，赤芍薬は瀉脾止痛）

大黄：大苦大寒。実熱を瀉し積滞を下す。太陰病であるが，邪が一部陽明腑にもかかっ
　　　ているものを大黄で瀉下する。したがって大黄を用い過ぎないよう注意が必要で
　　　ある。

八綱分類

裏熱実証

臨床応用

比較的体力のない人で，腹部膨満し，腸内の停滞感あるいは腹痛などを伴い便秘する者の次の諸症：急性腸炎，過敏性腸症候群，常習性便秘，宿便，渋り腹。

類方鑑別

桂枝加芍薬湯：本方証と大体同様の症状を呈するが，脾虚である。脈は弦弱。裏急後重
　　　　　　　はなく，便秘があっても程度が強くない場合に用いる。（太陰病の腹痛）

小建中湯：本方より体力の低下した人で，便秘・下痢は一定でなく，腹痛が持続的で
　　　　　さらに強い場合もある。腹部軟弱か腹皮拘急がある。脈は弦。（虚労裏急）

大建中湯：体力が低下した人が冷えて腹痛を訴え，腹壁の緊張は弱いが，鼓腸があり，
　　　　　時に腸管の蠕動亢進が認められるような場合に用いる。（寒疝腹痛）

潤腸湯：主として老人や体力の低下した人で，弛緩性または痙攣性の便秘があるが，
　　　　腹直筋の緊張はない場合に用いる。（陰虚証で腸燥の便秘）

— 71 —

エキス製剤84番

大黄甘草湯（金匱要略）
だいおうかんぞうとう

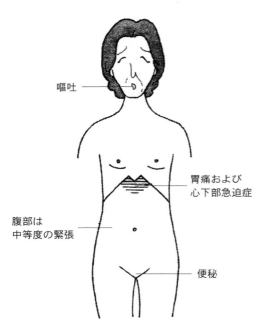

方意

調胃承気湯（p.66）から芒硝を去った処方内容である。便秘の基本方剤で，便秘のため嘔気がある者，あるいは食欲不振で食後嘔吐する者にも用いる。

病位は太陰と一部陽明で，虚実は錯雑している。

脈は沈で微緊あるいは沈遅。

舌は乾湿中間，時に白苔あり。

診断のポイント

①常習性の便秘
②食後に嘔気・嘔吐がある

原典

食已リテ即チ吐ス者ハ大黄甘草湯之ヲ主ル。（『金匱要略』嘔吐噦下利病篇）

処方

ダイオウ（大黄）……………………4.0 g　　カンゾウ（甘草）……………………2.0 g

4. 瀉下剤　　**大黄甘草湯**

構成

君薬　　臣薬

大黄 ── 甘草

方義

大黄：大苦大寒。瀉下通便の働きが強い。

甘草：甘平。諸薬の働きを調和する。緩急止痛，甘草は急迫を徐し，鎮痙作用を有し，
　　　大黄によって生じる大腸の痙攣を緩和し，激しい瀉下作用を緩和する。一方で，
　　　腸管内の水分を保持して大黄の瀉下作用の効果を高める。

八綱分類

裏熱実証

臨床応用

便秘

類方鑑別

調胃承気湯：本方に芒硝を加えた処方。本方よりもより実証の人の常習性あるいは急性
　　　　　　の便秘で，腹痛や腹部膨満感を伴う者に用いる。(陽明腑病)

桃核承気湯：実証で，瘀血と便秘を伴う者に用いる。赤ら顔で，月経不順・月経困難等
　　　　　　を伴い，のぼせや頭痛，不眠等の精神症状や少腹急結の腹証がある者。
　　　　　　(下焦蓄血)

潤腸湯：虚実錯雑証から虚証の人，特に老人の便秘で皮膚の乾燥傾向 (陰虚証) が
　　　　あり，乾燥した硬便により便秘する者に用いる。(陰虚便燥結)

麻子仁丸：潤腸湯の証に似るが，大便秘結の程度はより軽度である。(脾約)

エキス製剤 126 番

麻子仁丸（傷寒論・金匱要略）
（脾約円）

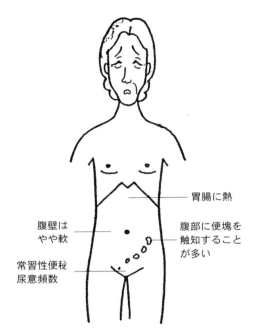

- 胃腸に熱
- 腹壁はやや軟
- 腹部に便塊を触知することが多い
- 常習性便秘 尿意頻数

方意

虚証の弛緩性便秘に用いる。体液欠乏と胃腸の燥熱による大便燥結がある者。（脾陰虚証）

病位は陽明。陽明病で，胃の陽気が旺盛で，脾の陰血が虚して，胃に津液をめぐらせることができなくなった「脾約」という状態である。

脈は沈弱あるいは細。
舌は紅やや乾燥，無苔。

診断のポイント

① 虚証で，やや水分欠乏
② 常習性便秘
③ 腹壁軟弱，よく便塊を触知

原典

趺陽ノ脈浮ニシテ濇，浮ハ則チ胃気強ク，濇ハ則チ小便数，浮濇相搏テバ，大便則チ鞭（堅）シ，其レ脾約ト為ス，麻子仁丸之ヲ主ル。（『傷寒論』陽明病篇，『金匱要略』五藏風寒積聚病篇）

処方

ダイオウ（大黄）……………… 4.0 g	コウボク（厚朴）……………… 2.0 g
キジツ（枳実）………………… 2.0 g	シャクヤク（芍薬）…………… 2.0 g
キョウニン（杏仁）…………… 2.0 g	マシニン（麻子仁）…………… 5.0 g

註）これら諸薬をすりつぶし，蜂蜜を加えて丸剤とする。煎剤として用いるときは吸収が緩徐になるように適量の甘草を加えるとよい。

4. 瀉下剤　　麻子仁丸

構成

君薬　　　臣薬　　　佐薬　　　使薬

麻子仁 ── 杏仁 ┌ 枳実 ┐┌ 大黄　　　許宏『金鏡内台方議』に拠る。
　　　　　　　└ 厚朴 ┘└ 芍薬　　　成無己『傷寒明理薬方論』も同じ。

方義

　小承気湯（大黄・枳実・厚朴）に，麻子仁・杏仁・芍薬を加味した方である。

麻子仁：甘平。脾を緩め燥を潤す。（潤腸作用）。
枳実：苦酸微寒。胃腸の実熱を瀉す。枳実＋厚朴は気滞による食物の滞りと腹満を治す。
杏仁：辛苦甘温。燥を潤し，大腸の気秘を通ず。
厚朴：辛苦温。よく実満を瀉す。胃気をめぐらせる。
芍薬：酸苦微寒。血を補い，中を緩め痛を止む。腸の働きをよくする。（白芍薬を用いる）
大黄：大苦大寒。瀉下通便の作用。腸燥便秘では麻子仁・杏仁等の潤燥薬を補助する。

　全体としては瀉下剤と潤腸剤の配合により緩下に働く方剤になっている。
　症状に応じ，服用量を加減して頓服剤として用いたり，常用してもよい。

八綱分類

　裏熱虚証

臨床応用

　便秘

類方鑑別

潤腸湯：体力中等度あるいはやや低下した人の便秘で，本方証に比べて大便乾固の程度
　　　　がより強く，皮膚の乾燥傾向も認められる場合に用いる。（陰虚内熱の便秘）
桂枝加芍薬大黄湯：体力中等度の人を中心に，腹痛・腹部膨満感があり，腹部には弾力
　　　　　　　　　感がある場合（胃実の証）に用いる。（太陰病で一部陽明病にかかる）
大黄甘草湯：体力中等度の人を中心に，あまり重症でない便秘の人に用いる。（緩下剤）

— 75 —

エキス製剤 51 番

潤腸湯（万病回春）
（じゅんちょうとう）

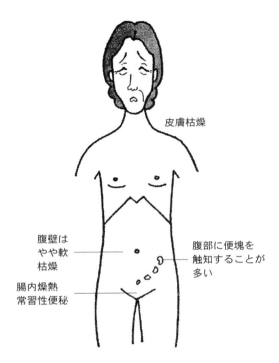

方意

虚証の弛緩性便秘に用いる。腸内に燥熱と体液枯燥がある者，すなわち陰虚証の便秘である。**麻子仁丸**（p.74）に補血と滋陰と潤腸の薬味を加えた処方である。

病位は陽明（胃と大腸）。

脈は沈細で数。

舌は紅く乾燥，微白苔をみる。

診断のポイント

① 皮膚は乾燥しカサカサ傾向
② 常習性便秘
③ 腹壁軟弱でよく便塊を触知

原典

潤腸湯，大便閉結シテ通ゼザルヲ治ス。（『万病回春』巻之四・大便閉）

処方

ジオウ（地黄） ･･････････ 6.0 g	コウボク（厚朴） ･･････････ 2.0 g
トウキ（当帰） ･･････････ 3.0 g	ダイオウ（大黄） ･･････････ 2.0 g
オウゴン（黄芩） ･･････････ 2.0 g	トウニン（桃仁） ･･････････ 2.0 g
キコク（枳殻） ･･････････ 2.0 g	カンゾウ（甘草） ･･････････ 1.5 g
キョウニン（杏仁） ･･････････ 2.0 g	マシニン（麻子仁） ･･････････ 2.0 g

註）本来は地黄は熟地黄と乾地黄を半々ずつ用いるようになっている。

4. 瀉下剤　潤腸湯

構成

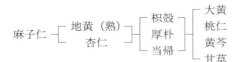

本方は『傷寒論』『金匱要略』の麻子仁丸より芍薬を去り枳殻に替え、当帰・地黄・桃仁・黄芩・甘草を加えた処方と考えられる。

方義

麻子仁：甘平。脾を緩め，燥を潤す。（潤腸作用）
杏仁：辛苦甘温。燥を潤し，大腸の気秘を通ず。
地黄（熟）：甘微温。腎水を滋し真陰を補う。滋養強壮作用と滋潤作用。原典では補血の熟地黄と滋陰涼血の乾地黄を等分に入れている。
枳殻：苦酸微寒。気を破り痰をめぐらせる。胃を開き脾を健にする。
　　　枳実は胸膈を利し，枳殻は胃腸を寛にする。
厚朴：辛苦温。よく実満を瀉す。胃の気をめぐらせる。腸管の蠕動を促進する。
当帰：辛甘温。血中の気薬とされる。血を補い内寒を散じ，燥を潤し，腸を滑らかにすることで便通を助ける。
大黄：苦寒。瀉下通便作用。麻子仁・杏仁・当帰・桃仁が腸を潤し，大黄で便通をつける。
桃仁：苦甘平。破血により瘀血を治す作用とともに，燥を潤す働きがあり潤腸通便の作用を有す。
黄芩：苦寒。清熱解毒。陰虚により生ずる虚熱を涼す。
甘草：甘平。諸薬を調和し，便通薬が急激に働き過ぎるのを緩和する。

八綱分類

裏熱虚証

臨床応用

便秘

類方鑑別

麻子仁丸：本方の証に似ているが，大便秘結の程度がより軽症の場合に用いる。（脾約）
桂枝加芍薬大黄湯：体力がやや衰えて，他の瀉下剤を用いてもしばしば腹痛を伴い，大便が気持ちよく通じない場合に用いる。（太陰病で一部陽明病にかかる）
調胃承気湯：体力が充実していて，腹部に弾力がある場合に用いる。（陽明腑証の初期）
大黄甘草湯：体力中等度を中心に，あまり重症でない便秘に幅広く用いる。（緩下剤）

メモ

5．清熱剤

　清熱剤とは，熱証を治療する方剤である。

　熱証には大きく分けて実熱証と虚熱証とがある。

　実熱証は，おもに病邪が熱に変化した病態である。邪熱が表にあるときは発汗によって解し，裏で実熱が盛んになれば攻下によって瀉熱する。しかし，表で発汗しても熱が除かれない場合，あるいは裏熱が盛んであっても未だ結実はしていないときは，清熱瀉火の方剤を用いて直接その熱を排除あるいは清解する。

　虚熱証は，陰虚によって熱を発する場合で，脱水や栄養不良によって，津液を消耗することで内熱が発生する証である。

　清熱剤の投与にあたっては，熱の虚実とともに真仮を見きわめることが大切である。真熱仮寒の証には清熱剤を用いるべきであるが，もし真寒仮熱の証であれば，本態は強い虚寒証なのに外見は逆に熱証のように見えるだけなので，清熱剤は禁忌で逆に温裏補陽剤を投与しなくてはならない。

　熱証があれば，一般に舌質は紅色で，脈は数となる。

清実熱剤

　白虎加人参湯，竜胆瀉肝湯，三黄瀉心湯，黄連解毒湯，温清飲，荊芥連翹湯，柴胡清肝湯，桔梗湯，清肺湯，排膿散及湯，辛夷清肺湯，清上防風湯，十味敗毒湯，消風散，治頭瘡一方，乙字湯，立効散，茵蔯蒿湯，茵蔯五苓散，五淋散，猪苓湯。

清虚熱剤

　三物黄芩湯，清心蓮子飲。

エキス製剤 34 番

白虎加人参湯（傷寒論・金匱要略）
（びゃっこかにんじんとう）

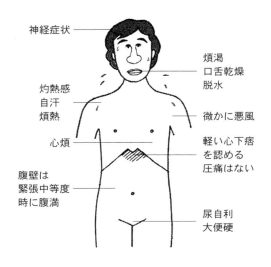

方意

内外とも熱盛で，全身が熱く，発汗して煩渇し，脱水した結果，気と津液も欠乏して，倦怠感と背中に寒けを感じる者は，陽明経の盛熱を治す**白虎湯**に，益気生津の人参1味を加えた本方で主治する。

臨床の現場では，白虎湯の証より本方証のほうが多く見られる。

病位は陽明経病，裏熱実証。

脈は洪大。

舌は乾燥，白苔か黄苔。

診断のポイント

① 口渇・多汗・尿自利
② 脈洪大
③ 皮膚灼熱感・脱水・軽い寒気

原典

桂枝湯ヲ服シ，大イニ汗出デテ後，大イニ煩渇シテ解セズ，脈洪大ノ者ハ，白虎加人参湯之ヲ主ル。（『傷寒論』太陽病上篇）

傷寒大熱無ク，口燥渇シ，心煩シ，背微カニ悪寒スル者ハ白虎加人参湯之ヲ主ル。（同・太陽病下篇）

傷寒脈浮，発熱無汗ハ，其ノ表解セズ，白虎湯ヲ与ウベカラズ。渇シテ水ヲ飲マント欲シ，表証無キ者ハ白虎加人参湯之ヲ主ル。（同）

太陽ノ中熱ハ，暍是也，汗出デテ悪寒シ身熱シテ渇ス，白虎加人参湯之ヲ主ル。（『金匱要略』痙湿暍病篇）

処方

セッコウ（石膏）……15.0 g	カンゾウ（甘草）……2.0 g
チモ（知母）……5.0 g	コウベイ（粳米）……8.0 g
ニンジン（人参）……3.0 g	

5. 清熱剤　　白虎加人参湯

構成

君薬　　臣薬　　佐薬　　使薬

知母 — 石膏 — 人参 ┬ 甘草
　　　　　　　　　└ 粳米

　この君臣佐使は白虎湯に関するもので，成無己の『傷寒明理薬方論』および汪昂の『医方集解』に拠る。許宏『金鏡内台方議』も，君は知母，臣は石膏，佐使は甘草・粳米としている。しかし，柯韻伯『名医方論』その他は，石膏を君，知母を臣としている。
　常識的に考えて，気分の熱を清す石膏が君薬であるようにも思われるが，陽気と津液が不足するこの段階に至っては，清虚熱・滋陰の知母を主薬と考えるべきであろうか。

方義

知母：辛苦寒。傷寒の煩熱・燥渇を治す。（瀉火・補水・潤燥）
石膏：辛甘寒。気分の熱を清すとともに津液を生じ口渇を止める。
　　　（瀉火・解肌）
甘草・粳米：甘平。胃を保護。益気，止渇。粳米は石膏を懸濁液
　　　　　　として，沈澱するのを防ぐ。

白虎湯

人参：甘苦微温。陽気を補い，津液を生じ煩渇を除く。（補気・生津・止渇）

　本方証は白虎湯証の熱盛の後，陽気と津液が損傷されたものであるから，白虎湯に補気生津の人参1味を加える。

　温病では白虎湯と本方は，気分にある熱を清する処方の代表とされている。

八綱分類

　裏熱実証

臨床応用

　のどの渇きとほてりのある者。顕著な熱感と強い口渇，時にゾクッと寒気を感じる症状を訴える諸症。熱病で体が熱く，口渇を伴う者。軽症から中程度の熱中症。糖尿病で口渇が著しい者。

類方鑑別

白虎湯：悪寒はなく，煩熱・口渇・発汗だけが著しい。脈は浮滑あるいは滑数。
五苓散：口渇・発汗・尿不利および水逆の証。
八味地黄丸：軽度の口渇，尿異常（尿不利あるいは頻尿），小腹不仁，足腰の脱力や
　　　　　　冷えがある。脈沈微。
温清飲：体力は中等度で，体に熱感はあるが，発汗や口渇はない。皮膚は乾燥。

エキス製剤 76 番

竜胆瀉肝湯 (薛氏十六種)
りゅうたんしゃかんとう

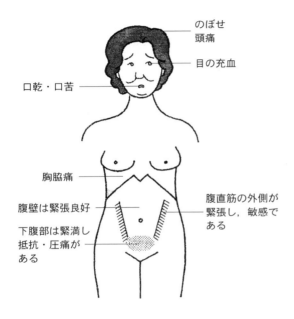

方意

　肝経の実火と湿熱を瀉す目的で作られた方剤である。下焦の諸炎症で，充血・腫脹・疼痛を伴う者に用いられる。

　病位は肝・胆（足の厥陰・少陽）。

　脈は弦数。あるいは沈滑。

　舌は乾燥し，辺縁紅紫。黄膩苔。

診断のポイント

① 下焦の湿熱（下腹部の緊満・抵抗・圧痛，小便淋瀝混濁）
② 肝火の上炎（脇痛・口苦・目の充血）
③ 腹証は腹直筋の外側の緊張過敏（肝経の症状）

原典

　肝経ノ湿熱，或イハ嚢癰，便毒，下疳，懸癰，腹痛，焮クガ如ク作シ，小便渋滞，或イハ婦人陰癢，痒痛，男子陽挺腫脹，或イハ膿水ヲ出スヲ治ス。（『薛氏十六種』下疳門）

処方

ジオウ（地黄）‥‥‥‥‥‥‥‥‥5.0 g	タクシャ（沢瀉）‥‥‥‥‥‥‥‥3.0 g
トウキ（当帰）‥‥‥‥‥‥‥‥‥5.0 g	カンゾウ（甘草）‥‥‥‥‥‥‥‥1.0 g
モクツウ（木通）‥‥‥‥‥‥‥‥5.0 g	サンシシ（山梔子）‥‥‥‥‥‥‥1.0 g
オウゴン（黄芩）‥‥‥‥‥‥‥‥3.0 g	リュウタン（竜胆）‥‥‥‥‥‥‥1.0 g
シャゼンシ（車前子）‥‥‥‥‥‥3.0 g	

註）竜胆瀉肝湯の原作者については諸説あり，確定されておらず，諸家により処方内容が少しずつ異なる。本項の竜胆瀉肝湯は薛氏の処方のなかの一つである。

5. 清熱剤　　竜胆瀉肝湯

構成

君薬	臣薬	佐薬	使薬

竜胆 ─┬ 黄芩 ─┬ 車前子・沢瀉 ─┬ 当帰
　　　└ 山梔子 　└ 木通・地黄（乾）　└ 甘草

汪昂『医方集解』の竜胆瀉肝湯は，柴胡が臣薬に入っている。

方義

竜胆：大苦大寒。肝胆の実火を瀉す。下焦の湿熱を除く。
黄芩：苦寒。火を瀉し，湿を燥す。
山梔子：苦寒。心・肺・三焦の火を瀉す。┘黄芩＋山梔子で肺と三焦の熱を清す。
沢瀉：甘微鹹。小便を利し，腎経の湿を瀉す。
車前子：甘寒。利水瀉熱。
木通：苦寒。行水瀉火。┘車前子＋木通で小腸・膀胱の湿を瀉す。
当帰：甘辛温。補血調経。
地黄（乾）：甘苦寒。滋陰清熱（少陰腎・厥陰肝経に入る）┘当帰＋乾地黄で血を養い肝を補う。
甘草：甘平。中を緩くし，胃を障害しないようにする（苦寒の薬味が多いので胃が障害されやすい）。諸薬を調和する。

　『医宗金鑑』の竜胆瀉肝湯には少量の柴胡が配合されているが，柴胡は肝気を上昇させるので薛氏の処方では除いてある。しかし肝の疏泄をはかるという本方の方意より考えると，当然柴胡は加えるべきである。

八綱分類

　裏熱実証

臨床応用

　比較的体力があり，下腹部の筋肉が緊張する傾向がある者の次の諸症：排尿痛・残尿感・尿の濁りなどを伴う膀胱炎や腎盂炎，帯下。のぼせや頭痛に排尿異常を伴う高血圧症。

類方鑑別

猪苓湯：泌尿器の症状は本方証によく似ているが，生殖器の症状を伴うことはなく，体力中等度の人の場合に用いる。（下焦水熱互結）
五淋散：体力中等度の人で，やや体質が虚弱で，冷え症の傾向があり，膀胱刺激症状が慢性に経過する場合に用いる。（熱淋）
清心蓮子飲：比較的体力の低下した人で，胃腸虚弱・冷え症・神経過敏の傾向がある場合に用いる。（心腎不交・気陰両虚と心火旺）
八味地黄丸：口渇・排尿異常以外にも，全身倦怠感・足腰の冷えや脱力を訴え，下腹部が上腹部に比して軟弱な場合に用いる。（腎陽虚・小腹不仁の腹証）
牛車腎気丸：尿量減少・浮腫が八味地黄丸証より顕著で，全身倦怠感・腰部の冷えや脱力をやや強く訴える場合に用いる。（腎陽虚と水飲停滞）

— 83 —

エキス製剤113番

三黄瀉心湯（金匱要略）
（さんおうしゃしんとう）
（瀉心湯）

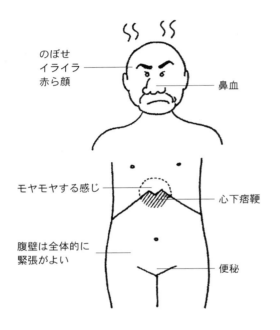

方意

瀉心湯類中，最も実証向けの薬方である。三焦の実火（実熱・熱盛）を清す。便秘を伴うので，同時に瀉下効果により実熱を排泄する。**黄連解毒湯**（p.86）証よりさらに実証である。

病位は陽明と少陽（胃と三焦）。

脈は有力な実脈で力があり，時に滑脈。

舌は紅，やや乾燥した厚い黄苔を見ることが多い。

診断のポイント

① 充血（のぼせ・イライラ・出血傾向）
② 胸・心窩部の痞え（心中煩悸）
③ 便秘

原典

心気不足ノ吐血，衄血ハ瀉心湯之ヲ主ル。（『金匱要略』驚悸吐衄下血胸満瘀血病篇）

註）「心気不足」は『備急千金要方』の記載に従って「心気不定」と改めるべきであるというのが後世の多数の意見となっている。

処方

オウゴン（黄芩）……………… 3.0 g
ダイオウ（大黄）……………… 3.0 g
オウレン（黄連）……………… 2.0 g

5. 清熱剤　　三黄瀉心湯

構成

君薬　　臣薬　　佐使薬

黄連 ── 黄芩 ── 大黄

方義

黄連：苦寒。清熱瀉火，燥湿。肝を鎮め血を涼し，　┐　黄連＋黄芩で心火を瀉す（瀉心）
　　　鬱を開き煩を除く。消炎・解毒・鎮静作用。　│　とともに，清熱涼血・止血・
黄芩：苦寒。中焦の実火を瀉し，脾の湿熱を燥す。　┘　解毒作用が強化される。
大黄：苦寒。血分の実熱を瀉し，有形の積滞を下す。黄芩は使となす。（互いに働きを
　　　強め合う）

　本方証は血熱妄行と胃実熱の証候を併せもつ証である。本方は黄連解毒湯とともに実熱に対する基本処方であるが，黄連解毒湯は利尿効果に優れ，本方は清熱作用とともに瀉下効果により火邪をさらによく排泄する。

八綱分類

　裏熱実証

臨床応用

　比較的体力があり，のぼせ気味で，顔面紅潮し，精神不安で，便秘の傾向のある者の次の諸症：高血圧の随伴症状（のぼせ・肩こり・耳鳴り・頭重・不眠・不安など），鼻血，痔出血，便秘，更年期障害，血の道症。

類方鑑別

黄連解毒湯：体力は中等度以上で，本方証に似ているが，湿熱が三焦に停留していて，
　　　　　　尿不利はあるが，便秘の傾向はない場合に用いる。
桃核承気湯：比較的体力がある人で，のぼせ気味で便秘の傾向があり，下腹部に自発
　　　　　　痛・抵抗・圧痛があり，女性ではさらに月経不順・月経困難などを伴う
　　　　　　場合に用いる。（瘀血，少腹急結の腹証）
柴胡加竜骨牡蛎湯：比較的体力のある人が，頭痛，不安・不眠などの精神神経症状を
　　　　　　　　　訴え，季肋部の抵抗・圧痛（胸脇苦満）と臍傍部で腹部大動脈の
　　　　　　　　　拍動亢進を見る場合に用いる。（肝気鬱結と煩驚）

— 85 —

黄連解毒湯 (外台秘要方)
（おうれんげどくとう）

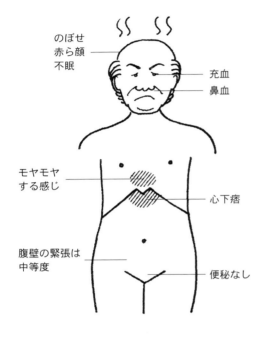

方意

三焦の実熱によって起こる炎症と充血を伴った諸症を治す基本処方である。黄連・黄芩を含み，瀉心湯の範疇に入る。

割合に体力があり，総じて赤ら顔・のぼせ症・時に出血傾向（鼻血など）があり，気分がイライラして落ち着かず，胃や胸の辺りにモヤモヤとした痞えがあるような病人を目標に用いる。

病位は三焦。
脈は数で力のある脈，あるいは滑数。
舌は紅で黄苔をみる。

診断のポイント

① イライラ・不眠
② 胸からみぞおちにかけての痞え（心下痞・心中煩悸）
③ のぼせ症（耳鳴・頭痛・鼻血）

原典

若シ胃中燥屎アレバ人ヲシテ錯語セシム。正熱盛ンナルモ亦タ人ヲシテ錯語セシム。若シ秘シテ錯語スル者ハ，宜シク承気湯ヲ服スベシ。通利シテ錯語スル者ハ四味黄連除熱湯ヲ服下スルガ宜シ。

前ノ軍督護劉車ナル者，時疫ヲ得テ三日已ニ汗シテ解ス。因リテ酒ヲ飲ミ復タ劇ス。煩悶嘔ニ苦シミ，口燥キ呻吟シ，錯語シテ臥スルヲ得ズ。余思イテ此ノ黄連解毒湯方ヲ作ル，一服シテ目明ラカニ，再服シテ粥ヲ進ム，此レニ於テ漸ク差ユ。余以テ凡ソ大熱盛ンニ煩嘔呻吟錯語シテ眠ルヲ得ザルヲ療スルニ皆佳シ。諸人ニ語リ伝エ，之ヲ用ウルニ亦タ効アリ。此レ直チニ熱毒ヲ解シ，酷熱ヲ除キ，必ズシモ飲酒シテ劇シキ者ニ非ズ。此ノ湯ヲ療シテ五日神効アリ。猪肉冷水ヲ忌ム。（『外台秘要』巻之一・引崔氏方）

註）本方の起源は，『外台秘要方』が崔氏の方より引用として以来，後世では『外台秘要方』説を採っている。本方の処方内容が最も早く見られるのは『肘後備急方』（晋・葛洪）であるが，そこには黄連解毒湯という処方名はない。

5. 清熱剤　黄連解毒湯

処方

オウレン（黄連）……………………2.0 g

オウバク（黄柏）…………………………1.0 g

オウゴン（黄芩）……………………3.0 g

サンシシ（山梔子）…………………2.0 g

構成

| 君薬 | 臣薬 | 佐薬 | 使薬 |

黄連 —— 黄芩 —— 黄柏 —— 山梔子

本方は熱毒が三焦に壅盛する者を瀉す。毒はすなわち火邪である。心は火に属す。故に火を瀉すには，必ず心を清す必要がある。したがって，清心瀉火の黄連が君薬である。

方義

黄連：苦寒。心・胃・肝・胆の熱を冷ます。
「脾火ヲ中焦ニ瀉ス」

黄芩：苦寒。心，肺，大・小腸の熱を冷ます。
「肺火ヲ上焦ニ瀉ス」

黄連＋黄芩で
清熱涼血・止血作用が強まる。

黄柏：苦寒，微辛。腎・膀胱の熱を冷ます。「腎火ヲ下焦ニ瀉ス」

山梔子：苦寒。心・肝・肺・腎の熱を冷ます。「通ジテ三焦ノ火ヲ瀉シ，膀胱ヨリ出ス」
（汪昂『医方集解』）

「三焦ノ積熱，邪火妄行スルガ故ニ用ウ」と『医方集解』にあるとおり，三焦の実火に対する基本処方である。温病では三焦に湿熱が停溜するときに本方を用いる。本方に用いられている薬味はすべて苦寒で，消炎解毒の作用を有するものばかりである。その効能は陽を抑えて陰を扶け，火を瀉す。

八綱分類

裏熱実証

臨床応用

比較的体力があり，のぼせ気味で顔色が赤く，イライラする傾向のある者の次の諸症：吐血，喀血，下血，脳出血，高血圧，心悸亢進，ノイローゼ，皮膚瘙痒症，胃炎。

類方鑑別

三黄瀉心湯：本方と同じく三焦の実火に対する基本処方であるが，瀉下効果に優れているので便秘が強いときに用いる。（血熱＋胃実）

大承気湯：潮熱・宿便燥屎・腹満があり，時に精神症状を現す者に用いる。（陽明腑証）

白虎加人参湯：発熱・発汗・煩渇・脱水があり，内外ともに熱が盛んで，津液が損傷して欠乏し，若干陽気も不足した状態のときに用いる。（陽明経証・内外倶熱盛）

— 87 —

エキス製剤57番

温清飲（万病回春）
（四物湯 合 黄連解毒湯）

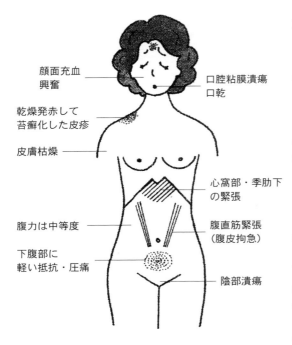

方意

本方は血虚と血熱が同時にある病態に対する基本処方であり，**四物湯**（p.170）と**黄連解毒湯**（p.86）の合方である。

四物湯による温補と血行促進の作用と，黄連解毒湯による消炎および血熱を冷やす働きが調和し，独特微妙な作用を現す。

病位は少陽（三焦）と厥陰（肝）で，虚実は錯雑。

脈は細数。

舌質はやや乾燥して紅色を帯び，舌苔は白色かやや黄色。

診断のポイント

① 皮膚枯燥・口乾
② 血熱性皮疹・口腔粘膜あるいは陰部の潰瘍
③ 心下痞鞕，下腹部の軽い抵抗・圧痛

原典

婦人経脈住マズ，或イハ豆汁ノ如ク，五色相雑エ，面色萎黄，臍腹刺痛，寒熱往来シ，崩漏止マザルヲ治ス。（『万病回春』巻之六・血崩）

註）原典では方名が「温清散」となっている。

処方

ジオウ（地黄）……………3.0 g	オウゴン（黄芩）……………3.0 g
シャクヤク（芍薬）…………3.0 g	オウバク（黄柏）……………1.5 g
センキュウ（川芎）…………3.0 g	オウレン（黄連）……………1.5 g
トウキ（当帰）………………3.0 g	シシ（梔子）…………………2.0 g

5. 清熱剤　温清飲

構成

四物湯と黄連解毒湯が等量で合方されると，君臣佐使は左記のようになるであろう。しかし本方は症状により四物湯と黄連解毒湯の混合比率は自在に変えて用いられるので，その際は君臣佐使も変わってくる。

君薬	臣薬	佐薬	使薬

当帰 ┐　地黄（熟）┐　芍薬（白）┐　川芎
黄連 ┘　　黄芩　　┘　　黄柏　　┘　　梔子

方義

当帰：辛甘温。血を生じ血を養う。心と脾に入る。
地黄（熟）：甘温。肝と腎を補う。陰を滋養し血を補う。
芍薬（白）：酸苦微寒。肝と脾に入り，陰を収斂させる。
　　　　　血脈を和し血流を良くする。
川芎：辛温。肝と心に入り，気血をよくめぐらせる。

　四物湯
　血を生じ，血燥を潤し，血流を良くする。すなわち血虚を改善する。

黄連：苦寒。肝を鎮め血を涼す。清熱瀉火，肝・心・脾に入る。
黄芩：苦寒。三焦（心，肺，大・小腸）の実火を瀉し，脾の湿熱を燥す。
黄柏：苦寒。腎・膀胱の熱を瀉す。
梔子：苦寒。心・肝・肺・腎の熱を冷ます。

　黄連解毒湯
　清涼解熱（消炎解毒）に働く。すなわち血熱を治す。

　本方証は血熱が久しく持続したために血を消耗して血虚を生じたものである。
　全体として血虚と血熱を共に改善する。『万病回春』にいう「稍久シク虚熱ニ属スル者ハ，宜シク血ヲ養イテ火ヲ清スベシ」という方意に沿っている。

八綱分類

　裏熱虚証

臨床応用

　皮膚の色艶が悪く，同時にのぼせる者に用いる：月経不順，月経困難症，血の道症，更年期障害，神経症，アトピー性皮膚炎，ベーチェット病。

類方鑑別

黄連解毒湯：比較的体力の充実した人で，のぼせ・精神不安・出血傾向などがあるが，皮膚の栄養低下や乾燥傾向はない場合に用いる。（血熱妄行）
芎帰膠艾湯：比較的体力の低下した人で，出血が長引いて貧血症状を呈するが，のぼせ・皮膚症状などは伴わない場合に用いる。（血虚の出血）
桂枝茯苓丸：比較的体力の充実した人で，冷えのぼせ・月経異常・出血傾向などはあるが，皮膚の栄養低下はなく，下腹部に抵抗・圧痛がある場合に用いる。（標準的瘀血証）
十味敗毒湯：体力中等度の人の皮膚疾患で，発疹は散発性で，時に化膿を伴う炎症性皮疹の場合などに用いる。（風邪と湿熱の皮疹）
消風散：比較的体力の充実した人の頑固な皮疹で，分泌物があって痂皮を形成し，痒みが強い場合に用いる。（風湿熱の皮疹）

— 89 —

荊芥連翹湯（一貫堂創方）
けいがいれんぎょうとう

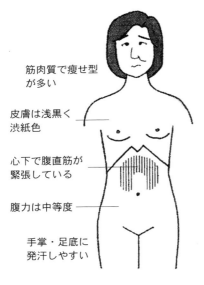

- 筋肉質で痩せ型が多い
- 皮膚は浅黒く渋紙色
- 心下で腹直筋が緊張している
- 腹力は中等度
- 手掌・足底に発汗しやすい

方意

本方は『万病回春』の荊芥連翹湯の加味方（加地黄・黄連・黄柏・薄荷）である。

一貫堂医学のいわゆる解毒症体質，または腺病体質を改善する薬方である。幼年期の**柴胡清肝湯**（p.92）証が青年期になると荊芥連翹湯証（本方証）となるが，青年期にこだわる必要はない。耳・鼻・咽喉・肺・皮膚の慢性炎症を目的とする。

病位は少陽（胆），少陰（腎）。

脈は細数。

舌は舌質紅，白苔あるいは黄苔あり。

診断のポイント

① 皮膚が浅黒い
② 筋肉質で腹直筋は緊張
③ 患部が化膿しやすい
④ 手掌や足蹠に脂汗をかく

原典

両耳腫痛スル者ハ腎経ニ風熱有ル也。（『万病回春』巻之五・耳病）
鼻淵ハ胆ヨリ熱脳ニ移ル也。（同・鼻病）

註）この方の本来の主治は原典の如くであったが，一貫堂創方の処方内容は原典のそれとは異なるものとなっている。現代では耳鼻の病に限らず，一貫堂医学でいう解毒症体質の改善薬として広く応用されている。清熱・和血・解毒の作用があって，青年期における腺病体質者に発する諸症に用いてよい。一般に皮膚浅黒く光沢を帯び，手足の裏に脂汗多く，脈腹ともに緊張あり，主として上焦に発した鼻炎・扁桃炎・中耳炎・上顎洞化膿症等に用いられる。（参考：矢数道明『漢方後世要方解説』より）

処方

オウゴン（黄芩）	1.5g	シャクヤク（芍薬）	1.5g
オウバク（黄柏）	1.5g	センキュウ（川芎）	1.5g
オウレン（黄連）	1.5g	トウキ（当帰）	1.5g
キキョウ（桔梗）	2.0g	ハッカ（薄荷）	1.5g
キコク（枳殻）	1.5g	ビャクシ（白芷）	2.0g
ケイガイ（荊芥）	1.5g	ボウフウ（防風）	1.5g
サイコ（柴胡）	2.0g	レンギョウ（連翹）	1.5g
サンシシ（山梔子）	1.5g	カンゾウ（甘草）	1.5g
ジオウ（地黄）	1.5g		

註）原典の鼻病と耳病では処方内容が一部異なっている。

5. 清熱剤　　荊芥連翹湯

構成

| 君薬 | 臣薬 | 佐薬 | 使薬 |

柴胡┐
黄芩┘─┬黄連─┬荊芥・連翹・防風・白芷─┬桔梗・川芎
　　　└当帰─┤地黄・芍薬　　　　　　　├枳殻・甘草
　　　　　　 └黄柏・山梔子・薄荷

　本方は**温清飲**（〈p.88〉黄連解毒湯合四物湯）に荊芥・連翹・防風・薄荷・枳殻・甘草・白芷・桔梗・柴胡を加えた処方で，君臣佐使は決め難い。また，本方は**柴胡清肝湯**（p.92）去牛蒡子・栝楼根，加荊芥・防風・白芷・枳殻でもある。

方義

温清飲（黄連・黄芩・山梔子・黄柏・地黄・当帰・芍薬・川芎）：
　清熱瀉火の**黄連解毒湯**（p.86）と，補血の基本方である**四物湯**（p.170）の合方であるから，血虚と血熱を併せもつ病態に対する基本処方として用いられる（**温清飲**の項〈p.88〉参照）。

柴胡：苦微寒。発表和裏，少陽・厥陰の邪熱を瀉す。半表半裏の邪を和解する。
荊芥：辛温。祛風熱，血分の風熱を除く効果がある。また，表にある風熱・風寒の邪を発散する。
連翹：苦微寒。解毒消瘡。「瘡家の要薬」といわれ，化膿症によく用いられる。体表部・上半身の病巣に適する。
防風：辛甘微温。祛風止痛・消瘡，薄荷と用いて発散排膿作用。黄連・荊芥とともに清熱。荊芥と相須の関係にある。
白芷：辛温。排膿消腫。また風寒湿の表証（表寒・発熱・頭痛・鼻閉等）を治す。
薄荷：辛涼。風熱を消散，止痒作用がある。
桔梗：苦辛微温。上焦の火を瀉す。祛痰，排膿消炎作用。薬効を上に引く。
枳殻：苦酸微寒。理気，胃腸の蠕動を調整して消化・吸収を促進する。
甘草：甘平。消炎作用。諸薬を調和，薬効を促進させる。

八綱分類

　裏熱虚証

臨床応用

　副鼻腔炎，慢性鼻炎，アレルギー性鼻炎，慢性扁桃炎，にきび，アトピー性皮膚炎。

類方鑑別

葛根湯：比較的体力のある人で，顔面・耳・上気道などに急性の炎症があり，項背部に凝りがある場合に用いる。
葛根湯加川芎辛夷：葛根湯を用いるべき症状が，特に鼻咽喉部を中心に慢性に移行した場合に用いる。
小柴胡湯加桔梗石膏：体力中等度の人で，季肋部に抵抗・圧痛を訴え（胸脇苦満），扁桃などに炎症のある場合に用いる。
柴胡清肝湯：比較的虚弱な小児で，神経質でイライラして怒りっぽく，リンパ節や扁桃などが腫れやすい体質に用いる。

— 91 —

エキス製剤 80 番

柴胡清肝湯（一貫堂創方）
（さいこせいかんとう）

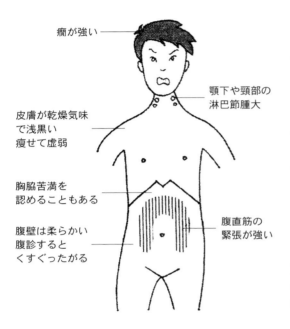

方意

　温清飲（p.88）に柴胡・薄荷・桔梗・連翹・牛蒡子・栝楼根・甘草を加えた薬方。

　肝・胆・三焦経（咽喉・頸部・耳に連絡）の風熱を治す。主として小児腺病質と呼ばれる虚弱体質の改善に用いられている。

　小児腺病質とは，脾虚で，肝気の鬱結により，偏食・神経質・発育不良（木乗土虚）を来すものである。

　病位は少陽。
　脈は弦。
　舌は紅，乾湿中間，黄苔。

診断のポイント

① 癇が強い・虚弱
② 頸部や顎下のリンパ節腫大（扁桃・アデノイド等）
③ 腹直筋が緊張し，敏感でくすぐったがる

主治

　本方は一貫堂医学でいう解毒証体質や，腺病性体質に用いるが，一貫堂医学では幼少年期には主として本方を，青年期には荊芥連翹湯を用いている（参考：『漢方診療医典』）。

処方

サイコ（柴胡）……………… 2.0 g	ジオウ（地黄）……………… 1.5 g
オウゴン（黄芩）…………… 1.5 g	シャクヤク（芍薬）………… 1.5 g
オウバク（黄柏）…………… 1.5 g	センキュウ（川芎）………… 1.5 g
オウレン（黄連）…………… 1.5 g	トウキ（当帰）……………… 1.5 g
カロコン（栝楼根）………… 1.5 g	ハッカ（薄荷）……………… 1.5 g
カンゾウ（甘草）…………… 1.5 g	レンギョウ（連翹）………… 1.5 g
キキョウ（桔梗）…………… 1.5 g	ゴボウシ（牛蒡子）………… 1.5 g
サンシシ（山梔子）………… 1.5 g	

5. 清熱剤　　柴胡清肝湯

構成

| 君薬 | 臣薬 | 佐薬 | 使薬 |

柴胡 ┐┬ 黄連 ┬ 連翹・薄荷・牛蒡子 ┬ 桔梗・川芎
黄芩 ┘└ 当帰 │ 地黄・芍薬 │ 甘草・栝楼根
　　　　　　　　　 黄柏・山梔子

方義

温清飲（黄連・黄芩・山梔子・黄柏・地黄・当帰・芍薬・川芎）：
　清熱瀉火の**黄連解毒湯**（p.86）と，補血活血の**四物湯**（p.170）との合方であり，血虚と血熱を併せもつ病態に対する基本処方である。

柴胡：苦微寒。発表，裏和，少陽・厥陰の邪熱を瀉す。　　　┐柴胡＋薄荷＋桔梗で
薄荷：辛涼。風熱を消散，止痒作用がある。　　　　　　　　│熱の放散を強める。
桔梗：苦辛微温。上焦の火を瀉す。祛痰，鎮咳。　　　　　　┘
牛蒡子：辛苦平。熱を瀉し，毒を消す。
連翹：苦微寒。解毒消瘡と瀉火散結の働きがあり，消炎作用とともにリンパ腺腫脹を消退させる。
栝楼根：甘微苦酸寒。清熱生津し，滋潤作用と排膿消腫の働きがある。
甘草：甘平。補中益気して，食欲不振や元気不足を改善。多くの薬味を含む方剤のなかで，互いに性質の異なる諸薬を調和させ，味を整え，服用しやすくする。

　本方は和解の作用が，**荊芥連翹湯**（p.90）は発表の作用が顕著である。

八綱分類

　裏熱虚証

臨床応用

　虚弱で痼の強い傾向のある小児の次の諸症：体質改善，神経症，慢性扁桃炎，湿疹，頸部リンパ節腫脹（いわゆる瘰癧），アデノイド。

類方鑑別

小柴胡湯：腹直筋の緊張（腹皮拘急）よりも，胸脇苦満の腹証が著明な場合に用いる。
小建中湯：身体が虚弱で腹壁の筋肉が薄く軟弱か，腹直筋の緊張が顕著で，腹が痛むような場合に用いる。（虚労裏急，腹皮拘急の腹証）
柴胡桂枝湯：腹直筋の緊張が強く，かつ胸脇苦満があり，しばしば腹痛を訴えるような場合に用いる。（心下支結の腹証）

— 93 —

桔梗湯(ききょうとう)(傷寒論・金匱要略)

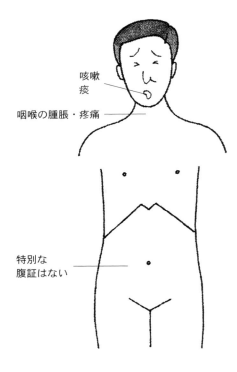

- 咳嗽 痰
- 咽喉の腫脹・疼痛
- 特別な腹証はない

方意

『傷寒論』では少陰病の咽痛に用いるようになっているが，一般には，本方は咽痛，喉頭痛，咳・痰などを伴う気道の炎症に広く用いられる基本処方とされ，他の剤に配合して用いられることも多い。発熱がなく，ただ咽の痛む者や咽の腫れる者にはこのまま用いるが，発熱があれば甘草を石膏に替えて**桔梗石膏**にして用いるほうがよい。

病位は少陰の熱化証で経病。

脈は本来は沈数であるべきだが，浮でも沈でも用いてよい（脈では決められない）。

舌は淡紅，白苔や微黄苔をみることあり。

診断のポイント

① 無熱
② 咽喉が腫れたり痛んだりする
③ 咳が出て膿様の痰が出る

原典

少陰病二三日，咽痛ム者ハ甘草湯ヲ与ウベシ。差エザレバ桔梗湯ヲ与ウ。(『傷寒論』少陰病篇)

欬シテ胸満シ，振寒シ脈数，咽乾ケド渇セズ，時ニ濁唾腥臭ヲ出シ，久久ナレバ米粥ノ如キ膿ヲ吐ス者ハ肺癰為リ，桔梗湯之ヲ主ル。(『金匱要略』肺痿肺癰欬嗽上気病篇)

処方

キキョウ（桔梗）·················· 2.0 g　　カンゾウ（甘草）·················· 3.0 g

5. 清熱剤　　桔梗湯

構成

君薬	臣佐薬

桔梗 ── 甘草（生）　　　　　　許宏『金鏡内台方議』に拠る。

方義

桔梗：苦辛微温。肺に入り熱を瀉す。寒邪を表に散ずる。消炎排膿作用がある。喉痹
　　　咽痛・肺癰乾咳・胸膈刺痛を治す。（鎮痛・鎮咳・祛痰作用）
　　　「諸薬ノ舟楫為リテ，之ニ載セテ上ニ浮カベテ，能ク苦泄峻下ノ剤ヲ引ク」と
　　　『本草備要』にあって，諸薬の効能を上に引き上げ，上半身にもってくる働きが
　　　ある。（引経薬）
甘草（生）：甘平。炙して用いれば脾胃の不足を補い，生で用いれば心火を瀉す。つまり
　　　　　　消炎解毒作用が強くなる。生甘草には消炎・解毒・抗アナフィラキシー・
　　　　　　祛痰・気管支平滑筋の鎮痙作用があり，桔梗の刺激性を緩和している。

　少陰経は咽および喉部に連なっているので，本方は，『傷寒論』では少陰経病の咽痛
を治す薬方とされている。しかし，『金匱要略』をはじめ，一般には，上気道の炎症性
疾患に対する基本処方として広く用いられている。

八綱分類

　裏熱虚証

臨床応用

　咽喉が腫れて痛む次の諸症：扁桃炎，扁桃周囲炎，気管支炎，肺炎，肺化膿症。

類方鑑別

葛根湯：太陽の傷寒で実証。発熱悪寒，咽喉部に炎症はあっても痛みは軽い。頭痛や
　　　　項背強痛し，時に胃痛・下痢。脈浮緊。
小柴胡湯加桔梗石膏：悪寒はなく，微熱。咽喉の炎症はあるが，疼痛はあまり顕著で
　　　　　　　　　　ない。胸脇苦満を認める。
荊芥連翹湯：咽喉頭部の慢性炎症。虚実錯雑証，やや陰虚証で，皮膚浅黒く，手足の
　　　　　　煩熱がある。腹直筋が全体に緊張している。
麻黄附子細辛湯：少陰の直中で，悪寒が強く，顔色が悪く，全身倦怠感がある者を治す。
　　　　　　　　脈が沈細。（陽虚，表裏両感証）

清肺湯（万病回春）
せいはいとう

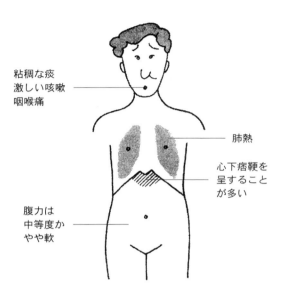

粘稠な痰
激しい咳嗽
咽喉痛

肺熱

心下痞鞕を呈することが多い

腹力は中等度かやや軟

方意

肺に熱があり，粘稠な痰が咽にからんで喀出できず，そのために激しい咳が続くようなときに用いられる。

肺熱に肺陰虚の証候を伴う場合の薬方である。

病位は脾と肺（太陰）。

脈は細数である。

舌は紅く，乾燥し，微黄苔をみる。

診断のポイント

① 粘っこい痰がからむ
② 激しい咳
③ 肺熱（虚実錯雑）

原典

痰嗽ハ，嗽動セバ便チ痰声アリ，痰出レバ嗽止マル是レ也。嗽シテ痰多キ者ハ是レ脾虚也。肺脹シテ嗽スル者ハ，嗽スレバ則チ喘満シテ気急也。

喘急シテ眠ルヲ得ザル者ハ治シ難シ，久シク嗽止マザレバ労ヲ成ス。若シ久シク嗽シテ声啞シ，或イハ喉瘡ヲ生ズル者ハ，是レ火肺金ヲ傷ル也。倶ニ之治シ難シ。若シ血気衰敗シ，声失音スル者モ亦タ治シ難シ。

清肺湯，一切ノ咳嗽，上焦ニ痰盛ンナルヲ治ス。（『万病回春』巻之二・咳嗽）

処方

トウキ（当帰）・・・・・・3.0 g	タイソウ（大棗）・・・・・・3.0 g
バクモンドウ（麦門冬）・・・・・・3.0 g	チンピ（陳皮）・・・・・・2.0 g
ブクリョウ（茯苓）・・・・・・3.0 g	カンゾウ（甘草）・・・・・・1.0 g
オウゴン（黄芩）・・・・・・2.0 g	ゴミシ（五味子）・・・・・・1.0 g
キキョウ（桔梗）・・・・・・2.0 g	ショウキョウ（生姜）・・・・・・1.0 g
キョウニン（杏仁）・・・・・・2.0 g	チクジョ（竹筎）・・・・・・2.0 g
サンシシ（山梔子）・・・・・・2.0 g	テンモンドウ（天門冬）・・・・・・2.0 g
ソウハクヒ（桑白皮）・・・・・・2.0 g	バイモ（貝母）・・・・・・2.0 g

註）原典では竹筎が配合されておらず，15味の構成になっている。

5. 清熱剤　　清肺湯

構成

君薬	臣薬	佐薬	使薬

黄芩　　┌天門冬┐　┌当帰・竹筎┐　┌陳皮・茯苓┐
山梔子┤麦門冬├┤貝母・杏仁├┤生姜・大棗├
　　　　└五味子┘　└桔梗・桑白皮┘　└　甘草　┘

本方を構成している薬味は複雑で込み入っており，君臣佐使は決め難い。

方義

黄芩
山梔子　┤胸中の熱を去る。鎮静・解熱・抗菌作用。

天門冬
麦門冬　┤肺を潤し肺熱を冷ます。消炎・祛痰鎮咳作用。
五味子　　麦門冬は肺陰と胃陰を，天門冬は肺陰と腎陰を滋す。

貝母
杏仁
桔梗　┤いずれも気道粘膜の分泌を抑制。
桑白皮　喀痰を潤し，気管の痙攣を止め，鎮咳祛痰作用を有す。
竹筎

当帰：血を潤す。補血強壮作用。

陳皮
茯苓　┤消化作用を促進，祛痰作用もある。
大棗　　茯苓にはさらに利尿・安神作用もある。
生姜

甘草：抗炎症作用。諸薬を調和，薬力を助ける。

　本方の働きは胸中の熱を冷ますのが主で，次に潤肺・祛痰・鎮咳で，潤血・利尿・消化促進は補助的なものである。すなわち，本治は清熱滋陰，標治は止咳祛痰である。

八綱分類

　裏熱虚証

臨床応用

　痰が多く出る咳：気管支炎，肺炎，気管支肺炎，気管支喘息。

類方鑑別

麦門冬湯：大逆上気，咽喉不利。咽喉の乾燥感と発作性の咳。胃陰虚による肺熱である。
小青竜湯：咳嗽は著しいが，痰は稀薄で切れやすい。（表寒と裏水）
麻杏甘石湯：実証，喘鳴と咳が主。口渇・発汗があるが，熱は出ない。（肺熱）
五虎湯：咳は本方証と同じ性質であるが，痰がからむ。口渇や発汗もある。（肺湿熱）
滋陰降火湯：陰虚証，肺腎陰虚による陰虚火旺の証が見られる。粘痰・咳とともにほてりがあり，皮膚は乾燥傾向。便秘の例が多い。

— 97 —

エキス製剤 122 番

排膿散及湯（吉益東洞経験方）
（排膿散 合 排膿湯）

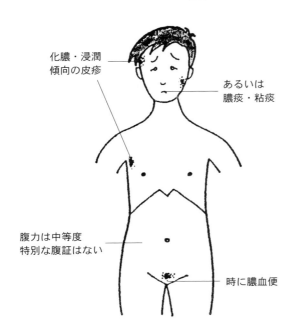

方意
疼痛を伴う化膿性の皮膚および口腔・咽喉などの腫物に対し，方名のとおり排膿の目的で用いられる。

病位は太陽と陽明の経証。
脈は浮数。
舌は淡紅，白〜微黄苔。

診断のポイント
①化膿性の腫れ物（炎症性浸潤が強い）
②体表の症状が主であるが，時に膿血便や膿痰
③特別の腹証はない

原典
排膿散（枳実・芍薬・桔梗）・排膿湯（甘草・桔梗・生姜・大棗）とも『金匱要略』瘡癰腸癰浸淫病篇に出ている処方であるが，処方だけがあって，証や使用目標の指示は特にない。

わが国では習慣的に両者を合方して排膿散及湯として体の内外を問わず消炎・排膿・消腫の目的に用いてきた。

処方
キキョウ（桔梗）　4.0 g	シャクヤク（芍薬）　3.0 g
カンゾウ（甘草）　3.0 g	タイソウ（大棗）　3.0 g
キジツ（枳実）　3.0 g	ショウキョウ（生姜）　1.0 g

5. 清熱剤　　排膿散及湯

構成

君薬　　臣薬　　　佐薬　　　使薬

桔梗 ── 枳実 ── 芍薬（赤）┬ 甘草
　　　　　　　　　　　　　├ 大棗
　　　　　　　　　　　　　└ 生姜

方義

桔梗：苦辛微温。排膿，祛痰，化膿防止。
枳実：苦微寒。破気，癥結を治す。硬結を治し，炎症性浸潤を去る働きがある。
芍薬（赤）：酸苦寒。血の凝滞を除き，炎症を緩和し，鎮痛する作用がある。
甘草・大棗：甘平（温）。急迫を緩和するとともに，消炎作用がある。
生姜：辛温。健脾益脾，嘔を止め，胃腸障害を予防する。また，皮膚の水腫を治す働きがある。

　全体として清熱・解毒・祛痰排膿の働きをもつ方剤である。

八綱分類

　表熱実証

臨床応用

　患部が発赤・腫脹して疼痛を伴う体表部の化膿症，瘍癤・面疔。その他内外の化膿性疾患。

類方鑑別

葛根湯：体力中等度以上の人の化膿の初期で，項背がこわばり，時に悪寒・発熱を伴う場合や赤みを帯びた発疹や表層性の紅斑に用いる。
十味敗毒湯：体力中等度の人の皮膚疾患で，滲出液が少なく，化膿巣が小さく，散発性で，時に軽度の季肋部の苦満感および抵抗・圧痛（胸脇苦満）を呈する場合に用いる。（膿疱形成初期）
清上防風湯：比較的体力のある人が，赤ら顔でのぼせの傾向があり，特に頭部・顔面に散在性の発赤・腫脹あるいは化膿巣を生じる場合に用いる。上半身によく効くが，下半身にはあまり効かない。（上焦の風湿熱証）
大黄牡丹皮湯：体力充実し，便秘をする人の腹腔内・下部尿路，あるいは肛門周囲などの化膿性・炎症性疾患で，患部が腫脹・疼痛し，熱のある場合に用いる。（腸癰）
十全大補湯：体力の低下した人，特に化膿巣が慢性化して衰弱した人が，羸痩・貧血・食欲不振などを呈し，皮膚の色艶が悪い場合に用いる。（血虚＋気虚）
黄耆建中湯：やや虚弱で，化膿や潰瘍が慢性化して，治り難い治癒遷延傾向がある人に用いる。

— 99 —

エキス製剤104番

辛夷清肺湯 (外科正宗)
しん い せいはいとう

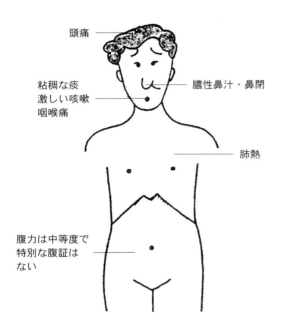

方意

肺に熱があり，粘稠な痰が咽にからんで，咳や咽痛を呈する。あるいは肺熱が上行し，鼻閉・膿性の鼻汁・頭痛・口渇などの症状を現すときに用いる。
　病位は手の太陰（肺）。
　脈は細数。
　舌は紅く乾燥，黄舌苔。

診断のポイント

① 粘っこい痰がからむ
② 鼻づまりや膿性の鼻汁，頭痛
③ 肺熱（虚実錯雑）

原典

　肺熱シテ鼻内瘜肉スルヲ治ス。初メ榴子ノ如ク，日後漸ク大トナリ，孔窮閉塞シ，気宣通セザル者ハ之ヲ服セ。(『外科正宗』巻之四・鼻痔第五十二。原名は辛夷清肺飲)

処方

セッコウ（石膏）……………… 5.0 g	ショウマ（升麻）……………… 1.0 g
バクモンドウ（麦門冬）……… 5.0 g	ビャクゴウ（百合）…………… 3.0 g
オウゴン（黄芩）……………… 3.0 g	シンイ（辛夷）………………… 2.0 g
サンシシ（山梔子）…………… 3.0 g	ビワヨウ（枇杷葉）…………… 2.0 g
チモ（知母）…………………… 3.0 g	

註）原典では甘草が配合されている。

5. 清熱剤　　辛夷清肺湯

構成

君薬　　臣薬　　　　　佐薬　　　　　使薬

黄芩 ┬─┬ 辛夷 ┬─┬ 山梔子・枇杷葉 ┬─┬ 升麻
　　　└─┤ 知母 └─┤ 麦門冬・百合 　└─┤ 石膏

方義

辛夷：辛温。上部の風熱を散ず。鼻淵（悪臭を放つ鼻汁）・鼻塞を主治する。通鼻・
　　　祛風解表，鼻閉を治し，膿性鼻汁を軽減させる。

黄芩：苦寒。消炎解毒作用，清熱燥湿の働きが強い。┐
知母：辛苦寒。陰虚を治し，肺を潤して清熱する　　├ 黄芩と知母は相須の関係で，肺熱を清し，咳を止める働きが強くなる。
　　　働きがある。清熱瀉火，生津。　　　　　　　┘

石膏：辛甘寒。大寒の薬，気分の熱を清し火を降す。発汗解肌，生津止渇。石膏＋知母
　　　は肺胃を清熱するとともに胃燥を潤す。

山梔子：苦寒。清熱瀉火の作用を有し，心・肺・三焦の邪熱を瀉す。

枇杷葉：苦平。肺気を粛清して止咳化痰する。また潤燥の働きがあり，肺熱による咳嗽
　　　　や痰に用いる。

麦門冬：甘微苦寒。潤肺止咳，生津。肺を潤し，煩を除き┐
　　　　熱を瀉し，痰を消し咳を止め，津を生ず。　　　├ 麦門冬と百合は相須の関係で，肺陰虚による咳を止める。
百合：甘微苦微寒。潤肺止咳，滋陰生津。　　　　　　　┘

升麻：甘辛微寒。風邪を表散し，火鬱を発す。「能ク陽気ヲ至陰ノ下ヨリ昇シ甘温ノ薬
　　　ヲ引キテ上行ス」（『本草備要』）引経薬である。

　本方証は，肺熱傷陰があり，虚火が上行して気管・咽頭・鼻腔・頭部の諸症状を引き
起こすものである。

八綱分類

　裏（表）熱虚（実）証

臨床応用

　慢性鼻炎・慢性副鼻腔炎などによる鼻づまりや濃い粘稠な鼻汁。

類方鑑別

葛根湯加川芎辛夷：体力中等度，あるいはそれ以上の人で，鼻閉・鼻漏は本方証と同様
　　　　　　　　　であるが，鼻汁が本方証ほど膿性ではなく，頭痛・頭重・項背部の
　　　　　　　　　こわばりなどの表証が顕著な場合に用いる。

荊芥連翹湯：体力中等度の人を中心に，副鼻腔・外耳・中耳・扁桃などの炎症が慢性化
　　　　　　した場合などに幅広く用いられる。一般に皮膚は浅黒く，腹部は腹直筋
　　　　　　が緊張していることが多い。

— 101 —

エキス製剤 58 番

清上防風湯（万病回春）
せいじょうぼうふうとう

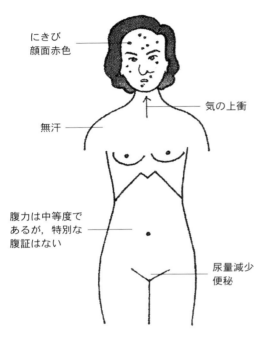

にきび
顔面赤色

気の上衝

無汗

腹力は中等度であるが，特別な腹証はない

尿量減少
便秘

方意

上焦，特に顔面に鬱滞した風熱を上半身から発表清解させる方剤である。症状は何らかの原因による上半身の皮疹や頭痛である。
　病位は太陽（表）と太陰（肺）。
　脈は浮数で，有力。
　舌は紅，乾湿中間で黄苔あり。

診断のポイント

①顔面が赤い
②先が尖り化膿したにきび
③便秘傾向

原典

　面瘡ヲ生ズルハ，上焦ノ火也。清上防風湯ハ上焦ノ火ヲ清シ，顔面瘡癤，風熱ノ毒ヲ生ズルヲ治ス。（『万病回春』巻之五・面病）

処方

オウゴン（黄芩）	2.5 g	レンギョウ（連翹）	2.5 g
キキョウ（桔梗）	2.5 g	オウレン（黄連）	1.0 g
サンシシ（山梔子）	2.5 g	カンゾウ（甘草）	1.0 g
センキュウ（川芎）	2.5 g	キコク（枳殻）	1.0 g
ボウフウ（防風）	2.5 g	ケイガイ（荊芥）	1.0 g
ビャクシ（白芷）	2.5 g	ハッカ（薄荷）	1.0 g

5. 清熱剤　清上防風湯

構成

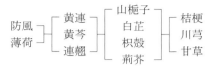

方義

黄連：苦寒。清熱解毒作用。消炎，抗菌，解熱，化膿抑制。　　　　　｝黄連＋黄芩＋山梔子
黄芩：苦寒。清熱解毒作用。皮膚化膿症の発熱・化膿を抑制。　　　　　が協力して強い消炎・
山梔子：苦寒。清熱解毒作用。癰疽疔癤を治す生薬である。　　　　　　抗菌作用を発揮する。
連翹：苦微寒。腫を消し，膿を排す。
桔梗：苦辛平。排膿。清熱剤の薬効を上部に引き上げる。　　　連翹＋桔梗＋防風＋
防風：辛甘微温。祛風，解表，止痛。　　　　　　　　　　　｝荊芥＋枳殻で
荊芥：辛温。祛風熱・消瘡，瘡家の要薬である。　　　　　　　　解熱・清熱・発散。
枳殻：苦微寒。排膿促進に働く。
薄荷：辛涼。発散作用あり，止痒・止痛作用がある。
川芎：辛温。上半身の血行を促進，白芷は使となす。　　　　　｝川芎＋白芷＋甘草で
白芷：辛温。排膿消腫。　　　　　　　　　　　　　　　　　　　諸薬を上部に作用させる
甘草：甘平。消炎，諸薬を調和する。　　　　　　　　　　　　　引経薬としても働く。

全体としては上焦の風熱を発散によって治す。

八綱分類

表熱実証

臨床応用

風熱性の顔面発疹，にきび，面疔，顔面湿疹。

類方鑑別

十味敗毒湯：体力中等度の人で，身体各部に発症する散発性で瘙痒感の強い皮膚疾患，あるいは化膿性皮疹の初期に用いる。（膿疱型の初期）
消風散：比較的体力の充実した人で，患部の湿潤と瘙痒感が顕著で，痂皮の形成と苔癬化があり，口渇を伴うような場合に用いる。（風湿熱毒の邪が体表に外犯）
葛根湯：比較的体力の充実した人で，多くは上半身に発し，発赤・腫脹・熱感・瘙痒感が強い急性発疹の場合に用いる。（太陽と陽明の合病で表熱）
荊芥連翹湯：体力中等度の人が，副鼻腔・外耳・扁桃などに炎症を起こしやすい，あるいは慢性化した皮膚疾患がある場合などに用いる。（肺陰虚が加わる）
治頭瘡一方：実証。おもに頭部・顔面部のびまん性化膿症に用いる。患部の滲出性傾向と痂皮形成が著しい。（顔面部・頭部の風湿熱性皮疹）

エキス製剤6番

十味敗毒湯（華岡青洲経験方）
（じゅうみはいどくとう）

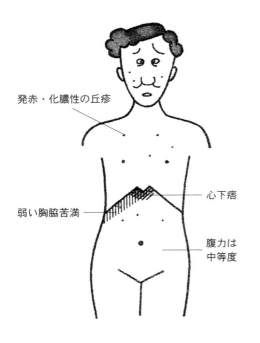

発赤・化膿性の丘疹
弱い胸脇苦満
心下痞
腹力は中等度

方意

虚実錯雑証で風湿熱による皮疹に対する方剤で，炎症・化膿傾向をもつ皮疹の初期に用いるとよい。名のとおり10種の薬味の組み合わせで，体表の毒を中和あるいは排泄させる薬方であり，皮膚疾患に広く応用される。証は**小柴胡湯**（p.24）証に似るが，腹証では胸脇苦満がそれほどはっきりしていない。

病位は少陽。
脈は浮で実または数。
舌は淡紅で，やや乾燥した白苔。

診断のポイント

① 化膿傾向をもつ丘疹によい
② 分泌物の多い者・苔癬化した者には効きにくい
③ 腹力中等度・胸脇苦満は弱い

原典

癰疽，及ビ諸瘡腫，初起増寒壮熱シ，疼痛スルヲ治ス。

此ノ方ハ青洲ガ荊防敗毒散ヲ取捨シタル者ニテ，荊散ヨリハ其ノ力優ルトス。（浅田宗伯『勿誤薬室方函口訣』）

註）本方は『万病回春』の荊防敗毒散の加減方（去 羌活・薄荷・連翹・金銀花・枳殻・前胡，加 樸樕〈桜皮〉・生姜）である。

処方

キキョウ（桔梗）	3.0 g	カンゾウ（甘草）	1.0 g
サイコ（柴胡）	3.0 g	ケイガイ（荊芥）	1.0 g
センキュウ（川芎）	3.0 g	ショウキョウ（生姜）	1.0 g
ブクリョウ（茯苓）	3.0 g	ボクソク（樸樕）	3.0 g
ボウフウ（防風）	1.5 g	ドッカツ（独活）	1.5 g

註）樸樕は桜皮2.5gでもよい。

5. 清熱剤　　**十味敗毒湯**

構成

君薬　　　臣薬　　　佐薬　　　　使薬

独活 ┐
防風 ├─ 柴胡 ┐─ 桔梗 ┐─ 甘草・生姜
荊芥 ┘　　川芎 ┘　 茯苓 ┘　　　樸樕

方義

桔梗：苦辛平。消炎・排膿作用。
柴胡：苦微寒。表を発し，裏を和し，熱を退く，少陽病の主薬。鎮静および消炎解毒の
　　　効果がある。
川芎：辛温。排膿と気をめぐらせる働きがある。
防風：辛甘微温。風を去り，熱を涼す。　　　　　　　┐　独活・防風・荊芥が
独活：辛苦微温。風を逐い，湿を去る。　　　　　　　├　駆風湿熱・消瘡の効能
荊芥：辛苦温。風熱を逐い，瘡を消す，瘡家の要薬である。┘　をもち，主薬である。
樸樕：日本では経験的に「悪瘡」の薬として用いられ，鎮痛・消炎効果が認められている。
茯苓：甘温。利水効果，湿を去るので滲出性病変に効果がある。
甘草：甘平。消炎効果があり，諸薬を調和する。
生姜：辛熱。発散を補助し，胃障害を防ぐ。
　　処方全体では消炎・排膿・解熱・鎮静，滲出物の抑制などの効果がある。

八綱分類

　　表熱実証

臨床応用

　　急性皮膚疾患の初期，化膿性皮膚疾患，蕁麻疹，急性湿疹，水虫。

類方鑑別

消風散：比較的体力のある人で，患部の湿潤と瘙痒感が顕著で，痂皮の形成と苔癬化が
　　　　あり，口渇を伴う場合に用いる。（風湿熱）
温清飲：体力中等度の人で，患部は赤味を帯びて熱感があり，瘙痒感がひどく乾燥傾向
　　　　の場合に用いる。（血熱と血虚）
加味逍遙散合四物湯：体質が虚弱で，手足が冷えて疲れやすく，めまい・動悸・不眠
　　　　　　　　　　など不定多彩の訴えのある人の慢性の皮膚疾患に用いる。（肝鬱
　　　　　　　　　　化火と肝血虚）
葛根湯：多くは上半身の急性発疹で，発赤・腫脹・瘙痒感の強い場合に用いる。
治頭瘡一方：滲出性で痂皮形成が顕著な皮膚疾患に用いる。（頭部・顔面部の湿熱証）
清上防風湯：上半身，特に頭部や顔面部に限局した化膿性皮疹に用いる。

— 105 —

エキス製剤 22 番

消風散（外科正宗）
(しょうふうさん)

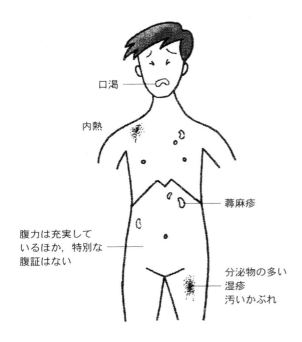

図中ラベル：口渇／内熱／蕁麻疹／腹力は充実しているほか、特別な腹証はない／分泌物の多い湿疹 汚いかぶれ

方意

分泌物が多く，痂皮形成傾向のある皮膚病変に用いるとよく効く。風湿熱の邪が体内にあって生じた皮疹に対する基本方剤である。瘙痒が強く，夏に増悪する傾向のものによい。

病位は太陽（表）と少陽（三焦）。

脈は浮実で数。

舌は紅，多く微黄苔を認める。

診断のポイント

① 分泌物が多く痂皮形成傾向のある皮疹
② 夏に増悪することが多い
③ 特別な腹証はない

原典

風湿，血脈ニ浸淫シ，瘡芥ヲ生ズルコトヲ致シ，瘙痒絶エザルヲ治ス。及ビ，大人，小児，風熱，癮疹，身ニ遍ク雲片斑点，タチマチ有リ，タチマチ無キ，并セテ効有リ。（『外科正宗』巻之四・疥瘡論第七十三）

処方

セッコウ（石膏）……………3.0 g	カンゾウ（甘草）……………1.0 g
ジオウ（地黄）………………3.0 g	クジン（苦参）………………1.0 g
トウキ（当帰）………………3.0 g	ケイガイ（荊芥）……………1.0 g
ソウジュツ（蒼朮）…………2.0 g	ゴボウシ（牛蒡子）…………2.0 g
ボウフウ（防風）……………2.0 g	ゴマ（胡麻）…………………1.5 g
モクツウ（木通）……………2.0 g	センタイ（蟬退）……………1.0 g
チモ（知母）…………………1.5 g	

5. 清熱剤　消風散

構成

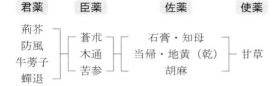

山東中医学院編『中薬方剤学』に拠る。
君薬は腠理を開き在表の風邪を透解する。臣薬は清熱・燥湿・止痒。佐薬は活血・清熱・涼血。使薬で解毒，および諸薬を調和する。

方義

地黄（乾）：甘苦寒。滋陰涼血。
当帰：甘辛温。和血，皮膚を潤し，養血，生肌，排膿。 ─ 地黄＋当帰で血燥を潤す。
石膏：甘辛寒。清熱，降火，解肌。
知母：辛苦寒。清熱，瀉火。 ─ 石膏＋知母で気分の熱と血熱を清す。
苦参：苦寒。風熱，血熱を清す。疥癩の瘙痒を治す。
牛蒡子：辛苦平。風熱を解す。 ─ 苦参＋牛蒡子＋蟬退は，風熱を治し，止痒作用がある。
蟬退：甘寒。能く風熱を除く。皮膚への風熱による瘡瘍を治す。
荊芥・防風：荊芥は辛苦温，防風は辛甘微温。ともに風熱を去り，瘡芥を治す。
蒼朮：辛甘温。皮膚肌肉の燥湿作用。「汗ヲ発シ湿ヲ除ク」（『本草備要』）。
胡麻：甘平。補血，潤燥。
木通：甘渋。排膿止痛，湿熱を尿から排泄する。血脈の渋滞を通利する。
甘草：甘平。諸薬を調和する。

　全体として風湿熱に対し消炎・解熱・止痒・滲出物減少の方向に働くとともに，血熱を冷まし血燥を潤す作用も有す。本方は特に止痒作用に優れている。

八綱分類

　表熱実証

臨床応用

　分泌物が多く，痒みの強い慢性の皮膚病：湿疹・蕁麻疹・水虫・あせも・皮膚瘙痒症。

類方鑑別

十味敗毒湯：皮膚が湿潤することがほとんどない，化膿を伴う炎症の場合に用いる。
温清飲：のぼせやすく，痒みが強く，皮膚枯燥し，乾燥落屑の傾向が強い場合に用いる。（血虚＋血熱）
白虎加人参湯：皮膚がほてり，痒みが著しく，口渇が強い場合に用いる。（陽明経病）
葛根湯：急性期で炎症症状が強い場合に用いる。表層性の発疹や紅斑に有効。
治頭瘡一方：病巣の滲出が著しく，痂皮形成傾向が本方証より著しい場合に用いる。
清上防風湯：病巣部位が頭部・顔面部にほぼ限定される場合に用いる。にきび様の化膿性皮疹。

治頭瘡一方（本朝経験方）

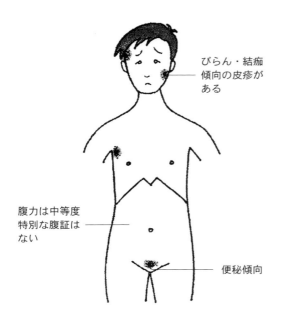

びらん・結痂傾向の皮疹がある

腹力は中等度 特別な腹証はない

便秘傾向

方意

中和解毒の効が強い方剤で，分泌物・瘙痒・痂皮を伴う小児の頭瘡などに広く用いられる。病態は風湿熱によるもので，実証である。

病位は太陽と陽明の経証。
脈は浮あるいは沈で実脈。
舌は紅，やや乾燥し，微白苔。

診断のポイント

① 分泌物が多く，痂皮形成傾向がある皮疹
② 瘙痒が著明
③ 便秘する傾向がある

主治

此ノ方ハ頭瘡ノミナラズ，凡テ上部顔面ノ発瘡ニ用ウ。清上防風湯ハ清熱ヲ主トシ，此ノ方ハ解毒ヲ主トスル也。（浅田宗伯『勿誤薬室方函口訣』）

処方

センキュウ（川芎）……3.0 g	ケイガイ（荊芥）……1.0 g
ソウジュツ（蒼朮）……3.0 g	コウカ（紅花）……1.0 g
レンギョウ（連翹）……3.0 g	ダイオウ（大黄）……0.5 g
ボウフウ（防風）……2.0 g	ニンドウ（忍冬）……2.0 g
カンゾウ（甘草）……1.0 g	

5. 清熱剤　治頭瘡一方

構成

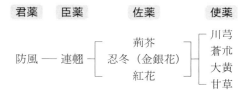

方義

連翹：苦微寒。昇浮。消腫排膿。　　　　　　　　　　　　　　　　　　　　連翹＋忍冬で協力して
忍冬（金銀花）：甘寒。散熱解毒，癰疽疥癬を治す。　各種の悪瘡を治す。
防風：辛甘微温。昇浮。上半身の気滞を散じ，頭目の熱を清涼する。
荊芥：辛苦温。風熱を去り，瘀を散じ，解毒する。瘡家の要薬である。
紅花：辛苦甘温。破血・活血・消瘀の作用があり，腫を消し痛みを止める。
蒼朮：辛甘温。湿を除く効果が強い。防風は使となす。
川芎：辛温。上半身の血行促進。諸薬の作用を上方に引く引経薬としても働く。
大黄：大苦大寒。熱を瀉す，邪を便に排泄する。
甘草：甘平。急迫を治し，諸薬の薬効を高め諸薬を調和する。

　全体として，風湿熱証で，特に滲出傾向・痂皮形成傾向が強い皮疹を治す方剤となっている。薬効はどちらかというと身体の上の方に働くように処方構成されている。

八綱分類

　表熱実証

臨床応用

　湿疹，瘡（くさ），乳幼児の湿疹。

類方鑑別

消風散：比較的体力がある人の皮膚疾患で，皮疹は頭部・顔面部以外にも認められ，患部の滲出液・結痂・苔癬化などがあり，その症状は本方証に似ているが，発赤・痒み・口渇がより顕著な場合に用いる。（風湿熱外犯の皮疹）
十味敗毒湯：体力中等度の人の皮膚疾患で，患部は散発性あるいはびまん性の発疹で覆われ，化膿を認めることがあるが滲出液は少なく，季肋下部に軽度の抵抗・圧痛がある場合に用いる。本方証より病変は軽い。（化膿傾向のある皮疹）
清上防風湯：比較的体力が充実した人のおもに頭部・顔面部の皮膚疾患で，発赤・化膿を認め，一般にのぼせ・頭痛・めまい・眼球結膜の充血などの症状を伴う場合に用いる。滲出性傾向はあまりない。（効能は頭部の清熱）
温清飲：体力中等度の人で，皮膚に乾燥傾向があり，発赤・熱感があって瘙痒感が強く，のぼせ・手足のほてり・神経過敏・出血傾向などの症状を伴う場合に用いる。（血虚＋血熱）

エキス製剤3番

乙字湯 (勿誤薬室方函口訣)

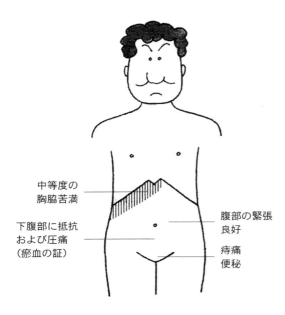

中等度の胸脇苦満
下腹部に抵抗および圧痛（瘀血の証）
腹部の緊張良好
痔痛便秘

方意

疼痛・出血などを伴う痔疾の特効薬として繁用される柴胡剤。痔核の脱出・肛門周囲の鬱血や浮腫や炎症によい。

病位は少陽と陽明にかかる。
脈は弦滑，あるいは弦。
舌はやや乾燥，黄苔を認める。

診断のポイント

① 痔疾（出血・脱肛・裂傷・痔核）
② 胸脇苦満
③ 実証傾向の人向き

原典

痔疾脱肛ノ痛楚スル，或イハ下血腸風，或イハ前陰痒痛スル者ヲ治ス。諸瘡疥ヲ誤リテ枯薬ニテ洗傅シ，頓ニ愈ユル後，上逆鬱冒，気癖ノ如ク，繊憂細慮，或イハ心気不定ノ如キ者，並ビニ之ヲ主ル。（浅田宗伯『勿誤薬室方函口訣』）

処方

トウキ（当帰）	6.0 g	カンゾウ（甘草）	2.0 g
サイコ（柴胡）	5.0 g	ショウマ（升麻）	1.5 g
オウゴン（黄芩）	3.0 g	ダイオウ（大黄）	1.0 g

註）本方は，原南陽の『叢桂亭医事小言』蔵方にある乙字湯の原方から，浅田宗伯が大棗・生姜を除き当帰を配合した処方である。

5. 清熱剤　　乙字湯

構成

君薬　　臣薬　　佐薬　　使薬

柴胡 ── 升麻 ── 黄芩 ┬ 甘草
　　　　　　　　　　　├ 大黄
　　　　　　　　　　　└ 当帰

方義

柴胡：苦寒。肝の気を昇提する。傷寒邪熱・痰熱結実を治す。

升麻：辛苦温。脾胃の気を昇提する。下痢後重・久泄脱肛を
　　　治す。升麻の性味に関し，汪昂・張元素は辛微苦温とし，
　　　李時珍ほか多くは甘苦（平）微寒としている。

柴胡＋升麻で，
低下している骨盤底
筋肉の緊張を正常化
する。

黄芩：苦寒。清熱化湿，骨盤内の炎症を治し，利尿により浮腫を改善する。

甘草：甘平。消炎効果，諸薬を調和する。

大黄：苦寒。血分の実熱を瀉し，積滞を下す。消炎解熱瀉下作用。

当帰：甘辛温。活血・和血・鎮痛および活血化瘀により，鬱血性腫脹を除く。

　原南陽の原方より生姜・大棗を去り当帰を加えたことで鎮痛作用は若干弱まって
いるが，その一方で鬱血を除く働きが強くなっている。

八綱分類

　裏熱実証

臨床応用

　病状がそれほど激しくなく，体力は実して衰弱していない者の次の諸症：痔疾（切れ
痔・いぼ痔），肛門周囲炎。

類方鑑別

桂枝茯苓丸：比較的体力のある人で，本方証と同様に痔疾の症状を訴えるが，冷えのぼ
　　　　　　せや瘀血証の傾向が顕著で，下腹部に抵抗・圧痛を認める場合に用いる。
　　　　　　（瘀血）

大黄牡丹皮湯：本方証よりさらに大腸内の炎症症状が激しく，体力は一層充実し便秘も
　　　　　　伴う人の痔疾に用いる。（腸癰）

当帰建中湯：体力がやや低下した人で，脱肛の傾向があり，のぼせはなく，局所の疼痛
　　　　　　が激しい痔疾に用いる。（血虚裏急）

芎帰膠艾湯：比較的体力の低下した人の痔疾で，出血がある場合に用いる。（血虚の下血）

補中益気湯：中気下陥によって骨盤底筋肉が弛緩し脱肛などを伴う痔疾に用いる。

― 111 ―

エキス製剤 110番

立効散 (衆方規矩)
りっこうさん

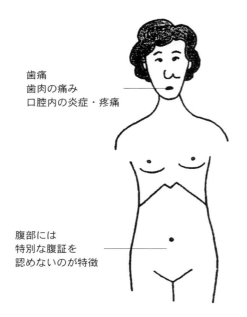

歯痛
歯肉の痛み
口腔内の炎症・疼痛

腹部には
特別な腹証を
認めないのが特徴

方意

　一般に歯痛・歯齦痛，および口腔内に腫脹・疼痛が生じたときに用いられる処方である。
　病位は陽明経にある。
　脈はやや沈で緊。
　舌は淡紅，無苔か薄い白苔。

診断のポイント

①歯痛・歯齦痛
②脈は緊
③特別な腹証はない

原典

　牙歯痛ンデ忍ビガタク，微カニ寒飲ヲ悪ミ，大イニ熱飲ヲ悪ミ，脈三部陰盛ンニ陽虚ス。是レ五蔵内ニ盛ンニ，六腑陽道ノ脈微小ニシテ，小便滑数ナルヲ治ス。
　按ズルニ，此ノ方東垣ガ方ニシテ，牙歯疼痛ヲ治スルニ神ナルモノ也。(『衆方規矩』牙歯門)

処方

サイシン（細辛）………………… 2.0 g	カンゾウ（甘草）………………… 1.5 g
ショウマ（升麻）………………… 2.0 g	リュウタン（竜胆）……………… 1.0 g
ボウフウ（防風）………………… 2.0 g	

5. 清熱剤　　立効散

構成

君薬　　臣薬　　佐薬　　使薬

細辛 ── 升麻 ─┌─ 防風 ─┐─ 甘草
　　　　　　　└─ 竜胆 ─┘

方義

細辛：辛温。散寒解表，止痛。寒湿の邪を除き痺痛を治す働きがある。
　　　「辛ハ浮熱ヲ散ズ。故ニ口瘡喉痺・歯䘌ノ者ハ之ニ宜シ」（『本草備要』）。
升麻：甘苦微寒。解表，疏散風熱，止痛。陽明の胃火を清する働きに優れ，頭痛・咽喉
　　　の腫脹・口や舌に生じる瘡瘍を治す。陽明経（歯）への引経薬でもある。
防風：辛甘微寒。祛風解表，止痛。風寒湿の邪を受けて起こる頭痛・体痛を治す。
竜胆：大苦大寒。清熱燥湿，肝胆の実火を瀉すので，肝胆の実火による眼の炎症・咽喉
　　　の腫脹を治す。
甘草：甘平。消炎作用，健胃補脾，諸薬を調和する。
　　　元来は歯痛の方剤として用いられるが，三叉神経痛などにも有効である。

八綱分類

　　表寒虚（実）証

臨床応用

　　抜歯後の疼痛，歯痛，三叉神経痛。

類方鑑別

葛根湯：比較的体力があり，胃腸障害のない人で，むし歯の初期・肩こりを伴う歯痛に
　　　　用いる。患部の熱感が強いときは，桔梗・石膏を加えるとよい。（太陽と陽明
　　　　の合病）
三黄瀉心湯・黄連解毒湯：比較的体力のある人で，患部の局所熱や腫脹および出血の
　　　　　　　　　　　　ある場合には，便秘があれば三黄瀉心湯，のぼせと痛みが
　　　　　　　　　　　　強い人には黄連解毒湯を用いる。（血熱妄行）
調胃承気湯：体力が中等度で，患部が腫れて痛み，便秘腹満する場合に用いる。（胃実）
桃核承気湯：体力が充実した人で，のぼせが甚だしく，便秘して，歯が痛み，時に左
　　　　　　下腹部に強い抵抗・圧痛を認める場合に用いる。（下焦の瘀血上衝）

— 113 —

茵蔯蒿湯 (傷寒論・金匱要略)

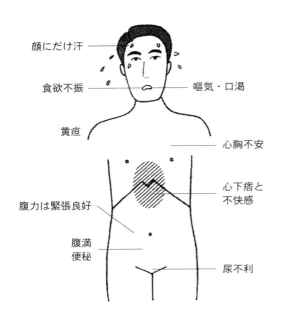

- 顔にだけ汗
- 食欲不振
- 嘔気・口渇
- 黄疸
- 心胸不安
- 腹力は緊張良好
- 心下痞と不快感
- 腹満 便秘
- 尿不利

方意

本方は「湿熱内鬱の黄疸」(陽黄) に対する代表的処方である。

黄疸の薬方として有名であるが、病の原因が、食毒・水毒 (痰飲)・熱毒 (裏熱) などによる湿熱であれば、必ずしも黄疸の有無には関わらず用いてよい。

病位は陽明病。

脈は沈で滑数。

舌は紅、乾燥、黄膩苔。

診断のポイント

① 黄疸・発熱・尿不利
② 胸からみぞおちにかけての不快感
③ 心下痞・腹満・便秘

原典

陽明病、発熱シ汗出ズル者ハ此レ熱越タリ。黄ヲ発スコト能ワザル也。但ダ頭ノミ汗出デテ身ニ汗無ク、頸ヲ剤エテ還リ、小便不利、渇シテ水漿(ゾロ)ヲ引ク者ハ此レ瘀熱裏ニ在ルガ為也、身必ズ黄ヲ発ス。茵蔯蒿湯之ヲ主ル。(『傷寒論』陽明病篇)

傷寒七八日、身黄ナルコト橘子(キッシ)ノ色ノ如ク、小便利セズ腹微カニ満スル者ハ茵蔯蒿湯之ヲ主ル。(同)

穀疸ノ病為ル、寒熱シテ食セズ、食セバ即チ頭眩シ、心胸安カラズ、久久ナレバ黄ヲ発シ穀疸トナル。茵蔯蒿湯之ヲ主ル。(『金匱要略』黄疸病篇)

処方

サンシシ (山梔子)	3.0 g
インチンコウ (茵蔯蒿)	4.0 g
ダイオウ (大黄)	1.0 g

5. 清熱剤　　茵蔯蒿湯

構成

君薬　　　臣薬　　　佐使薬

茵蔯蒿 ── 山梔子 ── 大黄

許宏『金鏡内台方議』に拠る。汪昂『医方集解』も同じ見解を示している。

方義

茵蔯蒿：苦寒。湿熱を除き諸黄を治す。消炎解熱の作用に加え，利胆作用がある。

山梔子：苦寒。心・肺・三焦の火を瀉す。清熱と利尿利胆の働きがある。

大黄：大苦大寒。血分の実熱を瀉し，有形の積滞を下す。清熱利胆の作用と瀉下導滞の働きがある。

　本方は肝胆の湿熱を清熱・利湿・排泄する方剤である。

　本方の黄疸は，陽明病の瘀熱が汗や尿となって外に排泄されず，中焦で湿邪と結合して，湿と熱とが薫蒸される結果，胆も障害されて胆汁が鬱滞漏出して黄疸（陽黄）を発すると考えられている。治法は『素問』陰陽応象大論に「其ノ下キ者ハ引キテ之ヲ竭セヨ」（病が下焦にあるものは，大小の二便を通利させてこれを瀉せ）という指示にもとづく。本方の３味はともに苦寒の生薬であり，黄疸を起こしている湿熱の邪を便により排泄して病を解す。

八綱分類

　裏熱実証

臨床応用

　尿量が減少し，やや便秘がちで比較的体力はある者の次の諸症：黄疸，肝炎，肝硬変症，腎炎，ネフローゼ，蕁麻疹，口内炎。

類方鑑別

茵蔯五苓散：体力が中等度以下で，尿不利・口渇・浮腫があるが，便秘はない。腹壁の緊張が弱く，心窩部に振水音を認めるような場合，すなわち水飲内蓄と脾胃湿熱による黄疸（陰黄）の証に用いる。

大柴胡湯：上腹部より胸部にかけての膨満感・不快感は本方証より軽いが，季肋部の抵抗・圧痛が本方証よりも顕著の場合（胸脇苦満・心下満・便秘）に用いる。

小柴胡湯：大柴胡湯証と似ているが，体力が中等度で，季肋部の抵抗・圧痛（胸脇苦満）があり，嘔気や食欲不振はあるが，便秘は伴わない場合に用いる。（少陽病の半表半裏証）

── 115 ──

茵蔯五苓散（金匱要略）

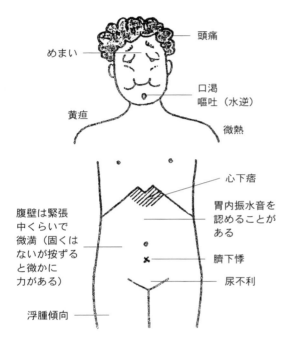

方意

五苓散（p.234）に茵蔯蒿1味を加味した処方。

五苓散の証に加えて肝障害あるいは黄疸のある者に用いる。

病位は太陽（膀胱）と少陽（胆）で，虚実錯雑証。

脈は浮。

舌は多くは乾燥，微黄膩苔。

診断のポイント

①黄疸・発熱・尿不利
②熱や脾胃の症状は**茵蔯蒿湯**（p.114）証より軽い
③便秘がない

原典

黄疸病ハ茵蔯五苓散之ヲ主ル。（『金匱要略』黄疸病篇）

処方

タクシャ（沢瀉）……6.0g	ブクリョウ（茯苓）……4.5g
ビャクジュツ（白朮）……4.5g	ケイシ（桂枝）……3.0g
チョレイ（猪苓）……4.5g	インチンコウ（茵蔯蒿）……4.0g

註）本方は五苓散に清熱利胆の茵蔯蒿を加えた処方である。

5. 清熱剤　　茵蔯五苓散

構成

君薬　　臣薬　　佐薬　　　使薬

茯苓 ── 猪苓 ─┬─ 白朮 ─┬─ 沢瀉
　　　　　　　└─ 茵蔯蒿 ┘　桂枝

方義

茯苓
猪苓　　　五苓散
白朮 ─┤　消化管や全身組織の余分な水分を利尿によって排泄する。
沢瀉　　　この働きにより，浮腫を去り，下痢を止め胃腸の機能を調整する。
桂枝

茵蔯蒿：苦微寒。温熱を除き諸黄を治す。（清熱化湿・利胆退黄）

　これら諸薬の働きにより本方は脾胃と三焦の湿熱による黄疸治療の代表方剤とされている。

八綱分類

　裏熱虚証

臨床応用

　のどが渇いて，尿が少ない者の次の諸症：嘔吐，蕁麻疹，二日酔いのむかつき，むくみ，黄疸，急性および慢性肝機能障害。

類方鑑別

五苓散：口渇・尿量減少・浮腫などはあるが，黄疸を伴わない場合に用いる。（蓄水証）
茵蔯蒿湯：体力中等度以上の人で，口渇・尿利減少は比較的軽度だが，便秘があり，心窩部の膨満感や不快感が本方証より著明な場合に用いる。（陽明病の肝胆湿熱）
柴苓湯：体力中等度の人で，尿利減少・浮腫などは本方証に似ているが，さらに季肋部の重苦感ならびに抵抗・圧痛（胸脇苦満）がある場合に用いる。（少陽病の湿熱）
胃苓湯：体力中等度の人で，口渇・尿利減少などは本方証に似ているが，それよりも腹部膨満感・軽度の腹痛・下痢・嘔吐などの消化器症状が強い場合に用いる。（脾胃湿困）

— 117 —

エキス製剤 56 番

五淋散（ごりんさん）（和剤局方）

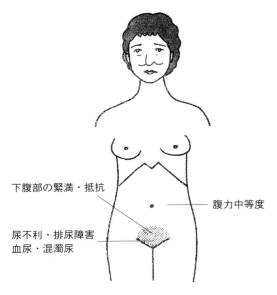

下腹部の緊満・抵抗
尿不利・排尿障害
血尿・混濁尿
腹力中等度

方意

　膀胱に熱を有し，尿利減少と尿意頻数・排尿痛・残尿感等の膀胱刺激症状を伴う場合（熱淋）にもっぱら用いられる処方である。
　病位は少陰（腎）の熱化証で，下焦に熱と湿がある。
　虚実錯雑証。
　脈は沈で滑数。
　舌は紅，乾湿中間，微黄苔。

診断のポイント

①尿不利・排尿障害（淋証）
②下腹部緊満・抵抗
③血尿や尿混濁

原典

　腎気不足シ，膀胱ニ熱有リ。水道通ゼズ，淋瀝宜シカラズ，出ルコト少ナク，起コルコト多ク臍腹急痛シ，蓄作時有リ。労倦スレバ即チ発スルヲ治ス。或イハ尿豆汁ノ如ク，或イハ砂石ノ如ク，或イハ冷淋シテ膏ノ如ク，或イハ熱淋シテ便血ス，並ビテ皆之ヲ治ス。（『和剤局方』巻之六・積熱）

処方

ブクリョウ（茯苓）……………… 6.0 g	トウキ（当帰）……………… 3.0 g
オウゴン（黄芩）……………… 3.0 g	モクツウ（木通）……………… 3.0 g
カンゾウ（甘草）……………… 3.0 g	サンシシ（山梔子）……………… 2.0 g
ジオウ（地黄）……………… 3.0 g	シャクヤク（芍薬）……………… 2.0 g
シャゼンシ（車前子）……………… 3.0 g	カッセキ（滑石）……………… 3.0 g
タクシャ（沢瀉）……………… 3.0 g	

註）『和剤局方』は，五淋散として2つの処方を載せている。一つは赤茯苓・当帰・甘草（生）・山梔子仁・赤芍薬で，現在一般に用いられる五淋散はこれの加味方である。もう一つは山梔子仁・淡竹葉・赤芍薬・茯苓・山茵蔯・木通・甘草・滑石である。
　そのほかにも，五淋散と名付けられている処方は数種ある。

5. 清熱剤　　五淋散

構成

君薬　　　臣薬　　　　佐薬　　　　　　使薬

山梔子 ┬ 黄芩 ┬┬ 当帰 ┬┬ 甘草（生）
　　　 └ 茯苓 ┘│ 芍薬（赤）│ 地黄（乾）・滑石
　　　　　　　　└ 沢瀉 ┘　 木通・車前子

方義

山梔子：苦寒。三焦の火を瀉す。「心肺ノ邪熱ヲ瀉シテ之ヲ屈曲シテ下行シ小便ヨリ出
　　　　サシム。三焦ノ鬱火ヲ以テ解シ，……血淋，血痢ノ病ヲ以テ止（息）ム」と
　　　　『本草備要』にあり，清熱瀉火・除煩の働きで，鎮静・清熱消炎作用を現す。
茯苓：甘淡平。脾土を補い，水をめぐらせる。利水作用があり，体内の余分の水を膀胱
　　　より排出する。
沢瀉：甘寒。湿熱を利し，腎火を瀉す。利水滲湿，清熱作用。茯苓と合わせると，水を
　　　下方に導いて小便を通利する働きが顕著になる。
車前子：甘寒。水を利し熱を瀉す。利尿作用とともに消炎作用がある。茯苓と合わせる
　　　　と，利尿通淋の働きが増強される。（利水・瀉熱）
黄芩：苦寒。清熱燥湿，強い消炎・抗菌作用がある。
当帰：甘辛温。補血調経の働きのほかに「腰痛，心腹諸痛……癰疽瘡瘍ヲ治ス」と
　　　『本草備要』にあり，活血止痛・排膿消癰の働きもある。
芍薬（赤）：酸寒。活血祛瘀。血熱瘀滞による下腹部の痛みや圧迫感を治す。（涼血・駆瘀）
木通：苦寒。心火を降し，肺熱を清し，津液を化す（降火利水）。木通と車前子は相須
　　　の関係にあり，清熱利通淋の効能が強くなる。
地黄（乾）：甘苦寒。陰を滋し，陽を退け，血を涼す。血虚発熱を治す。
滑石：甘寒。下は膀胱に走りて水をめぐらす。『本草備要』に「熱ヲ蕩シ，湿ヲ除クノ
　　　要剤タリ」とある。（利水・清熱）
甘草（生）：甘涼。清熱解毒，緩急止痛，薬効を緩和し諸薬を調和させる。
　　全体として，消炎・鎮静・鎮痛・解熱・利尿などの作用により，尿路系の炎症を鎮める。

八綱分類

　裏熱虚証

臨床応用

　頻尿，排尿痛，残尿感などの膀胱刺激症状を主症状とする諸病：膀胱炎，尿道炎，
尿路結石。

類方鑑別

猪苓湯：本方証と同様の症状で，体力中等度の人を中心に幅広く応用されるが，やや
　　　　急性期で，冷え症の傾向はない場合に用いる。（下焦水熱互結・傷陰）
竜胆瀉肝湯：比較的体力がある人で，本方証に比してのぼせなどを伴い，下焦の症状も
　　　　より激しく頑固な場合に用いる。（肝胆と下焦の湿熱）
清心蓮子飲：比較的体力の低下した人で，胃腸虚弱・虚熱・神経過敏の症状を伴う場合
　　　　に用いる。（気陰両虚・心腎不交・心火旺）
八味地黄丸：口渇・排尿障害や軽度の排尿痛があり，全身倦怠感・足腰の冷えや弱りを
　　　　訴え，下腹部が上腹部に比して緊張が弱い場合に用いる。（腎陰陽両虚）

— 119 —

エキス製剤 40 番

猪苓湯 （傷寒論・金匱要略）
ちょれいとう

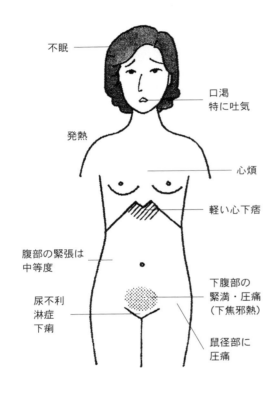

方意

下焦で結合している水と蓄熱を去り，利尿をはかる方剤。本方はおもに湿熱による下痢や尿利減少，排尿異常に用いる。

病位は陽明あるいは少陰の熱化証。

脈は浮数あるいは滑。

舌質は紅。黄膩苔がある。

註）本方の脈証については，裏熱実証であるから脈沈実，とする解説も多い。

皮膚枯燥や，色艶が悪い等の血虚の証を伴う者，あるいは慢性に血尿が続く者には，**猪苓湯合四物湯（エキス製剤112番）**を用いる。

診断のポイント

①小便難（膀胱刺激症状）
②下腹部の緊満
③口渇・不眠

原典

若シ脈浮，発熱シ，渇シテ水ヲ飲マント欲シ，小便不利ノ者ハ猪苓湯之ヲ主ル。（『傷寒論』陽明病篇，『金匱要略』消渇小便利淋病篇）

少陰病，下利六七日，欬シテ嘔シ，渇シ，心煩シテ眠ルヲ得ザル者ハ猪苓湯之ヲ主ル。（『傷寒論』少陰病篇）

処方

タクシャ（沢瀉）……3.0 g	アキョウ（阿膠）……3.0 g
チョレイ（猪苓）……3.0 g	カッセキ（滑石）……3.0 g
ブクリョウ（茯苓）……3.0 g	

5. 清熱剤　　猪苓湯

構成

君薬　　臣薬　　佐薬　　使薬

猪苓 ── 茯苓 ── 沢瀉 ┬ 阿膠
　　　　　　　　　　　└ 滑石　　　　　この君臣佐使は許宏の『金鏡内台方議』に拠る。

方義

猪苓：甘平。脾・肺・腎の湿を去る。

茯苓：甘平。腎と膀胱の湿を去る。

沢瀉：甘寒。腎と膀胱の湿を去る。

滑石：甘寒。裏の熱を去る。上行して発汗，下行して膀胱に水を引く。熱を清すとともに上下表裏の湿を通行させる働きがある。

阿膠：甘平。陰を養い，煩渇・不眠を治す。

　本方と**五苓散**（p.234）の証は，ともに小便不利の証があり，利水薬の猪苓・茯苓・沢瀉を用いている。しかし，五苓散の証は外に表寒を兼ね，内に蓄水があり，陰盛で膀胱経の陽気不足の病態である。故に，桂枝・白朮を加え，化気利水をはかる。本方の証は，下焦において熱と水とが結合し，熱が陰を傷り，そのために膀胱の気が津液を化さない病態である。したがって，滑石と阿膠を配合して，清熱・滋陰・利水をはかる。

　「五苓ハ湿勝ヲ瀉ス，故ニ桂朮ヲ用ウ。猪苓ハ熱勝ヲ瀉ス，故ニ滑石ヲ用ウ」（汪昂）

八綱分類

　裏熱虚（実）証

臨床応用

　尿利減少・小便難・口渇を訴える者の次の諸症：尿道炎，腎盂炎，尿管結石症，淋病，排尿痛，血尿，腰以下の浮腫，残尿感，下痢，不眠。

類方鑑別

五苓散：口渇・尿量減少などはあるが，排尿痛・血尿などはなく，むしろ頭痛・めまいなどの水毒症状（痰飲証）を呈する場合に用いる。（太陽腑証で表寒蓄水の証）

八味地黄丸：口渇・軽度の排尿痛のほか，全身倦怠感・足腰の冷えや弱りを訴え，下腹部が触診上軟弱無力（小腹不仁）な場合に用いる。（腎陽虚の証）

五淋散：局所症状は本方証に似ているが，体質的には本方証よりやや虚弱で，膀胱に熱がある場合に用いる。（腎気不足の熱淋）

竜胆瀉肝湯：体力中等度以上で，膀胱・尿道・生殖器に急性または亜急性の炎症症状が本方証よりもより顕著にある場合に用いる。（肝経の実火と下焦湿熱）

— 121 —

エキス製剤 121 番

三物黄芩湯（金匱要略）
さんもつおうごんとう

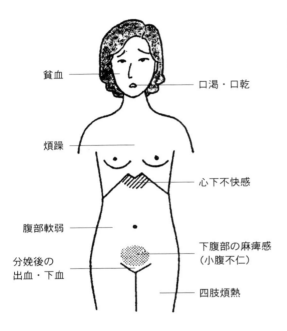

方意

風湿の邪が陰血の不足に乗じて直接血分に入り，陰虚の湿熱を生じ，四肢が熱く苦しみもだえる者を治す。病態は陰虚火旺と湿邪が合して生じた裏湿熱証である。

病位は少陽病の熱入血室，あるいは少陰腎の虚熱証。

脈は細数。

舌は紅く乾燥しており，無苔のことが多い。

診断のポイント

① 虚熱（貧血・煩熱・倦怠）
② 四肢煩熱（湿熱陰虚）
③ 腹部軟弱・小腹不仁（腎陰虚）

原典

『千金』三物黄芩湯ハ婦人草蓐（ソウジョク）ニ在リテ，自ラ（ミズカ）発露シテ風ヲ得ルヲ治ス。四肢煩熱ニ苦シミ，頭痛スル者ハ小柴胡湯ヲ与ウ。頭痛マズ但ダ煩ス者ハ此ノ湯之ヲ主ル。（『金匱要略』婦人産後病篇）

註）「頭痛スル者」は邪が少陽経脈に侵入した証で，一方，「頭痛マズ但ダ煩ス者」とは邪が裏の血分に直接侵入した証である。

処方

オウゴン（黄芩）……………… 3.0 g
クジン（苦参）………………… 3.0 g
カンジオウ（乾地黄）………… 6.0 g

5. 清熱剤　　三物黄芩湯

構成

君薬　　臣薬　　佐薬
黄芩 ── 苦参 ── 乾地黄

乾地黄は分量も多く，乾地黄を君薬，黄芩を臣薬，苦参を佐薬とする考え方も一般に多い。

方義

黄芩：苦寒。清熱，涼血止血，安胎，鎮静。すなわち消炎・鎮静・解熱・利尿作用を有す。
苦参：苦寒。清熱燥湿。陰を補い精を益す。津を生じ渇を止む。解熱利尿作用を有す。
乾地黄：甘苦寒。清熱滋陰，涼血，陰を滋し陽を退け血を涼す。陰虚の発熱を治す。

　３味が協力して，四肢煩熱を主徴とする陰虚の湿熱を治す。
　本方の証は陰虚湿熱による四肢煩熱で，本方はそれを滋陰清熱するものである。
　臨床的には産褥期に限らず広く用いられている。また，苦参は殺虫作用を有すので，時に水虫や頑癬・乾癬に用いて奏効することがある。

八綱分類

　裏熱虚証

臨床応用

　産褥熱・婦人の血の道症・更年期障害・その他により手足がほてる者，煩悶，口乾，水虫，頑癬，乾癬。

類方鑑別

温清飲：体力中等度の人で，手足の熱感があり，のぼせ・神経過敏・出血傾向などを伴い，皮膚疾患では，手掌・足蹠に限らず全身各所に乾燥・発赤・熱感があり，上腹部の緊張・抵抗がある場合に用いる。（血虚血熱）

白虎加人参湯：体力のある人で，急性症では身体灼熱感とともに激しい口渇や発汗などを伴い，慢性症では局所的灼熱とともに口渇を認め，また，皮膚疾患においては手掌・足蹠に限らず全身各所の発疹があり，皮膚瘙痒感が特に顕著な場合に用いる。（気分熱盛・陽明経病）

六味丸：比較的体力の低下した人，あるいは老人で，手足（特に足の裏）がほてり，皮膚が乾燥し，口渇があり，頭痛・不眠・耳鳴・腰痛・排尿障害・頻尿・乏尿・排尿痛などを伴う場合に用いる。（腎陰虚）

温経湯：比較的体力の低下した冷え性の人が，手掌のほてり・口唇の乾燥感があり，月経不順，月経困難，下腹部の冷え・膨満感などを訴える場合に用いる。（血虚瘀血・下焦虚寒）

小柴胡湯：少陽の経病で，四肢の煩熱や頭痛を現す場合がある。寒熱往来や胸脇苦満がある。（少陽病半表半裏証）

小建中湯：虚労・裏急（腹痛）が主症で，そのため時に手足がほてることがある。（肝乗脾虚・気血不足）

— 123 —

エキス製剤 111 番

清心蓮子飲 （和剤局方）
せいしんれんしいん

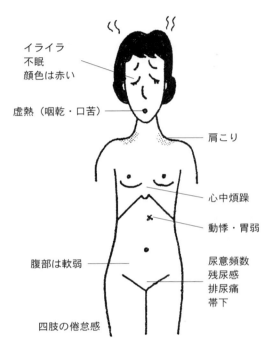

イライラ
不眠
顔色は赤い

虚熱（咽乾・口苦）

肩こり

心中煩躁

動悸・胃弱

腹部は軟弱

尿意頻数
残尿感
排尿痛
帯下

四肢の倦怠感

方意

元来胃腸が弱い者の上盛下虚，すなわち下焦の腎陰の働きが不十分で，心陰を養わない（心腎不交）結果，心火旺と腎陰虚の症状を現す。したがって，虚弱タイプで，イライラ・不眠・動悸など心火旺の症状と，尿量減少・頻尿・排尿痛・残尿感などの腎陰虚による淋症を同時に現す場合を治す薬方である。

病位は少陰（心・腎）虚熱証。上下の不調和（心腎不交）から多彩な症状が起こる。

脈は沈弱で細い，時に数。

舌は乾燥して紅色，無苔。

診断のポイント

①気血両虚（易疲労・胃弱）
②心火旺（イライラ・胸苦・口渇）
③腎陰虚の淋症（頻尿・残尿感）

原典

心中蓄積シ，時ニ常ニ煩躁シ，因リテ思慮労力憂愁抑鬱，是レ小便白濁或イハ沙膜有ルヲ致シ，夜夢走泄，遺瀝渋痛，便赤キコト血ノ如ク，或イハ酒色過度ニ因リ上盛下虚シ，心火炎上，肺金尅ヲ受ケ，口舌乾燥，漸ク消渇ヲ成シ，睡臥安カラズ，四肢倦怠シ，男子ノ五淋，婦人ノ帯下，赤白及ビ病後ノ気収斂セズ，陽ハ外ニ浮カビテ五心煩熱スルヲ治ス。薬性ハ温平ニシテ冷ナラズ熱ナラズ，常ニ服セバ心ヲ清シ神ヲ養イ精ヲ秘シ虚ヲ補イ脾胃ヲ潤シ気血ヲ調順ス。（『和剤局方』巻之五・治痼冷）

処方

バクモンドウ（麦門冬）……4.0g	オウギ（黄耆）……2.0g
ブクリョウ（茯苓）……4.0g	カンゾウ（甘草）……1.5g
オウゴン（黄芩）……3.0g	レンニク（蓮肉）……4.0g
シャゼンシ（車前子）……3.0g	ジコッピ（地骨皮）……2.0g
ニンジン（人参）……3.0g	

5. 清熱剤　　清心蓮子飲

構成

| 君薬 | 臣薬 | 佐薬 | 使薬 |

蓮肉 ── 黄芩 ┬ 麦門冬・地骨皮 ┐┬ 人参・黄耆
　　　　　　└ 茯苓・車前子 ┘┴ 甘草

方義

蓮肉：甘渋平。養心安神・補腎固精の作用があり，本方では心と腎を交通させ，清心益腎に働く主薬である。

黄芩：苦寒。清熱燥湿。「中焦ノ実火ヲ瀉シ脾家ノ湿熱ヲ除ク，黄疸五淋ヲ療ス」（『本草備要』），鎮静解熱の生薬である。

麦門冬：甘微苦寒。生津潤肺，清心除煩。心肺の熱を冷まし，滋陰作用を併せもつ。

地骨皮：甘淡寒。清虚熱。肺熱を瀉し，肝腎の虚熱を降ろして，陰分の伏熱を除く。

茯苓：甘淡平。利水滲湿，健脾，安神。水分を膀胱より排泄するとともに脾の消化・吸収を助け，鎮静作用を有す。

車前子：甘淡寒。清熱，利水，通淋。膀胱の湿熱を滲ぎ，肺肝の風熱を清す。

人参・黄耆：ともに甘温。人参は益気生津，黄耆は補気行水。どちらも補気強壮の作用があり，相須の関係にある。

甘草：甘平。脾胃を補うとともに諸薬を調和する。

　処方全体としては虚証用で，腎陰を補い脾気を益し，併せて心火を清す働きにより心腎の交通をはかる。

八綱分類

　裏熱虚証

臨床応用

　全身倦怠感があり，口や舌が乾き，イライラして気分が落ち着かず，尿が出渋る者の次の諸症：残尿感，頻尿，排尿痛，膀胱炎，神経性膀胱症，不眠症，頻拍症，神経症。

類方鑑別

猪苓湯：体力中等度の人で，冷え性の傾向はなく，排尿困難・排尿痛・残尿感などを訴える場合に用いる。（下焦の水熱互結）

猪苓湯合四物湯：猪苓湯の使用目標に似ているが，皮膚の栄養低下や乾燥傾向があり，血尿などの症状が慢性的にある場合に用いる。（下焦化熱と血虚）

五淋散：体力中等度で，本方証と同様に排尿困難・排尿痛・残尿感などを訴え，冷え性の傾向があり，症状が慢性的に経過するが，貧血や神経過敏などの症状はない場合に用いる。本方証よりやや実証。（熱淋）

竜胆瀉肝湯：実証で興奮やのぼせがあり，排尿困難・排尿痛・残尿感などを訴えるとともに，帯下・陰部瘙痒感など生殖器の症状を伴う場合に用いる。（下焦湿熱，実証）

八味地黄丸：口渇・軽度の排尿痛のほか，全身倦怠感・足腰の冷えや弱りを訴え，下腹部が上腹部に比して緊張が弱い（小腹不仁）場合に用いる。（腎陽虚）

― 125 ―

メモ

6．温裏補陽剤

　温熱性の生薬を用いて裏寒を改善させる働きをもつ方剤を温裏剤といい，そのうち特に温めることによっておもに腎の陽気を回復・補養させる働きのある方剤を補陽剤という。

　裏寒の原因は，心・脾・腎などの五臓の陽気の不足により寒が内より生ずる場合と，外寒の邪が直接裏に入る場合とがある。治法は温中散寒，あるいは補陽，重症の場合は回陽救逆する。

　裏に虚寒があると，一般に舌は淡白，舌苔は白滑，脈は沈遅となる。

温中散寒剤（温裏剤）

　人参湯，桂枝人参湯，安中散，当帰湯，大建中湯，小建中湯，当帰建中湯，黄耆建中湯，桂枝加芍薬湯，呉茱萸湯，当帰四逆加呉茱萸生姜湯，温経湯。

補陽剤

　真武湯，八味地黄丸，牛車腎気丸。

エキス製剤32番

人参湯（傷寒論・金匱要略）
（理中丸）

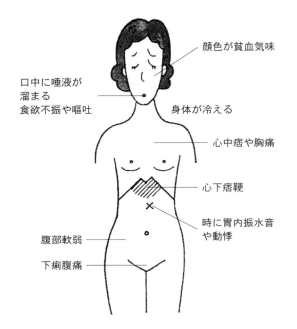

方意

太陰病（脾の虚寒証）や寒霍乱（急性嘔吐下痢症）に用いる。

新陳代謝機能が低下し，その結果，胃腸の働きが低下した場合に用いる。

病位は太陰脾の陽虚証。

脈は沈で弱，細い。

口中に唾多く，舌は湿潤無苔か，時にごく薄い白苔。

診断のポイント

①腹部軟弱
②心下痞鞕
③冷え症，胃弱

原典

霍乱，頭痛，発熱，身疼痛シ，熱多ク水ヲ飲マント欲ス者ハ五苓散之ヲ主ル。寒多ク水ヲ用イザル者ハ理中丸之ヲ主ル。（『傷寒論』霍乱病篇）

大病差エテ後，喜唾，久シク了了タラザルハ，胸上ニ寒有リ，当ニ丸薬ヲ以テ之ヲ温ムベシ，理中丸ガ宜シ。（『傷寒論』陰陽易差後労復病篇）

胸痺，心中痞シ，留気結シテ胸ニ在リ，胸満シ脇下ヨリ心ニ逆搶スルハ，枳実薤白桂枝湯之ヲ主ル。人参湯モ亦夕之ヲ主ル。（『金匱要略』胸痺心痛短気病篇）

処方

ニンジン（人参）……………… 3.0 g	カンゾウ（甘草）……………… 3.0 g
ジュツ（朮）…………………… 3.0 g	カンキョウ（乾姜）…………… 3.0 g

註）同じ処方内容の処方を，『傷寒論』では丸剤にして「理中丸」とし，『金匱要略』では「人参湯」と名付けて煎剤にして用いている。

6. 温裏補陽剤　　人参湯

構成

君薬　　臣薬　　佐薬　　使薬

人参 ── 朮 ── 甘草 ── 乾姜

　この君臣佐使は，成無己『傷寒明理薬方論』に拠る。許宏『金鏡内台方議』では，甘草が臣，朮が佐になっている。

方義

人参：甘苦微温。大いに元気を補う。新陳代謝を促進する。

朮：苦甘温。胃の中を乾かし，食欲を増加させ，消化を促進する。下痢を止める（補気健脾・燥湿利水）。唐より前の時代は，白朮と蒼朮の区別がはっきりしていなかった。現在，本方では一般には白朮を用いるが，蒼朮としている書物も多い。

甘草：甘平。人参に協力して，脾胃の虚を補う。鎮痛作用もある。

乾姜：大辛大熱。臓腑の沈寒錮冷を去る。すなわち裏（内臓）を温める。

　全体としては，中陽の不足・脾胃の虚寒を治す方剤である。あくまで「陽衰ヲ本トナシ，寒湿ヲ標トナス」（張秉成）方剤である。

八綱分類

　裏寒虚証

臨床応用

　体質虚弱の人，あるいは虚寒により体力が低下した人の次の諸病：急性・慢性胃腸機能障害，胃アトニー，胃拡張，悪阻（つわり），慢性胃弱。

類方鑑別

真武湯：本方証と同じように裏の虚寒証であるが，腹痛・下痢・手足の冷えがもっと顕著で，めまい・立ちくらみなど痰飲の証が多く現れる。（腎陽虚水泛）

小建中湯：腹痛があり，虚証であるが，冷え性の傾向は少なく，腹部は軟弱かあるいは薄く，腹直筋が緊張している。心下痞はない。（虚労裏急）

安中散：虚証。冷え症で胃痛や胸やけがある。（胃寒の腹痛）

半夏厚朴湯：本方証よりもっと実証で咽中炙臠（咽の痞え感）が強い。心下の痞えがあるが，気滞に水気上逆を伴うときの薬方である。（気滞と痰飲）

— 129 —

エキス製剤82番

桂枝人参湯（傷寒論）
けいし にんじんとう

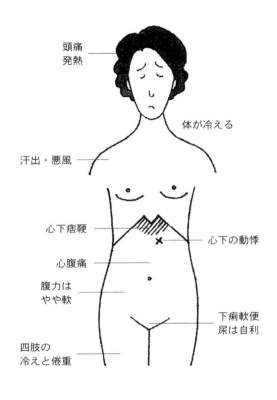

方意

人参湯（p.128）の乾姜を減量し，そのうえで桂枝を加えた薬方である。元来脾胃虚寒がある者の虚に乗じて傷寒の邪気が侵入し，発熱と下痢を来した場合に用いる。（寒邪が太陰脾を直撃）

また，脾胃虚寒に表証を伴う場合（協熱下痢）に用いる。

桂枝をもって表証を治し，人参湯をもって裏証を治す。

病位は太陽病と太陰病（脾の虚寒証＋表証）。

脈は浮弱で数。

舌は淡白で湿潤，ほとんど無苔。

診断のポイント

①冷え性で下痢しやすい
②表証＋胃弱，心下痞鞕
③四肢倦怠・足の冷え・頭痛

註）本方は，解表温裏により表裏双解するので，**五積散**（p.58）や**参蘇飲**（p.60）と同じ表裏双解剤の範疇に入れるべきかもしれない。

原典

太陽病，外証未ダ除カレザルニ 数之ヲ下シ，遂ニ協熱シテ利ス。利下止マズ心下痞鞕シ表裏解セザル者ハ，桂枝人参湯之ヲ主ル。（『傷寒論』太陽病下篇）

処方

ケイシ（桂枝）……………… 4.0 g	ニンジン（人参）……………… 3.0 g
カンゾウ（甘草）……………… 3.0 g	カンキョウ（乾姜）……………… 2.0 g
ビャクジュツ（白朮）……………… 3.0 g	

— 130 —

6.温裏補陽剤　桂枝人参湯

構成

君薬　臣薬　佐薬　使薬

桂枝 — 人参 — 白朮 ┬ 甘草
　　　　　　　　　└ 乾姜

　　君薬は桂枝，臣薬は人参・白朮，佐薬は乾姜，
使薬は甘草とする説もある。

方義

桂枝：辛甘温。発汗解肌。傷寒の頭痛を治し，営衛を調和する。したがって，本方では
　　　桂枝をもって表を解す。
人参：甘苦微温。元気を補い，心下の痞塞を治し，┐
　　　裏寒を治す。　　　　　　　　　　　　　　├ 人参＋白朮で，
白朮：辛甘温。脾を補い湿を燥し，泄瀉を止める。┘ 安中止瀉の働きをする。
乾姜：大辛大熱。裏を温め，経絡を温め，血行を良くする。消化を助ける。
甘草：甘平。急迫を除き，痛みを緩和し，諸薬を調和し，それらの働きを助ける。
　　表証が除かれず，心下痞鞕して下痢する者は本方の証であるが，もし表証はすでに
なく心下痞鞕して下痢する者は半夏瀉心湯（p.48）の証である。表熱があり水飲内蓄・
尿不利の者は五苓散（p.234）の証である。表熱があり中寒多尿の者が本方の証（桂枝
人参湯証）である。

八綱分類

　　裏寒虚証

臨床応用

　　胃腸の弱い人の次の諸症：頭痛，動悸，慢性下痢，胃アトニー。

類方鑑別

人参湯：比較的体力の衰えた人で，食欲不振や下痢など胃腸機能の低下は本方証と同じ
　　　　であるが，発熱・頭痛など表証がない場合に用いる。（脾陽虚・裏寒）
呉茱萸湯：体力中等度以下の人で，手足が冷え，嘔吐を伴い，発作性頭痛がある場合に
　　　　　用いる。（肝胃の虚寒で寒飲上逆）
半夏白朮天麻湯：心窩部に膨張感や振水音があり，頭痛のある点は本方証に似ているが，
　　　　　　　　頭重やめまいなど痰飲の証候を顕著に伴う場合に用いる。（脾気虚の
　　　　　　　　痰飲上擾）
真武湯：本方証よりも一層虚証で，より冷えが強く，下痢が顕著な場合に用いる。めま
　　　　い・立ちくらみが見られる。（腎陽虚水泛証）
半夏瀉心湯：心下痞や下痢・腸鳴は見られるが，表証も裏の虚寒もない。脈は沈滑。
　　　　　　（脾胃不和と痰飲の証）

— 131 —

エキス製剤5番

安中散（和剤局方）
（あんちゅうさん）

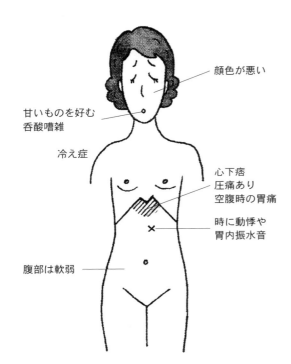

方意

冷えによる心窩部痛および腹痛に対する方剤である。

冷え症で痩せ型の胃弱タイプのうち，胃痛・胸やけなどがある者に用いるとよい。

病位は太陰（脾）。

脈は沈弱，時に遅。

舌は淡白湿潤，薄い白苔をみる。

診断のポイント

① 冷え症で胃弱
② 心下痞と圧痛
③ 胃痛（空腹時）
④ 甘いものを好む

原典

遠年日近，脾疼飜胃，口ニ酸水ヲ吐シ，寒邪ノ気内ニ留メ滞シテ停積消エズ，胸膈張満，攻刺腹脇，悪心嘔逆，面黄肌痩シ，四肢倦怠スルヲ治ス。

又，婦人血気刺痛，小腹ヨリ腰ニ連ナリ，攻疰重痛ヲ治ス。並ビニ能ク之ヲ治ス。
（『和剤局方』巻之三・治一切気）

処方

ケイヒ（桂皮）……………………4.0 g	カンゾウ（甘草）…………………1.0 g
エンゴサク（延胡索）……………3.0 g	シュクシャ（縮砂）………………1.0 g
ボレイ（牡蛎）……………………3.0 g	リョウキョウ（良姜）……………0.5 g
ウイキョウ（茴香）………………1.5 g	

6. 温裏補陽剤　　安中散

構成

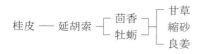

方義

桂皮：辛甘大熱。血脈を疏通し、営衛の風寒を去り、腹中冷痛を治す。内臓を温める作用が強い。
延胡索：辛苦温。鎮痛作用・鎮痙作用が強い。「上下内外ノ諸痛ヲ治ス」（『本草備要』）
茴香：辛温。散寒止痛。理気和胃。健胃作用と鎮痛作用を有す。「気ヲ理メ、胃ヲ開キ、亦タ寒疝ヲ治ス」（『本草備要』）
牡蛎：鹹渋微寒。制酸止痛、胃酸を中和し鎮痛に働くので呑酸胃痛を呈する者に用いる。
縮砂・良姜：辛温。温裏、鎮痛・止嘔作用。
甘草：甘平。急迫を徐し、健胃補脾作用が顕著。

八綱分類

裏寒虚証

臨床応用

瘦せ型で腹部筋肉が弛緩する傾向にあり、胃痛または腹痛があって、時に胸やけ・げっぷ・食欲不振・吐き気なども伴う人の次の諸病：神経性胃炎、慢性胃腸機能障害、胃アトニー。

類方鑑別

人参湯：冷え性で、血色が優れず、胃腸が弱く下痢しやすく、口中に薄い唾液が溜まり、薄い尿を出し、時に腹痛を訴える場合に用いる。（脾胃の陽虚裏寒）
六君子湯：胃腸虚弱で顔色が悪く、心窩部の振水音が著明で、胃部膨満感・食欲不振・倦怠感・手足の冷えがあり、腹痛はあまり訴えない場合。（脾虚痰飲）
四君子湯：六君子湯証に比べ、一層体力が衰えている場合に用いる。（気虚の基本方）
茯苓飲：本方証に比べて体力はあり、心窩部の振水音（胃内停水）が著明で、胃部膨満感・食欲不振・悪心・嘔吐・噯気・胸やけなどを訴える場合に用いる。（胃の痰飲証）
平胃散：比較的体力のある人で、おもに鼓腸・食欲不振・心窩部の膨満感などを訴える場合に用いる。（脾虚・湿濁内盛）
五積散：胃薬として用いることもあるが、経絡の中寒の方剤で、裏寒の症状より表寒の症状のほうが著顕。表や胃腸の冷えによる、食欲不振や胃のもたれ・下痢などがある。（経絡の中寒）
当帰四逆加呉茱萸生姜湯：肝の血虚と陽虚がある。寒邪による四肢の冷えが強く、冷えが脾胃にも及んだ場合に用いる。（寒滞肝脈）

エキス製剤 102 番

当帰湯 (備急千金要方)

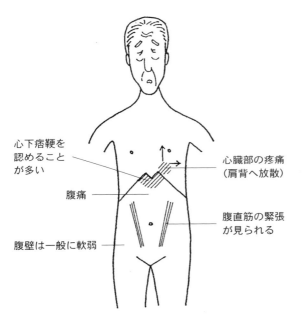

方意

疲れやすい・元気がない・冷え性・四肢が痺れるなど，気血ともに虚している虚寒証の人の，胸背痛・心下部痛を目標として用いられる処方である。

病位は足の太陰経（脾）にあり，虚証。

脈は沈細弱。

舌は淡白で湿潤し，無苔か薄い白苔をみる。

診断のポイント

① 冷え症・虚弱
② 背や肩に放散する胸痛や腹痛
③ 心下痞鞕

原典

心腹絞痛シ，諸虚冷気満チテ痛ム者ヲ治ス。（『備急千金要方』巻之十三「心臓」心腹痛第六篇）

註）第六篇には，当帰湯と名付けられた処方が6処方あり，本方はそのうちの最初の処方である。そのほか，同篇には温中当帰湯・増損当帰湯・羊肉当帰湯などといった処方も見られる。

処方

トウキ（当帰） …… 5.0 g	ニンジン（人参） …… 3.0 g
ハンゲ（半夏） …… 5.0 g	オウギ（黄耆） …… 1.5 g
ケイヒ（桂皮） …… 3.0 g	ショクショウ（蜀椒） …… 1.5 g
コウボク（厚朴） …… 3.0 g	カンゾウ（甘草） …… 1.0 g
シャクヤク（芍薬） …… 3.0 g	カンキョウ（乾姜） …… 1.5 g

6. 温裏補陽剤　　当帰湯

構成

| 君薬 | 臣薬 | 佐薬 | 使薬 |

当帰 —— 芍薬（白）┬ 桂皮・人参 ┬ 半夏・乾姜
　　　　　　　　　└ 黄耆・厚朴 ┘ 蜀椒・甘草

補血の当帰・芍薬が主薬である。現在用いられる各生薬の分量比は原典とは異なっている。原典では乾姜・甘草の分量が多い。その分量比の場合は君臣佐使が変わって，乾姜・蜀椒を君薬とすべきかもしれない。

方義

当帰：甘辛温。補血，活血，散寒，止痛。「心腹諸痛ヲ
　　　治ス」（『本草備要』）
芍薬（白）：酸苦微温。補血斂陰，緩急止痛。「中ヲ緩メ
　　　　　痛ヲ止ム，心痞脇痛ヲ治ス」（『本草備要』）

└ 当帰＋芍薬で，養血と理血の効果が強まり，温補鎮痛効果。

桂皮：甘辛大熱。温中補陽，散寒止痛。
　　　「沈寒錮冷ノ病ヲ治シ，営衛風寒ヲ去ル。腹中冷痛ヲ去ル」（『本草備要』）
人参：甘苦微温。大いに元気を補う。虚労内傷を治す。
黄耆：甘微温。補気昇陽。補薬の長である。

┘ 人参＋黄耆で，特に心肺・胃腸の働きを高める。

厚朴：苦辛温。理気，腹満・腹痛を除く働きがある。
半夏：辛温，有毒。降逆止嘔，燥湿化痰。胸脹咽痛・反胃吐食を治す。

┘ ガス停滞や腹満を除く。

乾姜：大辛大熱。補陽散寒，「臓腑ノ沈寒錮冷ヲ去リ，
　　　冷痺寒痞ヲ治ス」（『本草備要』）。
蜀椒：辛大熱。散寒止痛，「食ヲ消シ脹ヲ除キ，心腹
　　　冷痛ヲ治ス」（『本草備要』）。

┘ 乾姜＋蜀椒で裏を温め，胃腸を動かし止痛する。

甘草：甘平。補気健脾，諸薬を調和，芍薬と協力し鎮痙・鎮痛に働く。

八綱分類

　裏寒虚証

臨床応用

　背中に寒冷を覚え，腹部膨満感や腹痛・胸痛がある諸証：肋間神経痛，特発性胸痛，狭心症，寒冷性胃痛，いわゆる胃痙攣。

類方鑑別

柴胡桂枝湯：体力中等度の人が，季肋部の苦満感，肋骨弓下部の抵抗・圧痛（胸脇苦満），
　　　　　　腹痛，不安，不眠，のぼせなどを訴える場合に用いる。（心腹卒中）
桂枝加朮附湯：体力の低下した冷え性の人で，腹部膨満・鼓腸などはなく，関節痛・筋
　　　　　　　肉痛・神経痛（特に肋間神経痛）などを呈する場合に用いる。（寒湿痺）
大建中湯：手足や腰部の冷え・腹痛・腹部膨満・鼓腸は本方証と似ているが，胸痛は
　　　　　なく，体力がさらに低下し，時に蠕動不安など胃腸の症状が多く認められ
　　　　　る場合に用いる。（脾胃虚寒の疝痛）
人参湯：心窩部痛・胸痛などは本方証と似ているが，体力低下・冷え症・疲労感・食欲
　　　　不振・胃部停滞感など陽虚の所見が特に顕著な場合に用いる。（脾陽虚の裏寒）

— 135 —

エキス製剤100番

大建中湯（金匱要略）
（だいけんちゅうとう）

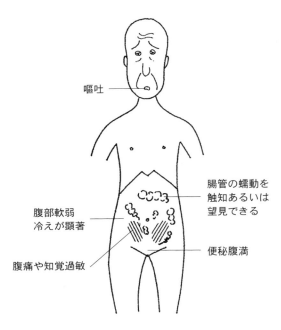

方意

虚寒証で腹中に寒があり，蠕動が亢進して痛む者，すなわち裏寒の疝痛に用いる。

病位は太陰脾の病である。

脈は沈細で遅，あるいは沈緊。

舌は一定しないが，一般に舌質は淡白で湿潤，舌苔は白滑，時に地図状舌。

診断のポイント

① 冷えで増強する腹痛
② 蠕動不穏や逆に低下・麻痺
③ 便秘腹満（腸閉塞のような症状）

原典

心胸中大イニ寒痛シ，嘔シテ飲食スル能ワズ，腹中寒エ，上衝シテ皮起コリ，出デ見ワレテ頭足有リ，上下シテ痛ミ，触レ近ヅクベカラザルハ大建中湯之ヲ主ル。（『金匱要略』腹満寒疝宿食病篇）

処方

カンキョウ（乾姜）	5.0 g	ニンジン（人参）	3.0 g
ショクショウ（蜀椒）	2.0 g	コウイ（膠飴）	20.0 g

註）膠飴20gを用いると甘過ぎて却って飲みにくいようである。10gくらいが適量と思われる。

6. 温裏補陽剤　　大建中湯

構成

君薬　　臣薬　　佐薬　　使薬

蜀椒 ── 乾姜 ── 人参 ── 膠飴

小建中湯（p.138）と同様に，膠飴を君薬とする考え方もある。

方義

膠飴：甘温。肺を潤し，脾を和し，痰を化し，咳を止む。「仲景，建中湯ニ之ヲ用ウ，其ノ甘以テ中ヲ緩ニスルヲ取ル」（『本草備要』）

蜀椒：辛熱，純陽。寒湿を散ず，食を消し，脹を除き，心腹冷痛を治す。一種の温熱性刺激薬である。

乾姜：大辛大熱。胃冷を除き，中を守る。温経止血，消痰止嘔の働き。

人参：甘苦微温。大いに元気を補い，虚労内傷を治す。膠飴に協力して，胃腸の消化・吸収を高め，体力を回復させる。

　「痛ム者ハ寒気多キ也。寒有ル故ニ痛ム也」（『素問』）。本方の証は中陽が衰微し，陰寒内盛となった故である。したがって温中散寒補虚の処方を用いると，中陽が回復し，寒邪は自ら退散するのが本方建立の理論であるが，全体としては，平滑筋の痙攣に対する緩解作用に非常に優れた方剤である。

八綱分類

　裏寒虚証

臨床応用

　腹が冷えて痛み，腹部膨満感のある諸証：過敏性腸症候群，寒冷性腹痛，腸管痙攣，麻痺性イレウス，術後の便痛停止。

類方鑑別

人参湯：本方証と同じ裏寒に対する方剤であるが，本方のほうが散寒と鎮痛の作用が強い。人参湯には，温裏の作用はあるが，鎮痙・鎮痛の作用はない。

桂枝加芍薬湯：比較的体力の低下した人で，腹部膨満感・腹痛・冷え性などは本方証に似ているが，排便異常・腹直筋の緊張のある場合に用いる。（太陰病の腹痛）

小建中湯：桂枝加芍薬湯の使用目標に似ているが，体力がより一層低下した人で，疲労・倦怠感・動悸・神経過敏などを伴う場合に用いる。（虚労裏急）

当帰四逆加呉茱萸生姜湯：体力が低下した人で，手足の冷えが本方証よりも一層激しく，下腹部痛・腰痛・頭痛などを伴う場合に用いる。（寒滞肝脈）

真武湯：体力が低下した人に，全身倦怠感・四肢の冷感・腹痛・下痢・めまい・心窩部振水音などの症状がある場合に用いる。（腎陽虚水泛）

— 137 —

小建中湯（傷寒論・金匱要略）
（しょうけんちゅうとう）
（桂枝加芍薬湯 加膠飴）

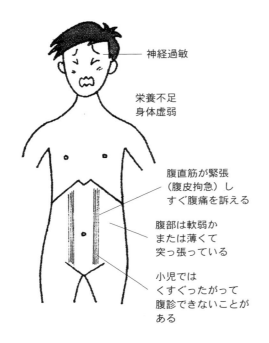

- 神経過敏
- 栄養不足 身体虚弱
- 腹直筋が緊張（腹皮拘急）しすぐ腹痛を訴える
- 腹部は軟弱かまたは薄くて突っ張っている
- 小児ではくすぐったがって腹診できないことがある

方意

桂枝湯（p.2）の芍薬を倍加した**桂枝加芍薬湯**（p.144）に膠飴を加えた薬方で，桂枝加芍薬湯よりもさらに虚証向き。

病位は太陰脾の病で，脾虚あるいは全身の気血が不足する者の腹痛（虚労・裏急）に用いる。あるいは胃腸の弱い虚弱児の体質改善など，特に小児に対しては応用範囲が広い。

脈は浮取で濇，沈取ではやや弦。

舌色は淡白，薄苔あるいは無苔のことが多い。

診断のポイント

① 腹部軟弱
② 腹皮拘急
③ 小児では胃腸型の虚弱児

原典

傷寒，陽脈濇，陰脈弦ナレバ，法当ニ腹中急痛スベシ。先ズ小建中湯ヲ与エ，差エザル者ハ小柴胡湯之ヲ主ル。（『傷寒論』太陽病中篇）

傷寒二三日，心中悸シテ煩スル者ハ小建中湯之ヲ主ル。（同）

虚労裏急，悸，衄，腹中痛，夢ニ失精，四肢痠痛シ，手足煩熱シ，咽乾口燥スルハ小建中湯之ヲ主ル。（『金匱要略』血痺虚労病篇）

男子ノ黄，小便自利スルハ当ニ虚労ノ小建中湯ヲ与ウベシ。（同・黄疸病篇）

婦人ノ腹中痛ハ小建中湯之ヲ主ル。（同・婦人雑病篇）

処方

シャクヤク（芍薬）……6.0 g	カンゾウ（甘草）……2.0 g
ケイシ（桂枝）……4.0 g	ショウキョウ（生姜）……1.0 g
タイソウ（大棗）……4.0 g	コウイ（膠飴）……20.0 g

註）膠飴は20g用いると甘過ぎて飲みにくいようである。10gが適量のようである。

6. 温裏補陽剤　　小建中湯

構成

| 君薬 | 臣薬 | 佐薬 | 使薬 |

膠飴 ── 甘草 ┌ 桂枝 ┐┌ 生姜
　　　　　　└ 芍薬（白）┘└ 大棗

汪昂『医方集解』に拠る。成無己も同じ見解である。
　許宏『金鏡内台方議』は，膠飴を君，甘草・大棗を臣，芍薬を佐，桂枝・生姜を使としている。

方義

膠飴：甘温。中を補い，急痛を緩和する。
甘草：甘平。急迫を徐し痛みを止める。脾を緩和する。
桂枝：辛甘温。営衛の不足を補う。一説には，建中の目的には桂皮を用いるべきとある。
芍薬（白）：酸苦微寒。平肝斂陰。血脈を和し，津液の不通を治す。白芍薬を用いる。
生姜・大棗：どちらも温，生姜は辛，大棗は甘。ともに脾胃を補う。

　建中とは脾を建てるの意であり，原典の陽脈濇・陰脈弦は中虚内寒を表現している。心中悸する者は気虚の証である。煩熱する者は血虚の証である。胃は衛の源で陽であり，これを益すには辛味（桂枝・生姜）を用いる。脾は営の本で陰であり，これを補うには甘味（膠飴・甘草・大棗）を用い，同時に陰を化すために酸味（芍薬）を用いる。

八綱分類

　裏寒虚証

臨床応用

　体質虚弱で疲労しやすく，神経過敏で，血色が優れない人が，腹痛・動悸・手足のほてり・体の冷え・頻尿および多尿などのいずれかを伴う場合の次の諸症：小児虚弱体質，慢性疲労症候群，神経質，過敏性腸症候群，登校拒否，小児夜尿症，夜泣き。

類方鑑別

桂枝加芍薬湯：本方証に比してやや実証で，腹痛や排便異常など胃腸症状だけが顕著な場合に用いる。（太陰病の腹痛）
大建中湯：本方証に比べてより虚証で，腹痛が激しい。腹直筋の緊張はなく，鼓腸を呈し，時に腸管の蠕動亢進や麻痺を認める場合に用いる。（虚寒の腹痛）
柴胡桂枝湯：体力中等度の人で，しばしば腹痛を伴い，腹直筋の緊張は本方証と同様であるが，さらに肋骨弓下部に抵抗・圧痛（胸脇苦満）および季肋部の苦満感を呈する（心下支結）。
桂枝加竜骨牡蛎湯：体質は虚弱で，腹直筋の緊張は軽度である。特に下腹部の腹直筋が緊張（少腹弦急）。腹部大動脈の拍動を触知し，神経過敏・精神不安などが顕著な場合に用いる。（腎虚失精）
八味地黄丸：虚証で，手足煩熱・軽度の口渇・頻尿などの排尿異常を伴うが，胃腸症状がなく，腹直筋の緊張は認めず，小腹不仁がある場合に用いる。（腎陽虚）
人参湯：虚証，裏寒。腹痛下痢があるが軽度で，慢性的な人。（脾胃虚・裏寒）
真武湯：虚証。疲労感があり，腹部軟弱で下痢がある。めまい感を伴う。（腎虚水泛）
補中益気湯：疲労感著明，弛緩性で虚労の体質で，手足が重い。腹直筋の緊張や腹痛はない。（脾虚・中気下陥）

— 139 —

エキス製剤 123 番

当帰建中湯 (金匱要略)
とうき けんちゅうとう

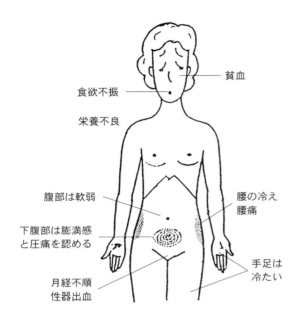

方意

小建中湯 (p.138) より, 膠飴を去り芍薬を減量し, 当帰を加えた処方である。血虚が甚だしく, 腹痛を伴う者に用いる。特に, 産後の衰弱や, 栄養の悪い月経困難症の婦人に適応がある。下腹部痛・腰痛・月経痛がある者によい。

著しく虚証の人には, 膠飴を加えて用いる。

病位は太陰脾の病。

脈は沈弱あるいは弦細。

舌は淡色湿潤, 無苔あるいは薄白苔。

診断のポイント

① 貧血・冷え性
② 腹部軟弱
③ 下腹部痛

原典

『千金』内補当帰建中湯ハ婦人産後, 虚羸不足, 腹中刺痛シテ止マズ, 吸吸少気シ, 或イハ少腹中急ニ苦シミ, 摩痛シテ腰背ニ引キ, 食飲スル能ワザルヲ治ス。産後一月, 日ニ四五剤ヲ服シ得レバ善為リ, 人ヲシテ強壮ナラシムニ宜シ。(『金匱要略』婦人産後病篇)

処方

シャクヤク (芍薬) ·················· 5.0 g
ケイシ (桂枝) ························ 4.0 g
タイソウ (大棗) ····················· 4.0 g
トウキ (当帰) ························ 4.0 g
カンゾウ (甘草) ····················· 2.0 g
ショウキョウ (生姜) ············· 1.0 g

註) 大虚のときは膠飴 10〜20 g を加える。

6.温裏補陽剤　　当帰建中湯

構成

君薬　　臣薬　　　佐薬　　　　使薬

当帰 ── 甘草 ┌ 桂枝 ┐ ┌ 生姜
　　　　　　└ 芍薬（白）┘ └ 大棗
　　　　　　　　　　　　　　（膠飴）

方義

当帰：甘辛温。補血調経・活血・散寒・止痛の働きがある。
　　　「血中ノ気薬タリ，頭痛腰痛心腹諸痛ヲ治ス。及ビ婦人ノ諸不足，一切ノ血症，
　　　陰虚シテ陽ノ附スル所無キ者ヲ治ス」（『本草備要』）
甘草：甘平。中を補い，急迫を徐す。
桂枝：辛甘温。営衛の不足を補い，営衛を調和する。
芍薬（白）：酸苦微寒。津液の不通を治す。鎮痙，鎮痛。　　　　　　　　┐
生姜・大棗：どちらも温，生姜は辛，大棗は甘。ともに脾胃を補う。　　├ 小建中湯
（膠飴：甘温。中を補い，裏を温め，急痛を緩和する。）　　　　　　　┘

　臨床的には小建中湯証に準じるが，特に産後に，月経困難症や下腹部痛があり，貧血
と栄養不良状態が著しい者に用いる。補血温中・和裏・緩急の方剤である。

八綱分類

　裏寒虚証

臨床応用

　疲労しやすく，血色の優れない者の次の諸症：月経痛，下腹部痛，痔疾・脱肛の痛み。

類方鑑別

当帰芍薬散：比較的体力の低下した人で，冷え症・めまい・貧血傾向があり，性周期に
　　　　　　伴って軽度の浮腫・腹痛などを呈する場合に用いる。（血虚＋痰飲証）
当帰四逆加呉茱萸生姜湯：本方の使用目標と似ているが，冷えの程度および下腹部の
　　　　　　抵抗・圧痛が一層顕著な場合に用いる。（寒滞肝脈）
小建中湯：体質虚弱な人で，腹部所見・症状とも本方証に似ているが，動悸，頻尿または
　　　　　　多尿，手足のほてり，小児では鼻出血を訴える場合に用いる。（虚労裏急）
大建中湯：体力が低下した人で，腹部が冷えると痛み，鼓腸や腹部膨満し，時として
　　　　　　腸の蠕動不穏が認められる者に用いる。（裏寒腹痛）

— 141 —

エキス製剤 98番

黄耆建中湯（金匱要略）
（小建中湯 加黄耆）

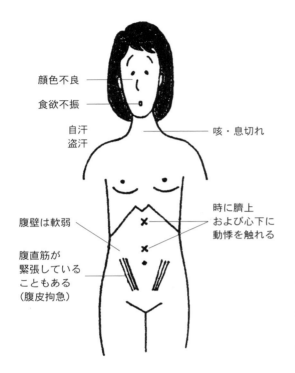

方意

虚労裏急に用いられる**小建中湯**（p.138）に，黄耆1味を加えた方剤である。

小建中湯証に加え，表裏ともに一段と虚し，自汗・息切れ・疲れやすさなどの気虚の症状が著しい。あるいは，虚証で化膿や皮膚に損傷・潰瘍などのある者にも用いられる。

病位は太陰経で脾と肺の病。
脈は細弱。
舌は淡白湿潤，時に薄い白苔。

診断のポイント

①疲れやすく，虚弱で元気がない
②腹部軟弱か薄くて突っ張っている
③特に消化器や呼吸器が弱い

原典

虚労ノ裏急，諸不足ハ黄耆建中湯之ヲ主ル。（『金匱要略』血痺虚労病篇）

処方

シャクヤク（芍薬）……………… 6.0 g	カンゾウ（甘草）……………… 2.0 g
オウギ（黄耆）………………… 4.0 g	ショウキョウ（生姜）………… 1.0 g
ケイシ（桂枝）………………… 4.0 g	コウイ（膠飴）………………… 20.0 g
タイソウ（大棗）……………… 4.0 g	

註）甘過ぎて却って服みにくいときは，膠飴は10 g くらいでよいのではないか。

6. 温裏補陽剤　　黄耆建中湯

構成

君薬　　臣薬　　　佐薬　　　　使薬

膠飴
黄耆 ├ 甘草 ┤ 桂枝　　├┤ 生姜
　　　　　　　芍薬（白）　　　大棗　　　　　　黄耆は佐薬とすべきか。

方義

膠飴：甘温。中を補い，急痛を緩和する。
甘草：甘平。急迫を徐す。脾を補う。
桂枝：辛甘温。営衛の不足を補う。　　　　　　　　　　　　├ 小建中湯
芍薬（白）：酸苦微寒。津液の不通を治す。鎮痙鎮痛。
生姜・大棗：どちらも温，生姜は辛，大棗は甘。ともに脾胃を補う。
黄耆：甘微温。補気昇陽，固表止汗，托毒生肌，利水消腫。補薬の長であり，脾肺の
　　　虚に用いる。

　本方の病態は，肺や脾が虚弱過ぎるため，肝気が脾の虚に乗じて（相克過度），肝脾
の不和を示したものである。
　また，黄耆の諸特性を利用して，虚弱者の諸病に用いられる。「虚スル者ハ之ヲ補
イ，労スル者ハ之ヲ温ム」（『素問』）の具体的応用例である。

八綱分類

　裏寒虚証

臨床応用

　身体虚弱で疲労しやすい者の次の諸症：虚弱体質，病後の衰弱，寝汗，痔瘻，膿瘍，
消化性潰瘍，皮膚潰瘍，アレルギー性鼻炎，小児喘息，慢性中耳炎。

類方鑑別

小建中湯：本方の使用目標と似ているが，化膿巣はなく，おもに腹痛などの胃腸症状が
　　　　　顕著な場合に用いる。（虚労裏急）
当帰建中湯：本方の使用目標に似ているが，顔色不良・下腹部痛・腹痛が顕著で，女子
　　　　　　では月経異常など血虚の証を伴う場合によく用いる。（血虚腹痛）

— 143 —

桂枝加芍薬湯 (傷寒論)
けいしかしゃくやくとう

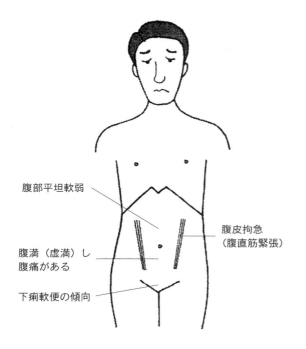

方意

桂枝湯 (p.2) の芍薬を倍加した処方である。

腹が引き攣り痛むときに用いる。

病位は太陰脾の虚証。

脈は弦弱。

舌は著変なく淡紅。時に薄い白苔が見られる。

診断のポイント

①腹痛・虚満
②腹皮拘急の腹証
③下痢・時に裏急後重

原典

本太陽病，医反テ之ヲ下シ，爾ルニ因リテ腹満シ時ニ痛ム者ハ太陰ニ属ス也。桂枝加芍薬湯之ヲ主ル。大イニ実シテ痛ム者ハ桂枝加大黄湯之ヲ主ル。(『傷寒論』太陰病篇)

処方

シャクヤク（芍薬）……6.0 g	カンゾウ（甘草）……2.0 g
ケイシ（桂枝）……4.0 g	ショウキョウ（生姜）……1.0 g
タイソウ（大棗）……4.0 g	

6. 温裏補陽剤　　**桂枝加芍薬湯**

構成

君薬　　　臣薬　　　佐薬　　使薬

桂枝 ── 芍薬（白）── 甘草 ─┌ 生姜
　　　　　　　　　　　　　　└ 大棗

方義

桂枝：辛甘温。発汗解肌作用，営衛を調和する。
芍薬（白）：苦酸微寒。陰気を収斂し，裏を和す。
　　　　　　白芍薬は性平で，よく脾陰を益し，　　　芍薬＋甘草は
　　　　　　肝血を和し，虚痛を治す。　　　　　　　鎮痛鎮痙作用に優れている。
甘草：甘平。急迫を徐す。中を緩和する。
生姜・大棗：ともに温，生姜は辛，大棗は甘。脾胃の機能を補養し，営衛を整える。

　本方証は，表邪が止まないのに誤治して下したため，邪気が虚に乗じて太陰脾経に侵入し，そのため裏気不和となって腹満・腹痛を生じた変証の一種である。これは虚証であるから桂枝湯によって表証を去り，白芍薬を倍加することにより裏も和そうとするものである。白芍薬は能く痙攣性の腹痛を止める。

八綱分類

　裏寒虚証

臨床応用

　腹部膨満感のある次の諸症：渋り腹，腹痛，過敏性腸症候群。

類方鑑別

桂枝加芍薬大黄湯：本方証と同様の腹痛を呈するが，下痢はなく便秘と腹満がある場合に用いる。胃実で脈は沈実である。病位は太陰病であるが一部陽明病にもかかっている。（太陰が一部陽明病にかかる証）
小建中湯：本方証より体力の低下した人で，腹痛が持続的でさらに強い場合に用いる。本方より鎮痙・温補の働きが強い。（五臓虚労の裏急）
大建中湯：体力の低下した人で，腹痛を訴えるが，腹壁の緊張は弱いが鼓腸の程度が強く，時に腸管の蠕動亢進が認められる場合に用いる。（腹中寒して痛む者）
芍薬甘草湯：急激に起こり，筋肉の痙攣を伴う痛みに用いる。脈が弦。（筋肉痙攣の諸痛）

— 145 —

エキス製剤 31 番

呉茱萸湯（ごしゅゆとう）（傷寒論・金匱要略）

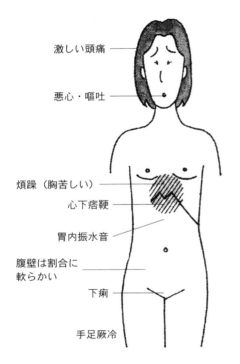

（図中ラベル）
- 激しい頭痛
- 悪心・嘔吐
- 煩躁（胸苦しい）
- 心下痞鞕
- 胃内振水音
- 腹壁は割合に軟らかい
- 下痢
- 手足厥冷

方意

　胃（陽明）に虚寒があり，気の動揺が激しく，寒飲が上逆して，乾嘔・吃逆・頭痛などの症状を呈する者に用いる。

　病位は本来陽明（胃）の虚寒証であるが，同時に少陰あるいは厥陰の症状（少陰の手足厥冷・厥陰の乾嘔頭痛）も現す。

　脈は弦遅。

　舌は湿潤で淡白，白滑苔あり。

診断のポイント

① 胸苦しさと心下痞鞕
② 悪心・嘔吐（嘔して胸満）
③ 四肢の冷え（四肢厥冷）
④ 激しい頭頂部の頭痛があるが，めまいはないのが特徴

原典

　穀ヲ食シテ嘔セント欲スルハ陽明ニ属ス也。呉茱萸湯之ヲ主ル。湯ヲ得テ反テ劇シキ者ハ上焦ニ属ス也。（『傷寒論』陽明病篇）

　少陰病，吐利シ，手足逆冷シ，煩躁シテ死セント欲ス者ハ呉茱萸湯之ヲ主ル。（同・少陰病篇）

　乾嘔シテ涎沫ヲ吐シ，頭痛ム者ハ，呉茱萸湯之ヲ主ル。（同・厥陰病篇，『金匱要略』嘔吐噦下利病篇）

　嘔シテ胸満スル者ハ茱萸湯之ヲ主ル。（『金匱要略』・同）

処方

タイソウ（大棗）･････････････ 4.0 g	ニンジン（人参）･･･････････ 2.0 g
ゴシュユ（呉茱萸）･･････････ 3.0 g	ショウキョウ（生姜）･･････ 1.5 g

— 146 —

6. 温裏補陽剤　　呉茱萸湯

構成

| 君薬 | 臣薬 | 佐薬 | 使薬 |

呉茱萸 ── 生姜 ── 人参 ── 大棗　　　　　許宏『金鏡内台方議』に拠る。

方義

呉茱萸：辛苦大熱。小毒あり。中を温め，気を下し，湿を除き，厥陰の頭痛を治す。本方
　　　　の主薬であり，中焦の胃寒を温め，下焦の肝腎を温め，かつ三陰の逆気を下す。
生姜：辛温。裏寒を散じ，嘔吐を止める。本方では気を散じる働きをする。
人参・大棗：甘温。脾胃（中）の虚を補い，心下の痞塞を治す。本方では，諸気を調和
　　　　する。
　傷寒では本方の主証は3つある。1に陽明病の胃寒性嘔吐，2に厥陰病の頭痛と
涎沫嘔吐，3に少陰病の吐下と煩躁である。少陰病では，少陰腎陽虚の虚寒が胃に及ぶ。
厥陰病では，肝の寒邪が胃に来て寒陰上逆する証である。
　雑病ではこの3つの証は，証候はおのおの異なるが，本態は皆同じ胃の虚寒に属す。
弦遅の脈証は胃中虚寒を表し，淡白湿潤の舌体と白滑の舌苔は陰寒内盛を示す。

八綱分類

　裏寒虚証

臨床応用

　手足が冷えやすく中等度以下の体力の者の次の諸病：冷え症，片頭痛，習慣性頭痛，
特発性嘔吐，脚気衝心。

類方鑑別

半夏白朮天麻湯：冷え性の傾向のある人が，持続性であまり激しくない頭痛にめまいを
　　　　　　　　伴い，悪心などを訴える場合に用いる。胃弱とめまいが特徴的。
　　　　　　　　（脾気虚の痰濁）
釣藤散：中年以降の人で，高血圧の傾向があり，特に早朝時に頭痛を訴えることが
　　　　多く，項や肩の凝り・めまい・耳鳴・のぼせなどの症状を伴う。（肝風内動）
五苓散：頭痛の症状は本方証と似ているが，陽証の水逆。体質的に冷え性ではない。
　　　　項背や肩の凝りは弱く，口渇・尿量減少の傾向がある。少し表証もあり，脈は
　　　　浮。（太陽腑病で水飲内蓄の証）
半夏瀉心湯：嘔吐・乾嘔があるが，裏実ではない。虚実錯雑証で，心下痞があり，噯気・
　　　　　　腸鳴を伴う。（脾胃不和，痰飲上逆）

— 147 —

エキス製剤 38 番

当帰四逆加呉茱萸生姜湯 (傷寒論)
（とうきしぎゃくかごしゅゆしょうきょうとう）

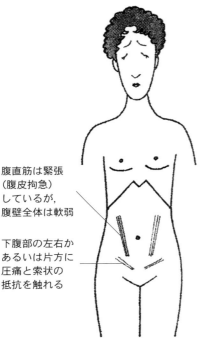

腹直筋は緊張
（腹皮拘急）
しているが，
腹壁全体は軟弱

下腹部の左右か
あるいは片方に
圧痛と索状の
抵抗を触れる

方意

血虚で四肢および裏の寒が著しい者（寒滞肝脈）に用いられる処方である。

冷え症で手足にしもやけができやすい厥寒を目標に用いられるが，古人が「疝」と呼んだ大小便の不通を伴って急に激しい腹痛を来す病にも著効がある。

病位は足の厥陰肝経の臓病で，裏寒虚証。（当帰四逆湯は，厥陰肝経の経病）

脈は沈細。

舌は淡白で湿潤し無苔，時に薄い白苔をみる。

診断のポイント

① 全身の部位不定の痛み
　（腰痛・筋痛・頭痛など）
② 手足の寒厥
③ 寒冷により症状が増強する

註）上記の症状は男性にも見られるが，女性では婦人科的手術後，数年して起こる例が多く見られる。

原典

手足厥寒シ，脈細ニシテ絶エント欲ス者ハ当帰四逆湯之ヲ主ル。（『傷寒論』厥陰病篇）
若シ，其ノ人内ニ久寒有ル者ハ，当帰四逆加呉茱萸生姜湯ガ宜シ。（同）

処方

ケイシ（桂枝）……………… 3.0 g	カンゾウ（甘草）……………… 2.0 g
トウキ（当帰）……………… 3.0 g	タイソウ（大棗）……………… 5.0 g
サイシン（細辛）…………… 2.0 g	ゴシュユ（呉茱萸）…………… 2.0 g
シャクヤク（芍薬）………… 3.0 g	ショウキョウ（生姜）………… 1.0 g
モクツウ（木通）…………… 3.0 g	

註）本方は，当帰四逆湯合呉茱萸湯去人参と考えられる。

6. 温裏補陽剤　　当帰四逆加呉茱萸生姜湯

構成

君薬　　　臣薬　　　　佐薬　　　　使薬

当帰 — 芍薬（白）┌ 桂枝　　┌ 生姜
　　　　　　　　│ 細辛　　│ 大棗
　　　　　　　　│ 呉茱萸　└ 甘草
　　　　　　　　└ 木通

　　　　　　　　　　　　　許宏『金鏡内台方議』の，当帰四逆湯
　　　　　　　　　　　　の項を参考にした。

方義

当帰：甘辛温。補血作用。血中の気薬。血を和し，
　　　内寒を散じ，心を助ける。
芍薬（白）：酸苦微寒。血を補い，陰を収斂する。
　　　　　営血を養う。

　┐当帰＋芍薬で血を温養する。
　┘（血管拡張・鎮痛・鎮痙）

桂枝：辛甘温。肌を解し，営衛を調える。
細辛：辛温。風湿の邪を散ず。鎮痛作用が強い。

　┐桂枝＋細辛が協力して
　┘温経・散寒・通脈の働きをする。

呉茱萸：辛苦大熱，小毒あり。風寒湿を散ず。肝を温め厥陰の頭痛・陰毒腹痛・嘔逆
　　　　呑酸を治す。（散寒止痛・下気止嘔）

大棗：甘温。
甘草：甘平。

　┐大棗＋甘草は補脾作用とともに，当帰・芍薬を助け，血脈を温養する。
　┘

木通：苦寒。利水・通脈の働き。「上ハ心包ニ通ジ，心火ヲ降シ，肺熱ヲ清シ津液ヲ化
　　　ス。下ハ大小腸膀胱ニ通ジ，諸湿熱ヲ小便ヨリ出サシム」（『本草備要』）

生姜：辛温。寒を散じ，痰を開き，嘔を止める。

　全体として，肝血虚がある者が，寒冷により末梢循環，特に四肢に動脈性の血行障害
を起こし，それが腹腔内の血管にまで影響を及ぼして，四肢の厥冷とともに腹痛・嘔吐
などを起こして来た証に用いる基本方剤である。（寒滞肝脈）

　条文の「内ニ久寒アレバ」は，寒邪が足の厥陰経からその臓たる肝にも入ったことを
示す。

八綱分類

　裏寒虚証

臨床応用

　手足の冷えを感じ，下肢が冷えると下肢または下腹部が痛くなりやすい者の次の
諸症：冷え症，しもやけ（凍瘡），凍傷，バージャー病，頭痛，下腹部痛，腰痛。

類方鑑別

当帰芍薬散：体力のやや低下した人で，本方証に比して冷えや下腹部痛は軽度で，月経
　　　　　　異常やめまいなどを伴っている場合に用いる。（血虚と痰飲証）
大建中湯：体力が低下し，腹壁の緊張が弱い人で，鼓腸を呈し，時に腸管の蠕動亢進や
　　　　　麻痺が認められ，寒さで増強する腹痛を訴える場合に用いる。（裏寒の疝痛）

— 149 —

エキス製剤106番

温経湯（金匱要略）

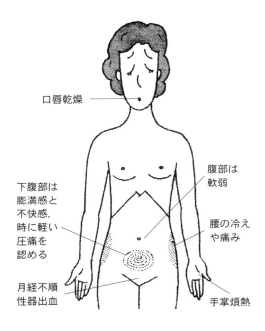

方意

　芎帰膠艾湯（p.172）の附方と見なされる処方で，気血両虚のため，元気が衰え，下半身は冷えるが，手掌煩熱・口唇乾燥がある婦人を目標に用いる，温経散寒・養血祛瘀の方剤である。
　病位は太陰と少陰の両経にまたがり，虚寒証で衝任2脈が冷え，瘀血が生じて，新血が生じ得ない証である。
　脈は沈細。
　舌は淡白でやや紫色を帯び無苔。

診断のポイント

① 貧血と冷え性（気血両虚）
② 口唇乾燥と手掌の煩熱（瘀血）
③ 腹部軟弱・不正性器出血

原典

　問ウテ曰ク，婦人年五十所，下利ヲ病ミ数十日止マズ，暮ルレバ即チ発熱シ，少腹裏急シ，腹満シ，手掌煩熱シ，唇口乾燥スルハ何ゾヤ。
　師曰ク，此ノ病帯下ニ属ス。何ヲ以テノ故カ。曾テ半産ヲ経，瘀血少腹ニ在リテ去ラズ。何ヲ以テ之ヲ知ルカ。其ノ証，唇口乾燥スルガ故ニ之ヲ知ル。当ニ温経湯ヲ以テ之ヲ主ルベシ。
　亦夕婦人少腹寒エ，久シク受胎セザルヲ主リ，兼ネテ崩中ノ血ヲ去ル，或イハ月水来ルコト過多，及ビ期ニ至ルモ来タラザルヲ取ル。（『金匱要略』婦人雑病篇）

処方

バクモンドウ（麦門冬）	4.0g	センキュウ（川芎）	2.0g
ハンゲ（半夏）	4.0g	ニンジン（人参）	2.0g
トウキ（当帰）	3.0g	ボタンピ（牡丹皮）	2.0g
カンゾウ（甘草）	2.0g	ゴシュユ（呉茱萸）	1.0g
ケイシ（桂枝）	2.0g	ショウキョウ（生姜）	1.0g
シャクヤク（芍薬）	2.0g	アキョウ（阿膠）	2.0g

6. 温裏補陽剤　　温経湯

構成

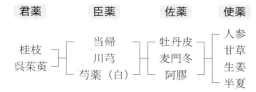

方義

桂枝：甘辛大熱。温中補陽，散寒止痛，命門相火の不足を
　　　補い，沈寒錮冷の病を治す。桂皮を用いることが多い。　］桂枝＋呉茱萸は
呉茱萸：辛苦大熱，小毒あり。散寒止痛。風寒を逐う。　　　協同して陰部の寒気の
　　　　厥陰の頭痛・陰毒腹痛を治す。産後の余血を下す。　鬱結を解消させる。
当帰：甘辛温。補血調経，活血，散寒。　　　　　］当帰＋川芎で血を補養し，気をめぐらせ，
川芎：辛温。活血理気，調経止痛，散寒。　　　　］瘀血を除き，止痛する効果がある。
芍薬（白）：酸苦微寒。補血斂陰，緩急止痛。肝火を瀉し，脾肺を安んじ，血脈を和し，
　　　　　　陰気を収め，中を緩め，痛を止む。
牡丹皮：辛苦微寒。止血，活血化瘀，血を和し，血を涼して新血を生じさせる。積血を
　　　　破り，経脈を通じさせる。
麦門冬：甘微苦寒。生津，養胃。滋潤作用と補養作用をもち，陰を強め，精を益す。
阿膠：甘平。補血，止血，滋陰潤燥。腎を滋し，気を益し，血を和し，陰を補う。造血
　　　作用がある。
人参・甘草・生姜・半夏：脾胃を補い，元気を益す。消化吸収を促進，他薬の働きを
　　　　　　　　　　　　助ける。
　全体として，下焦に虚寒があり，血虚に瘀血を兼ねる病態を治す方剤である。

八綱分類

　裏寒虚証

臨床応用

　体は冷えるのに，手足がほてり，唇が乾く者の次の諸症：月経不順，月経困難症，
帯下，更年期障害，不眠，神経症，足腰の冷え，しもやけ（凍瘡），アトピー性皮膚炎。
また，血と津液不足で手掌が荒れる進行性手掌角化症，手掌湿疹，鵞掌風。

類方鑑別

当帰芍薬散：比較的体力の低下した人で，顔色が悪く，軽度の浮腫・心悸亢進・全身
　　　　　　倦怠感などがある場合に用いる。（血虚＋痰飲証）
当帰四逆加呉茱萸生姜湯：比較的体力の低下した人で，寒冷に伴って起こる下腹部・
　　　　　　　　　　　　腰部・四肢末端の冷えや疼痛などがある場合に用いる。（血虚
　　　　　　　　　　　　受寒・寒滞肝脈）
芎帰膠艾湯：比較的体力が低下した人で，胃腸障害は少なく，下部からの出血（痔出血・
　　　　　　性器出血・尿路出血など）を認める場合に用いる。（血虚の出血）

エキス製剤 30 番

真武湯 (傷寒論)
しんぶとう

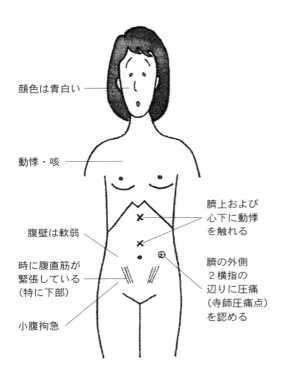

- 顔色は青白い
- 動悸・咳
- 腹壁は軟弱
- 時に腹直筋が緊張している（特に下部）
- 小腹拘急
- 臍上および心下に動悸を触れる
- 臍の外側2横指の辺りに圧痛（寺師圧痛点）を認める

方意

「少陰病の葛根湯」ともいわれるほどに繁用される処方である。陽虚・陰寒旺盛で, 新陳代謝が減衰しているときによく用いられる。

本方は, 陽気を益し, 寒湿水気を散らす働きをする。**五苓散**(p.234) は有余の水をめぐらせ, 本方は不足の水をめぐらせる。

病位は少陰病で腎陽虚。

脈は沈で微弱, 時に浮弱（虚脈), 遅脈である。

舌は湿潤, 時に薄い白苔をみる。

診断のポイント

① 冷え性・身体が重い
② めまい（立ちくらみ）や動悸
③ 下痢・腹痛の傾向
④ 虚弱体質や急性病で急激に衰弱したときなど

原典

太陽病汗ヲ発シ, 汗出ズレドモ解サズ, 其ノ人仍発熱シ, 心下悸シ, 頭眩シ, 身瞤動シ, 振振トシテ地ニ擗レント欲ス者ハ, 真武湯之ヲ主ル。(『傷寒論』太陽病中篇)

少陰病, 二三日已マズ四五日ニ至リ, 腹痛, 小便不利, 四肢沈重疼痛シ, 自ラ下利スル者ハ此レ水気有リト為ス。其ノ人或イハ欬シ, 或イハ小便利シ, 或イハ下利シ, 或イハ嘔ス者ハ真武湯之ヲ主ル。(同・少陰病篇)

処方

ブクリョウ（茯苓）……………… 4.0 g	ブシ（附子）……………………… 1.0 g
ビャクジュツ（白朮）…………… 3.0 g	ショウキョウ（生姜）…………… 1.5 g
シャクヤク（芍薬）……………… 3.0 g	

6．温裏補陽剤　　真武湯

構成

君薬	臣薬	佐薬	使薬

茯苓 ── 白朮 ── 芍薬（白）┬ 附子
　　　　　　　　　　　　　└ 生姜

これは許宏『金鏡内台方議』に拠る。柯韻伯『名医方論』では，附子は佐薬としている。
成無己『傷寒明理薬方論』では，佐が芍薬と生姜，使は附子となっている。

方義

附子：大辛大熱。腎陽を補い経脈を温め，寒邪を去る。
茯苓・白朮：健脾と利水の作用。茯苓は同時に動悸を治す。
芍薬（白）：酸苦微寒。裏に入り，陰気を収斂し，脾気を益す。営を和し，腹痛を止める。
生姜：辛温。経を温め，脾胃を温め寒を逐う。胃内の水を散じ嘔吐を止める。

　全体として，腎陽が内に虚し，水を制御することができなくなったときの方剤である。心下悸・頭眩・身瞤動は真気が虚した亡陽の証であり，腹痛・小便不利・下痢・嘔吐は寒湿過剰による証候である。

八綱分類

　裏寒虚証

臨床応用

　新陳代謝の沈衰や強い冷えによる次の諸病：胃腸疾患，胃腸虚弱，慢性下痢，消化不良，胃アトニー，胃下垂，ネフローゼ，眩暈症，脳梗塞，脊髄疾患による運動ならびに知覚麻痺，神経症，うつ症状，高血圧症，心臓弁膜症，心不全の心悸亢進，半身不随，慢性リウマチ性疾患，老人性皮膚瘙痒症。

類方鑑別

人参湯：あまり激しくない冷えや下痢。人参湯証の下痢は胃から，本方証の下痢は腸から起こる。人参湯は脾陽虚，本方は腎陽虚の証である。（脾陽虚）
小建中湯：倦怠・疲労はあるが，下痢・嘔気・めまい等，寒湿の証はない。（虚労裏急）
苓桂朮甘湯：眩暈と水気上衝があるが，裏寒の証は著明でない。水気は脾虚に由来するもので脈は沈緊である。（痰飲上衝）

エキス製剤7番

八味地黄丸（金匱要略）
（腎気丸・八味丸）

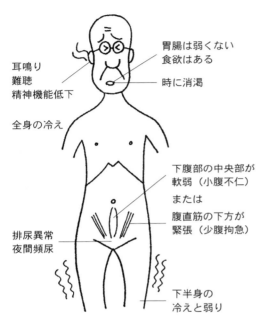

方意

腎虚の代表的方剤として有名（正確には，腎陽虚の処方）。腎は陰陽の源で，腎陽虚では身体諸機能の低下・循環不全により，虚寒の証候が現れる。足腰が弱く，冷え性の老人にこの証が多い。

病位は少陰病で腎気・腎陽の虚。脈は沈で，尺脈が弱い。

舌は湿って淡白で，白滑の苔を帯びる。時に陰陽とも虚して陰虚の証候も見られ，無苔（鏡面舌）。

診断のポイント

① 下半身機能低下（腰痛・脚弱）
② 足腰の冷えと脱力，耳が遠い
③ 排尿障害と小腹（臍下）不仁

原典

『崔氏』八味丸ハ，脚気上ニ入リ小腹不仁スルヲ治ス。（『金匱要略』中風歴節病篇）

虚労ノ腰痛，少腹拘急シ，小便不利ノ者ハ，八味腎気丸之ヲ主ル。（同・血痺虚労病篇）

男子ノ消渇ハ小便反テ多ク，飲ムコト一斗ヲ以テ小便一斗ハ，腎気丸之ヲ主ル。（同・消渇病篇）

問ウテ曰ク，婦人ノ病，飲食故ノ如カレド，煩熱シテ臥スルヲ得ズ，反テ倚息スルハ何ゾヤ。

師曰ク，此レ転胞ト名ヅク溺スルヲ得ザル也。胞系了戻スルヲ以テノ故ニ此ノ病ヲ致ス，但ダ小便ヲ利スレバ則チ愈ユ，腎気丸ニテ之ヲ主ルガ宜シ。（同・婦人雑病篇）

処方

ジオウ（地黄）……………6.0 g	タクシャ（沢瀉）……………3.0 g
サンシュユ（山茱萸）………3.0 g	ボタンピ（牡丹皮）…………1.0 g
サンヤク（山薬）……………3.0 g	ケイヒ（桂皮）………………1.0 g
ブクリョウ（茯苓）…………3.0 g	ブシ（附子）…………………1.0 g

— 154 —

6. 温裏補陽剤　　八味地黄丸

構成

| 君薬 | 臣薬 | 佐薬 | 使薬 |

地黄（熟）─┬─ 山茱萸 ─┬─ 茯苓 ─┬─ 沢瀉
　　　　　└─ 山薬　　├─ 桂皮 ─┴─ 附子
　　　　　　　　　　└─ 牡丹皮

本方は，症状に応じて生薬の分量比を自在に変えて処方される。当然，君臣佐使は異なってくる。大量に配合される主薬が君薬となる。桂附腎気丸（六味丸加桂皮・附子）と考えれば，桂皮と沢瀉の佐使は入れ換えても可か？

方義

地黄（熟）：甘微温。滋陰，補腎，腎精を生ず。
山茱萸：酸渋微温。肝を温め，下焦を引き締める。
山薬：甘平。補脾の要薬。虚熱を瀉し，腎を固める。
牡丹皮：辛苦微寒。涼血作用，腎の陰火を抑制し瀉す。
茯苓：甘平。利水作用。併せて補脾の働きもある。
沢瀉：甘寒。下焦の水邪を逐い，諸薬を腎経に導く。

　　六味丸
　　いずれも滋潤の作用を有す。腎の物質的基盤（腎陰）を強固にする。

桂皮：辛甘大熱。原方は桂枝であったが，後世ではもっぱら桂皮を多用。命門相火の不足を補う。
附子：大辛大熱，有毒。回陽救逆，補陽散寒。

　　桂皮＋附子で腎陽を補い，腎気を鼓舞する。

　本方は，気・血・水をすべて補う薬味を兼ね備えている。処方の内容は**六味丸**（p.190）＋桂皮・附子である。六味丸で腎陰を補い，桂皮・附子で腎陽を鼓舞すれば，陰陽は協調し，正気は回復して，腎は自ら健かになる。丸剤に作るときは乾地黄を用い，蜂蜜で固める。そして酒と共に服用する。煎剤にして用いられる場合も多く，そのときは熟地黄を用いる。腎陰虚なら六味丸，腎陽虚あるいは陰陽両虚なら本方を用いる。「少火生気，壮火食気」（『素問』）の教えに従い，本方の桂皮・附子は少量に止める。

八綱分類

　裏寒虚証

臨床応用

　疲労・倦怠感が著しく，尿利減少または頻数，口渇し，手足に交互に冷感と熱感のある者の次の諸症：腎炎，慢性腎不全，糖尿病，陰萎，坐骨神経痛，腰痛，脚気，膀胱炎，前立腺肥大，高血圧症，老人性痴呆，耳鳴難聴。

類方鑑別

六味丸：本方証に似るが，寒熱が逆で虚熱の症状が優位。（腎陰虚）
小建中湯：虚労（倦怠感が著しい），裏急（腹壁が薄く，腹直筋の上の方が突っ張っている），排尿の異常はない。（脾虚が主）
桂枝加竜骨牡蛎湯：精力減退・多尿など腎陽虚の症状があるが，排尿に異常はない。腹部に動悸がある。少腹弦急し，脈は微緊。（気血不足・虚陽上浮）

— 155 —

エキス製剤 107 番

牛車腎気丸（済生方）
（ごしゃじんきがん）
（加味腎気円）

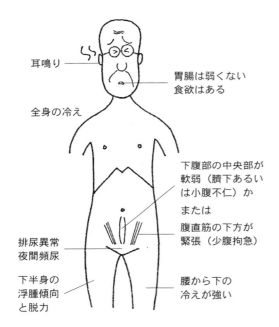

方意

八味地黄丸（p.154）に牛膝と車前子を加えた薬方で，加味腎気円ともいわれる。腎陽を温補し，特に気化利水の働きを強めている。したがって八味地黄丸の証で，浮腫傾向があり，尿不利の著しい者に用いる。

病位は少陰腎経にあり，虚寒証。脈は沈で弱。（虚脈）

舌は湿で白滑苔，または舌体が紅く無苔のことがある。（鏡面苔）

診断のポイント

① 下半身の機能低下（腰痛・脚弱・臍下不仁）
② 足腰の冷え
③ 排尿障害・浮腫傾向が強い

原典

腎虚シテ腰重ク，脚腫レ，小便利セザルヲ治ス。（『済生方』水腫論治）

処方

ジオウ（地黄）……………5.0 g	タクシャ（沢瀉）……………3.0 g
ゴシツ（牛膝）……………3.0 g	ブクリョウ（茯苓）……………3.0 g
サンシュユ（山茱萸）……………3.0 g	ボタンピ（牡丹皮）……………3.0 g
サンヤク（山薬）……………3.0 g	ケイヒ（桂皮）……………1.0 g
シャゼンシ（車前子）……………3.0 g	ブシ（附子）……………1.0 g

6. 温裏補陽剤　　牛車腎気丸

構成

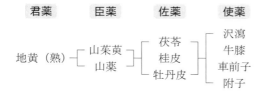

方義

地黄（熟）：甘微温。滋陰，補腎。
山茱萸：酸渋微温。肝を温め，下焦を引き締める。
山薬：甘平。補脾。虚熱を瀉し，腎を固める。
茯苓：甘平。利水，排尿消腫。
牡丹皮：辛苦微寒。涼血作用，陰火を瀉す。
沢瀉：甘寒。下焦の水邪を逐い，諸薬を腎経に導く。
桂皮：辛甘大熱。通陽，命門相火の不足を補う。
　　　原方では桂枝であったが，後世では桂皮を多用。
附子：大辛大熱，有毒。回陽救逆，補腎散寒。
車前子：甘寒。利水瀉熱の働きがある。「膀胱ノ湿熱ヲ滲ギ，小便ヲ利シ，気ニ走ラズ
　　　　茯苓ト効ヲ同ジクス。陰ヲ強クシ精ヲ益ス」（『本草備要』）
牛膝：苦酸温。肝腎を補い，また諸薬の働きを下行させ足膝に導く。少陰腎経の引経薬
　　　である。「肝腎ヲ益シ，筋骨ヲ強クス」（『本草備要』）

　牛車腎気「丸」となっているが，実際は丸剤には作りにくく，もし丸剤に作るなら，乾地黄を用いないと固まりにくいので，もっぱら煎剤にして用いている。煎剤の際は，熟地黄が方意に適す。処方全体としては補腎固衝・温陽化気で，腎陽虚で水腫を伴う証を治す。

八綱分類

　裏寒虚証

臨床応用

　疲れやすくて，四肢が冷えやすく，尿利減少または多尿で，時に口渇がある次の諸症：慢性腎不全，下肢痛，腰痛，痺れ，老人のかすみ目，痒み，排尿困難，頻尿，糖尿病，むくみ。

類方鑑別

六味丸：尿不利はあるが，浮腫や足腰の冷えはなく，皮膚は乾燥し，虚熱の症状がある。
　　　　（腎陰虚）
八味地黄丸：足腰の冷えや脱力・臍下不仁は本方証と同様であるが，排尿異常，特に
　　　　　　夜間頻尿・浮腫などが幾分本方より軽度である。（腎陽虚，あるいは腎陰
　　　　　　陽両虚）

メモ

7. 補気剤

　補気剤は，気虚を治療する方剤である。気虚とは，生理機能の低下・エネルギー不足である。気の源は脾肺腎である。気虚があると，一般に元気がなく疲れやすい，無気力，顔が蒼白く，言葉に力がない，下痢しやすく食欲が乏しい，等の症状を現す。気虚があると一般に舌質は淡軟，脈は軟で無力となる。

　補気剤に常用される生薬は人参・黄耆・白朮・炙甘草などである。

補脾益気剤

　四君子湯，六君子湯。

益気昇提剤

　補中益気湯。

健脾補気剤

　啓脾湯。

エキス製剤 75 番

四君子湯 (和剤局方)
(しくんしとう)

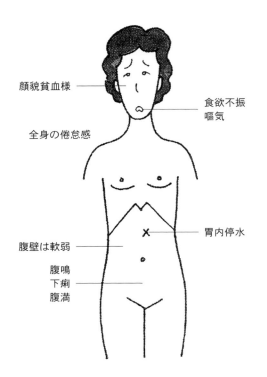

顔貌貧血様
全身の倦怠感
食欲不振 嘔気
腹壁は軟弱
胃内停水
腹鳴 下痢 腹満

方意

気虚に対する代表的方剤で，脾胃が虚して，食欲不振，無気力，四肢の倦怠感が著しいなど脾気虚の者に用いる。

本方は**人参湯** (p.128) に茯苓と大棗を加えて，乾姜を生姜に替えた処方である。

病位は太陰 (脾)。

脈は沈で弱。

舌は淡白湿潤，無苔か薄白苔。(気虚の証候)

診断のポイント

① 無気力・全身倦怠感
② 腹部軟弱・食欲不振
③ 体質的に胃腸虚弱

原典

栄衛気虚，臓腑怯弱，心腹脹満，全ク食ヲ思ワズ，腸鳴泄瀉嘔噦吐逆スルヲ治ス。大ニ宜シク之ヲ服スベシ。(『和剤局方』巻之三・治一切気)

処方

ニンジン（人参）……………… 4.0 g	カンゾウ（甘草）……………… 1.0 g
ビャクジュツ（白朮）………… 4.0 g	ショウキョウ（生姜）………… 1.0 g
ブクリョウ（茯苓）…………… 4.0 g	タイソウ（大棗）……………… 1.0 g

7. 補気剤　　四君子湯

構成

君薬　　臣薬　　佐薬　　使薬

人参 ── 白朮 ── 茯苓 ┬ 甘草
　　　　　　　　　　　├ 生姜
　　　　　　　　　　　└ 大棗

汪昂『医方集解』および張秉成『成方便読』に拠る。

方義

人参：甘苦微温。大いに元気を補う。津液を生じる。
　　　（益気生津）
白朮：苦甘温。脾を乾かし，気を補い，下垂した胃を引き締める。（補脾燥湿）
茯苓：甘淡平。消化管や組織内の余分な水を除去する。人参・白朮を佐け，健脾補気の働きがある。（利水滲湿）
甘草：甘平。胃を和し，脾を益す。他の諸薬の働きを助ける。（補脾・諸薬調和）

気虚の者に対しては，甘味の生薬でこれを補う。人参・白朮・茯苓・甘草の4味は皆甘温で，脾胃を益し，健運・中和の効能をよく具えているので，四君子という。

生姜・大棗：ともに温，生姜は辛，大棗は甘。昔は自家製のものを適当に加えて用いた。補気健脾。

　本方は補気剤の主方である。

八綱分類

　裏寒虚証

臨床応用

　痩せて顔色が悪くて，食欲がなく疲れやすい人の次の諸症：胃腸虚弱，慢性胃炎，胃もたれ，嘔吐，下痢。

類方鑑別

六君子湯：本方証と同じように虚証で脾胃虚弱があるが，嘔吐・下痢など痰飲の証が加わっている。（脾虚痰飲証）
人参湯：虚証・胃腸虚弱は本方証と同様であるが，人参湯証は冷え（裏寒）の症状が顕著である。（脾陽虚証）
補中益気湯：虚証で，特に四肢倦怠が特徴的である。大気（宗気）や中気の下陥を昇提する作用がある。（脾肺気虚の大・中気下陥を補気昇提）

— 161 —

エキス製剤 43 番

六君子湯（万病回春）
（四君子湯 合 二陳湯）

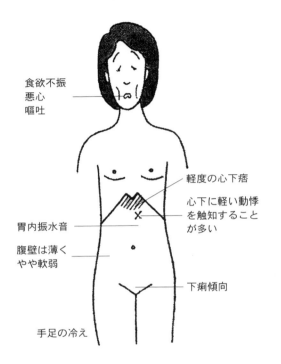

方意

消化器系が弱っている者を治す**四君子湯**（p.160）と，胃内の水分停滞を治す**二陳湯**（p.210）を合方した処方である。
病位は太陰（脾）。
脈は沈弱。
舌は湿潤，白苔があり，やや厚い。（痰飲の証候）

診断のポイント

① 食欲不振と食後の膨満感・睡気
② 心下痞・胃内停水
③ 悪心・嘔吐・下痢傾向

原典

　脾胃虚弱，飲食少シク思イ，或イハ久シク瘧痢ヲ患イ，若シクハ内熱ヲ覚エ，或イハ飲食化シ難ク，酸ヲ作シ，虚火ニ属スルヲ治ス。須ク炮姜ヲ加ウベシ，其ノ効甚ダ速キ也。（『万病回春』巻之四・補益）

処方

ニンジン（人参）············4.0 g	チンピ（陳皮）············2.0 g
ビャクジュツ（白朮）············4.0 g	カンゾウ（甘草）············1.0 g
ブクリョウ（茯苓）············4.0 g	タイソウ（大棗）············2.0 g
ハンゲ（半夏）············4.0 g	ショウキョウ（生姜）············0.5 g

註）原典の炮姜は乾姜を炮じ炭化させた生薬で，温経止血の効能があるが，現在は一般に生姜を用いている。

7. 補気剤　　六君子湯

構成

君薬　　臣薬　　佐薬　　使薬

人参 ── 白朮 ┬ 茯苓 ┬ 甘草
　　　　　　 ├ 半夏 ├ 生姜
　　　　　　 └ 陳皮 └ 大棗

方義

人参 ┐
白朮 │
茯苓 ├── **四君子湯**の項（p.160）参照。
甘草 ┘

生姜・大棗：ともに温，生姜は辛，大棗は甘。補脾益気。昔は自家製のものを適当に
　　　　　　加えて用いた。

半夏：辛温，有毒。嘔逆を治す。半夏の毒性を消し，また飲みやすくするために必ず
　　　生姜と共に用いる。補脾の作用とともに，白朮・茯苓と協力して胃内停水を去る。

陳皮：辛苦温。理気健脾の働きがあり，人参と協力して食欲を増やし元気をつける。
　　　半夏と共に胃内の湿を乾かす。

　全体として，脾気虚に痰飲を伴う証に適応する方剤となっている。

　脾気虚の下痢に対しては本方，脾陽虚の下痢には**人参湯**（p.128），腎陽虚の下痢には
真武湯（p.152）がそれぞれ基本処方である。

八綱分類

　裏寒虚証

臨床応用

　胃腸の弱い人で，食欲がなく，みぞおちが痞え，疲れやすく，貧血性で手足が冷え
やすい人の次の諸症：胃炎，胃アトニー，胃下垂，消化不良，慢性胃腸機能障害，食欲
不振，胃痛，嘔吐，下痢。

類方鑑別

四君子湯：胃腸虚弱であるが，気虚の証が主で，痰飲の証はあまりない。（脾気虚の証）

半夏瀉心湯：心下痞・腹中雷鳴等，痰飲の証などの胃腸の不具合があるが，比較的実証
　　　　　　である。脾気は昇り胃気は降るという協調関係が崩れている。（脾胃の不和
　　　　　　と寒熱錯雑）

人参湯：胃腸虚弱であるが，冷えが主証である。（陽虚裏寒の証）

補中益気湯：脾と肺の気虚で，証候は元気がなく四肢倦怠無力感が顕著である。昇提作
　　　　　　用があり，大気（宗気）や中気の下陥を治す。（補気昇提）

— 163 —

エキス製剤 41 番

補中益気湯 (脾胃論)
(ほちゅうえっきとう)

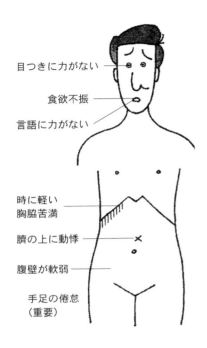

- 目つきに力がない
- 食欲不振
- 言語に力がない
- 時に軽い胸脇苦満
- 臍の上に動悸
- 腹壁が軟弱
- 手足の倦怠(重要)

方意

名の通り，中（脾胃）気を補い肺に昇提し，全身の気（真気）を益す薬で，すべてに力なく倦怠感の著しい人に用いる。

身体虚弱，病気・過労などで疲労困憊したときや，また**小柴胡湯**（p.24）証の虚証の場合などに用いる。

病位は太陰（脾・肺）。
脈は浮弱で大（芤脈）。
舌はごく薄い白苔，口中に唾が多い。

診断のポイント

① 手足倦怠（手足が重い感じ）
② 語言軽微（言葉に力がない）
③ 眼勢無力（目に勢いがない）
④ 口中生白沫（口中に白い唾液がわく）
⑤ 食失味（食欲不振で，食べ物の味がしない）
⑥ 好熱物（熱いものを好む）
⑦ 当臍動悸（臍に手を当てると動悸を感じる）
⑧ 脈散大而無力（脈は散大で力がない）

上記のうち2〜3の症状があれば用いてよい。（津田玄仙『療治経験筆記』より）

原典

内傷不足ノ病，苟モ誤リ認メテ外感有余ノ病ト作シテ反テ之ヲ瀉スレバ，則チ其ノ虚ヲ虚スル也。実ヲ実シ，虚ヲ虚ス。此ノ如クシテ死スル者ハ，医之ヲ殺スノミ。シカル時ハ則チ如何セン。惟レ当ニ辛甘温ノ剤ヲ以テ其ノ中ヲ補シ，其ノ陽ヲ升シ，甘寒ヲ以テ其ノ火ヲ瀉スレバ則チ愈ユベシ。経ニ曰ク，労スル者ハ之ヲ温メ，損スル者ハ之ヲ益スト。又云ウ，温ハ能ク大熱ヲ除クト。大イニ苦寒ノ薬ヲ忌ム。其ノ脾胃ヲ損スレバナリ。脾胃ノ証初メテ得ル時ハ則チ熱中ス。今立チテ始メニ得ルノ証ヲ治ス。
（『脾胃論』飲食労倦シテ傷ラルル所始メニ熱中ヲ為スノ論）

註）本方の処方内容は『内外傷弁惑論』を出典とするが，処方そのものは『脾胃論』にも引用され，後者のほうがよく読まれている。

処方

オウギ（黄耆）……………………4.0 g	タイソウ（大棗）…………………2.0 g
ビャクジュツ（白朮）……………4.0 g	チンピ（陳皮）……………………2.0 g
ニンジン（人参）…………………4.0 g	カンゾウ（甘草）…………………1.5 g
トウキ（当帰）……………………3.0 g	ショウマ（升麻）…………………1.0 g
サイコ（柴胡）……………………1.0 g	カンキョウ（乾姜）………………0.5 g

7.補気剤　　補中益気湯

構成

君薬　　臣薬　　佐薬　　　　使薬

黄耆 ┬ 人参 ┬ 当帰 ┬ 升麻・柴胡
　　　└ 甘草 └ 白朮 ├ 陳皮
　　　　　　　　　　└ 大棗・乾姜

『脾胃論』の記述に従ったが，陳皮は佐薬とする説もある。

方義

黄耆：甘微温。脾胃虚すれば，まず肺気が絶す。真気配布の本である肺を補い，皮毛を護り腠理を閉じて自汗を防ぐ。人参＋黄耆は相須の関係で，気虚による食欲不振・自汗・虚弱を治す基本的な組み合わせである。当帰＋黄耆は益気生血の効能を有す。

人参：甘苦温。元気の不足を補う。┐
甘草：甘平。心火を瀉し，煩を除く。┘ 脾を補い気を益す。

白朮：苦甘温。湿を乾かし，脾を健にする。胃中の熱を除き，腰脊間の血を利す。

当帰：甘辛温。血を養い，陰を補う。

陳皮：辛苦温。清濁の気が脾中で乱れて干渉し合っているものを通利し，諸甘薬による気滞を散ず。補気すれば必ず気は滞る。故に理気薬をもって生じた気をめぐらす。

升麻：辛微苦温。陽明の気を昇提する。┐胃中に清気が沈下しているのを引き上げ，
柴胡：苦微寒。少陽の気を昇提する。　┘あるべき所に戻す。すなわちこの2味は脾気を肺に昇挙する働きを有す。

乾姜・大棗：健胃補脾強壮。

　身体が虚すということは，脾肺が虚すということである。本方は，脾胃を安んずる薬味に，肺気を益す薬，清気を昇挙する薬を配し，互いの薬味が相須け合って，肺で真気が生成される効力が倍加されるように構成されている。本方の処方構成は，益気昇提の聖剤であるとともに，古今名方中の傑作と評価されている。

八綱分類

　裏寒虚証

臨床応用

　消化機能が衰え，四肢倦怠感が著しい虚弱体質者の次の諸症：夏瘦せ，病後の体力消耗，結核，食欲不振，胃下垂，内臓下垂，慢性感冒，夜間咳嗽，咳喘息，動悸，不整脈，痔疾，脱肛，子宮脱，陰萎，半身不随，多汗，盗汗。

類方鑑別

小柴胡湯：本方証よりもう少し実証で，胸脇苦満・寒熱往来があり，脈は弦。(少陽病)
十全大補湯：気虚＋血虚の方剤である。消耗が著しく皮膚が枯燥している。本方は気虚が主である。(気血両虚)
加味逍遙散：気血両虚と肝鬱があり虚熱を生じたもの。イライラや寒熱交錯がある。本方よりも少し実で，虚実は小柴胡湯＞加味逍遙散＞本方の順。(肝鬱化火)
柴胡桂枝乾姜湯：虚実は本方と同程度。頭部の盗汗・不眠・動悸などの心虚の証がある。
帰脾湯：本方よりさらに貧血が顕著で，顔色が悪い。不安・不眠などの精神症状を伴う。
小建中湯：陰陽気血の不足による虚労病に用いるが，おもに痙攣性体質の虚労・裏急に用いる。

— 165 —

エキス製剤 128 番

啓脾湯（万病回春）
（けいひとう）

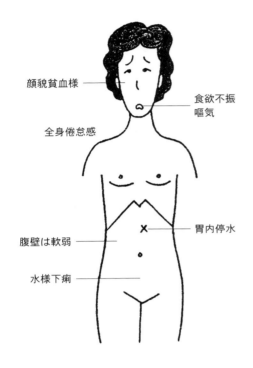

顔貌貧血様
食欲不振・嘔気
全身倦怠感
胃内停水
腹壁は軟弱
水様下痢

方意

処方名は脾（消化器）を啓く（力をつける）という意味で，脾胃の気虚に対する方剤である。

四君子湯（p.160）に，脾を補い下痢を止める山薬・蓮肉，消化を助ける陳皮・山楂子，燥湿の沢瀉を加えたものである。脾胃が虚して，消化不良あるいは軟便・水様性下痢・食欲不振の著しい者に用いる，健脾補気とともに脾陰も滋す方剤である。

病位は太陰（脾）。
脈は沈で弱。
舌は淡白で湿潤胖大。白膩苔。

診断のポイント

① 食欲不振・全身倦怠感
② 腹部軟弱
③ 消化不良で水様下痢や軟便

原典

食ヲ消シ，瀉ヲ止メ，疳ヲ消シ，黄ヲ消シ，腸ヲ消シ，腹痛ヲ定メ，脾ヲ益シ胃ヲ健カニス。（『万病回春』巻之七・小児泄瀉）
註）原典では啓脾丸となっている。

処方

ビャクジュツ（白朮）……………4.0 g	チンピ（陳皮）……………2.0 g
ブクリョウ（茯苓）……………4.0 g	カンゾウ（甘草）……………1.0 g
サンヤク（山薬）……………3.0 g	レンニク（蓮肉）……………3.0 g
ニンジン（人参）……………3.0 g	サンザシ（山楂子）……………2.0 g
タクシャ（沢瀉）……………2.0 g	

註）通常はこれに大棗・生姜を加え，裏寒が強いときはさらに乾姜・附子を加える。

7. 補気剤　　啓脾湯

構成

君薬　　臣薬　　　　佐薬　　　　　使薬

人参 ┬ 白朮 ┬ 陳皮・山楂子 ┬ 甘草
　　　└ 茯苓 ┘ 山薬・蓮肉 ┘ 沢瀉

方義

人参：甘苦微温。大いに元気を補う。
白朮：苦甘温。脾を乾かし，気を補い，泄瀉を止める。　┐
茯苓：甘平。脾を益し陽を助ける。消化管内の水を除去する。├ 四君子湯
甘草：甘平。胃を和し，脾を益し，諸薬を調和する。　　┘
陳皮：辛苦温。理気化湿，開胃。中を調え，膈を快くし，滞を導き，痰を消す。
山楂子：酸甘微温。消食導滞，止瀉，消化を助ける。
山薬：甘平。健脾，扶脾，止瀉。胃腸を固め，瀉痢を止む。腎を益し，陰を強化する。
蓮肉：甘渋平。健脾止瀉，本方では脾を強め下痢を止める，補腎固精に働く。
沢瀉：甘寒。利水滲湿，止瀉。下焦に働き，胃腸内の湿を膀胱より排泄する。

　脾胃気虚の下痢に対する代表処方とされる**参苓白朮散**（『和剤局方』）を簡略化した処方とみなされているが，全体として補脾・健胃の働きに加え，腎にも作用して強力に利水・止瀉に働くように工夫配剤されている。

八綱分類

　裏寒虚証

臨床応用

　痩せて，顔色が悪く，食欲がなく，下痢の傾向がある人の次の諸症：胃腸虚弱，慢性胃腸炎，消化不良，慢性下痢。

類方鑑別

真武湯：本方証よりさらに体力が低下した人で，下痢を主訴とし，加えて冷え・心悸亢進・めまい・腹痛などが認められる場合に用いる。（陽虚水溢）
桂枝加芍薬湯：本方証と体質や下痢の性状は似ているが，痙攣性腹痛に下痢を伴う場合に用いる。（脾虚の腹痛）
胃苓湯：体力中等度の人で，下痢・嘔吐は本方証と似ているが，さらに口渇・尿利減少を認める場合に用いる。（脾胃の痰飲停滞）
人参湯：時には水様性下痢を呈することもあるが，冷えと心下痞鞕が強く，口中に唾液が多い。（脾の陽虚裏寒）

— 167 —

メモ

8. 補血剤

　補血剤とは，血虚を治療する方剤である。血虚とは，血のもつ栄養および滋潤作用が低下した状態である。したがって，血虚があると一般に皮膚に色艶がなく，肌がガサつく。頭がボーッとし，めまい感がある。また舌質は淡白，脈は細となる。

補血養血剤
　　四物湯
止血剤
　　芎帰膠艾湯
補血潤燥剤
　　当帰飲子
補血祛風剤
　　七物降下湯

エキス製剤 71 番

四物湯（和剤局方）
（しもつとう）

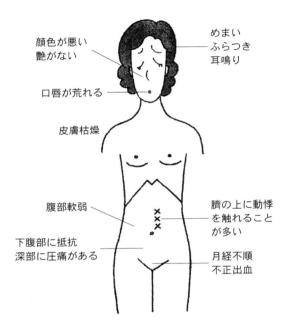

方意

後世方の処方で，養血の主方，すなわち血虚に対する基本処方である。臨床では合方や加味方が広く用いられ，本方だけが単独で使用される例はむしろ少ない。本方を基本に，多くの加味方や合方が作られている。

病位は太陰・少陰・厥陰（脾・心・肝）に及ぶ。

脈は弦細，時に渋。

舌は淡，薄い白苔か無苔。

診断のポイント

① 貧血（顔色が悪く艶がない）
② 口唇や皮膚の枯燥
③ 下腹部に軽い抵抗
④ 臍上悸，月経不順

原典

栄衛ヲ調益シ気血ヲ滋養ス。衝任ノ虚損，月水不調臍腹疗痛，崩中漏下，血瘕塊硬，発歇疼痛，妊娠シテ宿冷，將ニ宜シキヲ失スルヲ理ムベク，胎動安カラズ，血下リテ止マラズ，及ビ産後虚ニ乗ジ，風寒内ニ搏チ，悪露下ラズ，結シテ癥聚ヲ生ジ，少腹堅痛シ，時ニ寒熱ヲ作スヲ治ス。（『和剤局方』巻之九・治婦人諸疾）

処方

ジオウ（地黄）……………… 3.0 g	トウキ（当帰）……………… 3.0 g
シャクヤク（芍薬）………… 3.0 g	センキュウ（川芎）………… 3.0 g

8. 補血剤　四物湯

構成

君薬　　臣薬　　佐薬　　使薬

当帰 ── 地黄 ── 芍薬 ── 川芎

この君臣佐使は，汪昂『医方集解』に拠った。しかし，張路玉（『傷寒諸論』），張秉成（『成方便読』）などは，地黄・芍薬は，補血の正薬であるが故にこの2味をもって君と臣としている。

方義

当帰：辛甘温。血を生じ，心と脾に入る。血を養い気血を調和させる。
地黄：甘微温。陰血を補い，心と腎を養う。陰を滋養し血を補う。通常，本方では熟地黄を用いるが，虚熱のあるときは乾（生）地黄が用いられる。
芍薬：酸苦微寒。肝と脾に入り，陰を収斂させる。和営理血の作用がある。通常は白芍薬を用いる。
川芎：辛温。気血をよくめぐらせる。血中の気薬で行気活血の作用がある。

　全体的に見ると，地黄と芍薬は血中の血薬で補血の正薬である。当帰・川芎は血中の気薬であり，養血して血中の気をめぐらせ，血と気を流動させる。血薬と気薬の配合によって互いに補い合い，血が阻滞せず，営血が調和する。通常は4味等量とするが，血虚の強いときは地黄・芍薬を多く用い，血滞の治療を主目的とするときは当帰・川芎を増量するといった具合に，目的に応じ自在に用いてよい。

八綱分類

　裏寒虚証

臨床応用

　皮膚が枯燥して色艶の悪い体質で，胃腸障害のない人の次の諸症：産後あるいは流産後の疲労回復，月経不順，貧血症，冷え性，しもやけ（凍瘡），血の道症。

類方鑑別

当帰芍薬散：血虚＋水滞に用いられる方剤である。皮膚は湿潤，浮腫傾向があって，顔色が悪く，冷え性で，不定愁訴・月経異常がある。（血虚と痰飲の証）
加味逍遙散：肝気鬱結＋血虚・気虚の方剤である。肝鬱化火して虚熱があり，心気症的傾向が強く，不定愁訴・軽度の胸脇苦満と少腹満が見られる。（気血両虚の肝鬱化火）
芎帰膠艾湯：本方に阿膠・艾葉・甘草が加わった処方で，諸種の下血や不正性器出血など不正出血による陰血不足を主症状とするものに用いる。（失血性の血虚）

― 171 ―

エキス製剤77番

芎帰膠艾湯（金匱要略）
きゅうききょうがいとう
（膠艾湯）

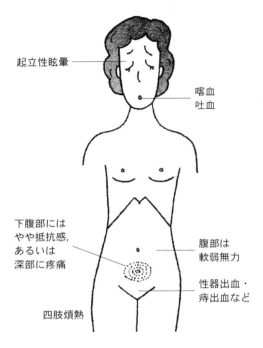

方意

四物湯（p.170）に阿膠・艾葉・甘草を加味した，虚寒証向きの止血および補血剤である。血虚による出血を治す。特に下半身の出血によく用いられる。

顔色不良・皮膚枯燥・頭がぼんやりする等の血虚の証に，さらに出血を伴う者に用いる。

病位は太陰と厥陰（脾と肝）。

脈は沈細。

舌は淡白湿潤。無苔。

診断のポイント

① 虚証の出血・貧血
② 下腹部の軽い抵抗（瘀血）
③ 四肢煩熱

原典

師曰ク，婦人漏下スル者有リ，半産ノ後因リテ続キテ下血都ベテ絶エザル者有リ，妊娠シテ下血スル者有リ。

仮令妊娠シテ腹中痛ムハ胞阻為リ，膠艾湯之ヲ主ル。（『金匱要略』婦人妊娠病篇）

処方

ジュクジオウ（熟地黄）……5.0 g	センキュウ（川芎）……3.0 g
シャクヤク（芍薬）……4.0 g	ガイヨウ（艾葉）……3.0 g
トウキ（当帰）……4.0 g	アキョウ（阿膠）……3.0 g
カンゾウ（甘草）……3.0 g	

註）阿膠を除く6味に酒60 mlを加えて煎じ，滓を去り，阿膠を加え，再び火に乗せ溶解させて温服する。冷えると阿膠が固ってしまう。

地黄は原典では乾地黄を用い，酒を加えた水で煎じるように指示されているが，現代の常煎法では，温性で補血調経に働く熟地黄が一般に用いられている。

8. 補血剤　　**芎帰膠艾湯**

構成

君薬　　　　臣薬　　　　　佐薬　　　　　使薬

当帰 ─ 地黄（熟）┬ 芍薬（白）┬ 川芎
　　　　　　　　　└　艾葉　　├ 阿膠　　　　**四物湯**は，本方より艾葉・阿膠・
　　　　　　　　　　　　　　　└ 甘草　　　甘草を去った処方である。

方義

当帰：甘辛温。補血調経，活血，散寒止痛。┐当帰＋熟地黄は，
地黄（熟）：甘微温。補血，滋陰。　　　　┘血虚で陰虚を兼ねる証を治す。
芍薬（白）：酸苦微寒。補血斂陰，調経，緩急止痛，子宮括約筋に対し弛緩作用がある。
艾葉：苦辛温。温経止血，血管収縮作用と凝固促進作用，安胎効果を有する。
川芎：辛温。活血理気，調経作用。血中の気薬で，血管拡張・血行促進の効果，鎮痙
　　　作用がある。
阿膠：甘平。補血，止血，滋陰潤燥。血清カルシウムを上昇させて，止血効果を現すと
　　　されている。煎剤の場合，冷えると固まってしまうので注意が必要である。
甘草：甘平。諸薬を調和する。処方全体の止血の効能を高め，脾胃を補う。

八綱分類

　裏寒虚証

臨床応用

　痔出血，不正性器出血（その他，子宮出血・血尿など諸種の出血にもよい）。

類方鑑別

当帰芍薬散：比較的体力の低下した人で，出血（性器出血）は軽度であり，冷え性の
　　　　　　傾向が強い場合に用いる。（血虚＋水滞）
温清飲：体力中等度の人で，血虚とともにのぼせ，神経過敏，皮膚の栄養低下・乾燥
　　　　傾向があって，出血傾向のある場合に用いる。（血虚＋血熱）
帰脾湯：体質虚弱で，出血傾向があり，本方証よりさらに顔色が蒼白で，加えて精神
　　　　不安・心悸亢進・不眠などの精神神経症状を伴う場合に用いる。（脾心両虚）

— 173 —

当帰飲子 (済生方)

とうきいんし

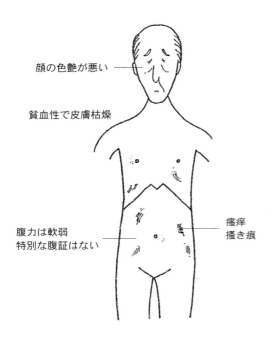

- 顔の色艶が悪い
- 貧血性で皮膚枯燥
- 腹力は軟弱 特別な腹証はない
- 瘙痒 掻き痕

方意

血虚・血燥による皮膚瘙痒（血虚生風）を治す方剤で，**四物湯**（p.170）の加味方である。皮膚が萎縮・乾燥して生じる老人性皮膚瘙痒症などによく用いられる。

病位は太陰（脾・肺）で，虚証。

脈は沈細あるいは弱。

舌は暗紅色，無苔で，やや乾燥気味である。

診断のポイント

① 貧血性で皮膚の枯燥・かさつき
② 発疹・発赤・分泌物などがない瘙痒症
③ 特に夜間，痒みが激しい

原典

当帰飲子ハ，心血凝滞，内蘊ノ風熱，皮膚ニ発シ，遍身ノ瘡疥或イハ腫，或イハ痒，或イハ膿水浸淫，或イハ赤疹瘖癗ヲ発スルヲ治ス。（『済生方』瘡疥論治）

処方

トウキ（当帰）………… 5.0 g	オウギ（黄耆）………… 1.5 g
ジオウ（地黄）………… 4.0 g	ケイガイ（荊芥）………… 1.5 g
シャクヤク（芍薬）………… 3.0 g	カンゾウ（甘草）………… 1.0 g
センキュウ（川芎）………… 3.0 g	シツリシ（蒺藜子）………… 3.0 g
ボウフウ（防風）………… 3.0 g	カシュウ（何首烏）………… 2.0 g

8. 補血剤　　当帰飲子

構成

君薬	臣薬	佐薬	使薬

当帰 ── 地黄 ┌ 芍薬・何首烏 ┐ ┌ 川芎
　　　　　　 └ 荊芥・防風・蒺藜子 ┘ │ 甘草
　　　　　　　　　　　　　　　　　　 └ 黄耆

　四物湯が基本で，これに補血の何首烏，祛風の防風・荊芥・蒺藜子を加え，補気生肌の黄耆，諸薬調和の甘草を加えた処方である。

方義

当帰 ┐
地黄 │　**四物湯**の項（p.170）参照。
芍薬 │　地黄は通常，涼血滋陰の乾（生）地黄を用いる。
川芎 ┘

荊芥：辛温。祛風解表，止痒。「風病，血病，瘡家　┐
　　　ノ要薬也」（『本草備要』）。　　　　　　　　　├ 風熱を去り諸瘡を治す。
防風：辛甘微温。祛風解表，祛風湿，止痛，止痒。　┘
蒺藜子：辛苦微温。平肝・祛風により瘙痒を止める働きがある。
何首烏：苦辛渋微温。補陰・補血の働きがあり，血虚生風の瘙痒を止めるのに用いられる。
黄耆：甘微温。補気とともに皮膚の肉芽形成を助ける。「血ヲ生ジ肌ヲ生ズ。膿ヲ排シ瘡癰ヲ内托スル聖薬也」（『本草備要』）
甘草：甘平。消炎作用とともに諸薬を調和，それぞれの働きを助ける。

八綱分類

　表寒虚証

臨床応用

　一般に高齢の者の次の諸症：老人性皮膚瘙痒症，慢性湿疹（分秘物の少ない者），特発性瘙痒症，乾皮症，毛孔性角化症。

類方鑑別

温清飲：体力中等度の人で，皮膚の乾燥傾向などは本方証と似ているが，患部は時としてわずかながら滲出液があり，瘙痒感が強く，発赤・熱感を伴う場合に用いる。（血熱血燥）
十味敗毒湯：体力中等度の人で，患部は散発性あるいはびまん性の発疹で覆われ，瘙痒感が強く，分泌性があり，発赤を伴い，季肋部の抵抗・圧痛（胸脇苦満）を認める場合に用いる。（湿熱性皮疹）
消風散：比較的体力のある人で，患部が湿潤し，瘙痒感が顕著で，結痂・苔癬化があり，口渇を伴う場合に用いる。（風湿の熱邪による皮膚疾患）
八味地黄丸：老人性皮膚瘙痒症などで，皮膚病の症状は本方証に似ているが，腰部および下肢の脱力感・冷え・痺れなどがあり，夜間尿の増加などを伴う場合に用いる（腎虚の証）。

— 175 —

七物降下湯 (しちもつこうかとう)（大塚敬節創方）

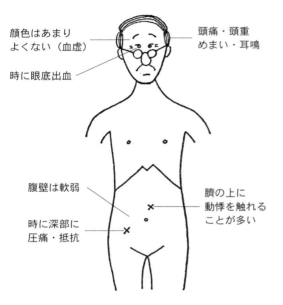

方意

四物湯（p.170）に釣藤鈎と黄柏・黄耆を加えた処方であり，したがって証は四物湯とほぼ同じである。体格は痩せ型，皮膚枯燥して浅黒く，虚弱で冷え性の傾向がある。すなわち，血虚で肝風内動し血圧の高い者に用いる。

病位は少陰・厥陰（腎と肝）。
脈は沈細。
舌は淡紅色で，無苔のことが多い。

診断のポイント

① 最低血圧が高い高血圧
② 冷え性・皮膚枯燥（四物湯証）
③ 蛋白尿を見ることがある

主治

疲れやすくて，最低血圧の高いもの，尿中に蛋白を証明し，腎硬化症の疑いのあるもの，腎炎のための高血圧症など（大塚敬節『症候による漢方治療の実際』）。

処方

シャクヤク（芍薬）……………… 4.0 g
トウキ（当帰）…………………… 4.0 g
オウギ（黄耆）…………………… 3.0 g
ジオウ（地黄）…………………… 3.0 g
センキュウ（川芎）……………… 3.0 g
オウバク（黄柏）………………… 2.0 g
チョウトウコウ（釣藤鈎）……… 3.0 g

註）釣藤鈎は他薬を煎じ終わる直前に加える。

8. 補血剤　七物降下湯

構成

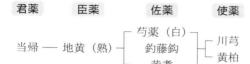

本方は**四物湯**加釣藤鉤・黄耆・黄柏であり，釣藤鉤・黄耆には血圧降下および脳血管拡張の作用があるので，佐薬として働き血圧降下作用を現すと考えられる。

方義

当帰
地黄（熟）
芍薬（白）
川芎
　　　四物湯の項（p.170）参照。

釣藤鉤：甘微寒。心熱を除き肝風を平らぐ。大人の頭旋目眩を治す。平肝潜陽（鎮静・降圧・安眠）
黄耆：甘微温。補薬の長である。中を補い元気を益す。また補気通絡の作用があり，血虚による痺れを改善し，同時に脳血液循環を改善する効果があるとされている。
黄柏：苦寒。膀胱の相火を瀉し，腎水の不足を補う（清熱瀉火）。腎の陰虚火旺で，身体の熱感・のぼせのあるものを改善するので，地黄・芍薬等の滋陰薬と併せてよく用いられる。

八綱分類

裏寒虚証

臨床応用

身体虚弱の傾向のある者の次の諸症：高血圧に伴う随伴症状（のぼせ・肩こり・めまい・耳鳴り・頭重・頭痛）。

類方鑑別

八味地黄丸：体力の低下はあまりないが，下腹部の腹壁緊張が低下し，陰萎や頻尿，夜尿症など排尿異常を訴えて，同時に高血圧もある場合に用いる。（腎陽虚）
釣藤散：中年以降の体力中等度の高血圧症で，慢性の頭痛・肩こりを訴え，怒りやすく，眼球結膜の充血などがある場合に用いる。（脾胃気虚で肝陽化風）
黄連解毒湯：体力充実している人の高血圧症で，赤ら顔でのぼせやすく，血圧も高くて，頭痛があり，不安・不眠・心悸亢進などのある場合に用いる。（心・肝胆火旺）

メモ

9. 気血双補剤

　気血双補剤とは，気虚と血虚の両方の症候が見られるものを治療する方剤である。気と血は互いに密接な関係にあるので，一方が虚すと他方も虚しやすく，気血両虚という状態は臨床的によく見られる。

益気補血剤

　十全大補湯，人参養栄湯。

健脾養心剤

　帰脾湯，加味帰脾湯。

エキス製剤 48 番

十全大補湯（和剤局方）
（じゅうぜんたいほとう）

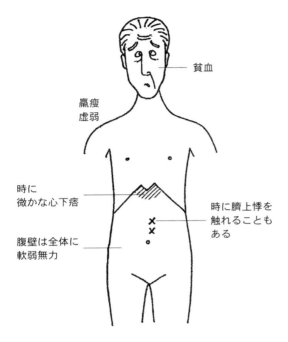

方意

四君子湯（p.160）と**四物湯**（p.170）を合わせた八珍湯に，さらに肉桂と黄耆を加えた処方で，気血・陰陽・表裏・内外すべてを補う。

病位はおもに太陰。気血がともに虚し，さらに虚寒の証候を伴う場合に用いられる。

脈は沈細あるいは微弱。

舌質淡，湿潤で微白苔あるいは無苔。

診断のポイント

① 顔色が悪い（貧血）
② 皮膚枯燥（血虚）
③ 全身消耗し，倦怠感が顕著（気虚）

原典

男子婦人ノ諸虚不足，五労七傷，飲食進マズ，久病虚損，時ニ潮熱ヲ発シ，気骨脊ヲ攻メ，拘急疼痛シ，夜夢遺精，面色痿黄，脚膝力無ク，一切ノ病後，気旧ノ如カラズ，憂愁思慮，気血ヲ傷動シ，喘嗽中満，脾腎ノ気弱ク，五心煩悶スルヲ治ス。並ビニ皆之ヲ治ム。此ノ薬性温ニシテ熱カラズ，平補ニシテ効有リ。気ヲ養イ神ヲ育ミ，脾ヲ醒シ，渇ヲ止メ，正ヲ順ラシ，邪ヲ避ケ，脾胃ヲ温暖ニシ，其ノ効ツブサニ述ブベクモアラズ。（『和剤局方』巻之五・治諸虚）

処方

オウギ（黄耆）……………………3.0 g	ビャクジュツ（白朮）……………3.0 g
ケイヒ（桂皮）……………………3.0 g	トウキ（当帰）……………………3.0 g
ジュクジオウ（熟地黄）…………3.0 g	ニンジン（人参）…………………3.0 g
ビャクシャクヤク（白芍薬）……3.0 g	ブクリョウ（茯苓）………………3.0 g
センキュウ（川芎）………………3.0 g	カンゾウ（甘草）…………………1.5 g

9. 気血双補剤　　十全大補湯

構成

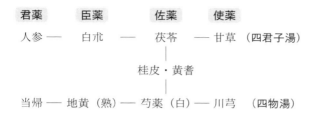

八珍湯（四君子湯 合 四物湯）は気血両虚を補う薬方であるが、本方はこれに黄耆と桂皮を加え、さらに肺気と心血の働きを強めたものである。

方義

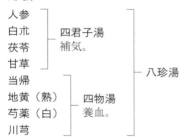

黄耆：甘微温。補気昇陽。肺気を補う。「補薬ノ長タリ」（『本草備要』）
桂皮：辛甘大熱。通陽，散薬止痛，心血を補う。経を温め脈を通じる。

八綱分類

裏寒虚証

臨床応用

病後の体力低下や全身消耗，疲労倦怠，食欲不振，寝汗，手足の冷え，貧血，老衰。

類方鑑別

補中益気湯：本方証と同様に，体力が衰え，四肢倦怠感・食欲不振などが顕著であるが，貧血症状や皮膚乾燥はなく，気力の衰えがおもな場合に用いる。（気虚と中気下陥）

真武湯：疲労倦怠感は本方証ほどではないが，体力が衰えて，下痢・腹痛・手足の冷え・めまい・身体動揺感などを訴える場合に用いる。（腎陽虚と水泛）

小建中湯：体質虚弱で，特に小児で疲れやすくて血色が優れない者などが，腹痛・鼻出血などを訴え，腹証では腹部軟弱か腹直筋が薄く緊張しているのを認める場合に用いる。（五臓虚労）

六君子湯：体質虚弱の人が，疲労倦怠感などがあり，心窩部の膨満感・食欲不振・げっぷ・心窩部振水音などを認める場合に用いる。（脾虚の湿痰）

エキス製剤108番

人参養栄湯 (和剤局方)
にんじんようえいとう

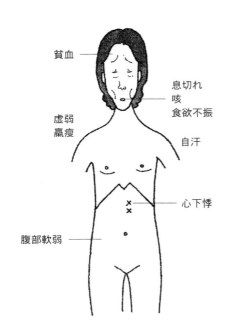

貧血
息切れ
咳
食欲不振
虚弱
羸痩
自汗
心下悸
腹部軟弱

方意

　脾肺の気虚，すなわち食欲不振・下痢・四肢倦怠・肌肉消痩・面黄・息切れ・自汗・咳嗽などに加え，さらに心血虚，すなわち不眠・驚悸・健忘等の症状を伴う者，あるいは気血両虚したうえ，さらに虚寒証を現す者を治す。

　処方構成は，**十全大補湯**（p.180）去川芎，加遠志（補心）・陳皮（理気・化痰）・五味子（止痰）で，気血双補に安神・止咳の生薬が加わった方剤である。

　病位は太陰と少陰（脾・肺・心）。

　脈は沈細弱。

　舌は淡白湿潤，微白苔ないし無苔。

診断のポイント

①虚弱・衰弱して顔色が悪い
②四肢倦怠・虚熱
③息切れ・咳嗽

原典

　積労虚損，四肢沈滞，骨肉酸疼，吸吸トシテ気少ナク，行動喘㗋，小腹拘急，腰背強痛，心虚驚悸，咽渇キ唇燥キ，飲食味無ク，陽陰衰弱，悲憂惨戚，多臥小起，久シキ者ハ積年，急ナル者ハ百日漸ク瘦削ニ至ル。五臓ノ気竭シ振復スベキコト難キヲ治ス。又夕肺ト大腸ト俱ニ虚シ，咳嗽下利喘乏少気，嘔吐痰涎スルヲ治ス。(『和剤局方』巻之五・治痼冷)

処方

ジュクジオウ（熟地黄）	4.0g	オンジ（遠志）	2.0g
トウキ（当帰）	4.0g	ビャクシャクヤク（白芍薬）	2.0g
ビャクジュツ（白朮）	4.0g	チンピ（陳皮）	2.0g
ブクリョウ（茯苓）	4.0g	オウギ（黄耆）	1.5g
ニンジン（人参）	3.0g	カンゾウ（甘草）	1.0g
ケイヒ（桂皮）	2.5g	ゴミシ（五味子）	1.0g

註）原典には，生姜・大棗を加えて煎じるとある。

9. 気血双補剤　**人参養栄湯**

構成

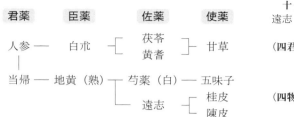

十全大補湯去川芎，加五味子・遠志・陳皮である。

（**四君子湯**〈p.160〉加黄耆）

（**四物湯**〈p.170〉去川芎，加五味子）

方義

人参・白朮・茯苓・黄耆・甘草：四君子湯加黄耆
　　補気の薬である。「血不足スレバ其ノ気ヲ補ウ，此レ陽生ズレバ則チ陰生ズルノ義ナリ」（『本草備要』）。甘草・茯苓・白朮は脾を健にする。
当帰・地黄（熟）・芍薬（白）：四物湯去川芎
　　養血の薬である。熟地黄は腎を滋養し，当帰・白芍薬は肝を養う。
陳皮：辛苦温。理気薬，肺脈の気分の薬とされ，肺気を補い脾を健にする。
五味子：酸温。斂肺止咳，平喘，祛痰，鎮静的に働く。人参・黄耆と協力して肺を補う。
遠志：苦辛温。安神，祛痰。「腎気ヲ通ジ心ニ上達ス」（『本草備要』）とされ，心血虚を治し，精神安定的に働く。
桂皮：甘辛大熱。温中補陽，「諸薬ヲ導キ，営ニ入リ血ヲ生ズ」（『本草備要』）。血液循環を善くし，虚寒を除く。

　　全体としては，気血双補し，精神を安んじ，寒を逐い咳を止める。また「便精遺泄には竜骨を加え，咳嗽には阿膠を加えれば甚だ妙」と原典の後注にある。

八綱分類

裏熱虚証

臨床応用

病後の体力低下，貧血，息切れ，咳嗽，疲労倦怠，食欲不振，寝汗，手足の冷え。

類方鑑別

補中益気湯：比較的体力の低下した人で，本方の使用目標に似ているが，無気力・倦怠感が著明で，貧血症状や皮膚乾燥は著明でない場合に用いる。（脾肺気虚，中気下陥）
十全大補湯：体力の低下した人で，本方の使用目標に似ているが，咳嗽・健忘などはなく，本方が無効の場合に用いる。（気血両虚＋虚寒で，心虚なし）
帰脾湯：体力が低下した人で，貧血症状があり，心悸亢進・精神不安・不眠などの精神神経症状を伴う場合に用いる。（心脾両虚）

帰脾湯（済生方）

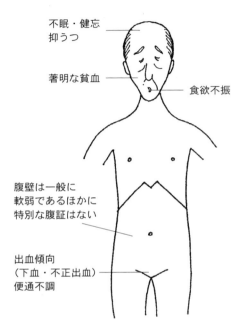

方意

脾の虚が心血に及んだ結果生じる諸病を治す処方である。

したがって，元来胃腸の弱い虚弱な人が，過労や心労の結果，脾が血を統禦できなくなり，出血や貧血を来すだけでなく，心血虚で健忘症や不眠・神経症状等の症状も起こすときに用いる。

病位は太陰・少陰（脾・心）。
脈は沈細微。
舌は淡白湿潤，微白苔または無苔。

診断のポイント

① 全身倦怠・易労感・胃弱
② 貧血様顔貌・出血傾向
③ 手足の冷え・動悸
④ 不眠・健忘・精神神経症状

原典

脾経ノ失血，少シ寝テ発熱盗汗シ，或イハ思慮シテ脾ヲ傷リ，血ヲ摂スルコト能ワズシテ以テ妄行ヲ致ス，或イハ健忘怔忡，驚悸シテ寝ズ，或イハ心脾傷痛，嗜臥少食，或イハ憂思シテ脾ヲ傷リ，血虚発熱シ，或イハ肢体痛ヲナシ，大便調ワズ，或イハ婦人経候不準，哺熱内熱，或イハ瘰癧流注シテ消散潰斂スルコト能ワザルヲ治ス。（『済生全書』補益）

処方

オウギ（黄耆）……………3.0 g	トウキ（当帰）……………2.0 g
ニンジン（人参）……………3.0 g	カンゾウ（甘草）……………1.0 g
ビャクジュツ（白朮）………3.0 g	ショウキョウ（生姜）………1.0 g
ブクリョウ（茯苓）…………3.0 g	モッコウ（木香）……………1.0 g
オンジ（遠志）………………2.0 g	サンソウニン（酸棗仁）……3.0 g
タイソウ（大棗）……………2.0 g	リュウガンニク（竜眼肉）…3.0 g

註）当帰と遠志は，明代の薛己が補入したものである。

9．気血双補剤　　帰脾湯

構成

君薬　　　　臣薬　　　　佐薬　　　使薬

竜眼肉　　┌酸棗仁・当帰┐┌遠志┐┌甘草
黄耆　　─┤　　　　　　├┤　　├┤生姜　　　本方は補気健脾と養心安神の
人参　　　└白朮・茯苓　┘└木香┘└大棗　　　生薬を組み合わせた方剤である。

方義

竜眼肉：甘温。養血安神，健脾。『本草備要』では「帰脾益脾長智，
　　　　保智，保心，養血」となっている。　　　　　　　　　　　┐
酸棗仁：甘酸平。補血，滋陰，安心。能く脾を醒し，胆虚不眠を療す。├ 心を養う。
当帰：甘辛温。補血，調経，活血。陰を滋して血を養う。　　　　　│
人参：甘苦微温。大いに元気を養う。補脾安神。　　　　　　　　　┘
黄耆：甘微温。補気昇陽，補薬の長。中を補い，元気を益し，三焦を温め，
　　　脾胃を壮にする。　　　　　　　　　　　　　　　　　　　　　┐脾を
白朮：苦甘温。補気健脾，燥湿利水。脾を補う。　　　　　　　　　├補う。
茯苓：甘淡温。利水滲湿，健脾，安神。脾を益し陽を助ける。憂恚驚悸を治す。┘
遠志：苦辛温。安心，能く腎気を通じ，志を強くし，智を益す。腎薬と共に用いると
　　　心に通じてこれを補う。心腎両経に通じて両方を補う。
木香：辛苦温。理気，気をめぐらせて脾を舒ぶ。脾気虚によって生じた血中の滞をめぐ
　　　らせ，人参・黄耆を助けて気を補う。本方では他の諸甘薬中，木香1味の辛で
　　　気を開き脾を覚醒させ，脾気を通じて心陰に上行させる働きをする。
甘草：甘平。補脾益気，諸薬を調和する。
生姜・大棗：辛温と甘温。補脾健胃。
　全体としては，本方は補気健脾が主で，養血安神は従である。気を壮んにすれば自然
と血も旺んになり，心も養われる結果，脾虚・心虚による諸症は自ずから除かれる。

八綱分類

　裏寒虚証

臨床応用

　虚弱体質で血色の悪い人の次の諸証：消化機能低下症，食欲不振，慢性下痢，貧血，
出血傾向，血小板減少症，慢性鼻出血，不正性器出血，歯齦出血，不眠症，健忘症，
神経過敏。

類方鑑別

加味帰脾湯：本方の症状に準じるが，身体が衰弱したうえ微熱や胸苦しさなどがある
　　　　　　場合に用いる。（気血両虚と肝火旺）
十全大補湯：体力が衰えて顔色が悪く，疲労倦怠感を訴えるが，本方証よりも神経症状
　　　　　　が軽度の場合に用いる。（気血両虚と虚寒）
桂枝加竜骨牡蛎湯：貧血はあまりないが，精神不安・不眠・夢精・陰萎などを訴える
　　　　　　場合に用いる。（気血不足し，虚陽上浮）
芎帰膠艾湯：消化機能には異常なく，出血を主症状とする場合に用いる。（血虚の出血）
黄連解毒湯：体力のある人が，興奮・のぼせの傾向があり，実証で比較的急性に起こる
　　　　　　出血の場合に用いる。（血熱妄行）

加味帰脾湯（済生方）
（帰脾湯 加柴胡・山梔子）

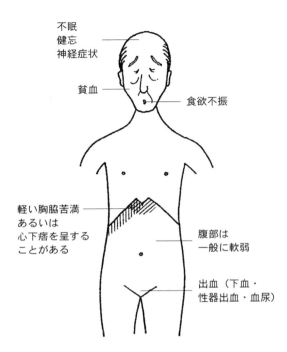

方意

帰脾湯（p.184）に柴胡と山梔子を加えた薬方で，帰脾湯の証（心と脾の虚）に，のぼせ・ほてり等の熱証，あるいは胸苦しい・イライラ等の肝火旺の症状が加わった者に用いる。

病位は太陰・少陰・厥陰の三陰（脾・心・肝）に及ぶ。

脈は沈細で数。

舌は淡紅湿潤，微白苔。

診断のポイント

① 全身倦怠感・易労・貧血
② 不眠・イライラ・健忘
③ のぼせ・ほてり・胸苦しさ
④ 出血傾向

原典

本方は帰脾湯（p.184）の加味方の一つなので，本方独自の原典はなく，後世の複数の医家が帰脾湯に加味して用いた医案などが残っている。なかには帰脾湯に柴胡・山梔子だけでなく，さらに牡丹皮を加味した処方もあったようである。

処方

オウギ（黄耆） 3.0g	タイソウ（大棗） 2.0g
サイコ（柴胡） 3.0g	トウキ（当帰） 2.0g
ビャクジュツ（白朮） 3.0g	カンゾウ（甘草） 1.0g
ニンジン（人参） 3.0g	ショウキョウ（生姜） 1.0g
ブクリョウ（茯苓） 3.0g	モッコウ（木香） 1.0g
オンジ（遠志） 2.0g	サンソウニン（酸棗仁） 3.0g
サンシシ（山梔子） 2.0g	リュウガンニク（竜眼肉） 3.0g

9. 気血双補剤　　加味帰脾湯

構成

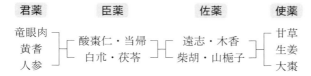

方義

帰脾湯（黄耆・人参・白朮・茯苓・遠志・大棗・当帰・甘草・生姜・木香・酸棗仁・竜眼肉）：脾心両虚を治す。補気健脾が主で，養血安神を従とする。
柴胡：苦微寒。疎肝解鬱，清熱。傷寒邪熱・痰熱結実を治す。
山梔子：苦寒。清熱瀉火，涼血止血，除煩。

　本方の虚熱は，後天の本たる脾が虚し，肝血の生成が不足して肝血虚を生じた結果，肝火内鬱を生じ，虚熱（虚性の興奮現象）を呈したものである。
　柴胡・山梔子は，鎮静・解熱・消炎作用により自律神経の興奮による虚熱を鎮める。

八綱分類

裏熱虚証

臨床応用

　虚弱体質で血色の悪い人の次の諸症：慢性胃弱，食欲不振，慢性下痢，出血傾向，貧血，不眠症，煩躁，胸苦しさ，精神不安，神経症。

類方鑑別

帰脾湯：証候は本方とほぼ同様であるが，身体が衰弱して，微熱や熱感あるいは胸苦しさが軽度あるいはない場合に用いる。（脾心両虚で肝火旺の症状はない）
十全大補湯：体力が衰えて顔色が悪く，疲労倦怠感や消耗・衰弱がおもで，本方証よりも神経症状はずっと軽度の場合に用いる。（気血両虚と虚寒）
桂枝加竜骨牡蛎湯：貧血はあまりないが，気力・体力ともに弱く，精神不安・不眠・陰萎・夢精などを訴える場合に用いる。（気血不足と虚陽上浮）
黄連解毒湯：体力のある人で，興奮・のぼせの傾向を伴い，比較的急性に出血を起こす場合に用いる。（血熱妄行）
芎帰膠艾湯：消化機能に異常はなく，顔色が悪く，出血を主症状とする。（血虚の出血）

メモ

10. 滋陰剤

　滋陰剤は，陰虚証を治療する方剤である。

　陰虚証とは，陰液全般の不足によるもので，血虚（栄養不足）とともに津液枯渇（脱水）を伴う。物質面の消耗とともに，代償性の異化亢進作用が起こり，却って熱証を呈する。これを虚熱という。

　虚熱の程度が著明なものを陰虚火旺という。

　陰虚証では，身体羸痩して顔面は憔悴し，咽乾口燥，四肢煩熱に苦しみ，虚煩して眠れず，尿の量は少なく色は赤く，一般に便秘する。舌質は紅く乾燥し，舌苔は少なく，脈は沈細で数となる。

滋陰剤

　六味地黄丸，炙甘草湯。

滋陰清熱剤

　滋陰降火湯，清暑益気湯。

滋陰潤燥剤

　麦門冬湯。

気陰双補剤

　滋陰至宝湯。

六味丸（小児薬証直訣）

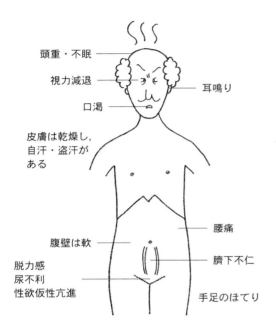

方意

八味丸（八味地黄丸・p.154）より桂枝と附子を去った薬方であり，腎陰虚を治す養陰の主方である。腎虚の症状とともに，虚火上炎するので熱証・燥証（虚熱）を呈する。

病位は少陰・厥陰（腎・肝）。
脈は沈数あるいは細数。
舌は紅〜暗紅色で舌体乾燥，無苔か微白苔。

診断のポイント

① 易労・頭重・耳鳴・腰から下の脱力感
② 尿不利・便秘・盗汗
③ 口渇・五心煩熱・不眠
④ 虚熱の諸症状

原典

地黄丸，腎虚失音，囟開不合，神不足，目中白睛多ク，面色㿠白等ノ証ヲ治ス。（『小児薬証直訣』巻之下・諸方）

処方

ジュクジオウ（熟地黄）……8.0 g	ブクリョウ（茯苓）……3.0 g
サンシュユ（山茱萸）……3.0 g	ボタンピ（牡丹皮）……3.0 g
サンヤク（山薬）……3.0 g	タクシャ（沢瀉）……3.0 g

註）原典には蜂蜜で丸剤に作るとある。

10. 滋陰剤　　六味丸

構成

君薬	臣薬	佐薬	使薬

地黄（熟）―┐山茱萸┐┌牡丹皮┐
　　　　　└山薬 ┘└茯苓 ┘―沢瀉

龔居中（『紅炉点雪』）は，君薬は地黄，佐薬は山茱萸・山薬，使薬は茯苓・牡丹皮・沢瀉としている。牡丹皮・茯苓・沢瀉の3薬がともに佐使薬とも考えられる。

方義

地黄（熟）：甘微温。滋陰，補腎。腎精を生ずる。　　　　　　　　　　┐
山茱萸：酸渋微温。収斂の性質があり，肝を温め，下焦を引き締める。　├ 三補
山薬：甘平。補脾の要薬であるとともに，虚熱を清し腎を固める。　　┘
牡丹皮：辛苦微寒。涼血作用，陰火を瀉す。　　　　　　　　　　　　┐
茯苓：甘平。利水作用。脾中の湿熱を滲泄して腎に通じさせる。　　　├ 三瀉
沢瀉：甘寒。下焦の水邪を逐う。諸薬を腎経に導く働きがある。　　　┘

　本方は，全体として肝腎が不足して，真陰虧損し，精血枯竭した状態に用いる。

　本方は陰虚陽盛の方剤，**八味丸（八味地黄丸）**は陽虚陰盛の方剤である。

八綱分類

　裏熱虚証

臨床応用

　疲れやすくて尿量減少または多尿で手足がほてり，時に口渇がある者の次の諸症：頭重，不眠，耳鳴り，むくみ，難聴，皮膚の痒み，小児の発育不良，腎炎，腎機能障害，慢性腎不全，肝硬変症。

類方鑑別

八味地黄丸：腎陽虚の主方である。身体機能が低下して，特に下半身の冷え・脱力などが著しい。

桂枝加竜骨牡蛎湯：精力減退・遺尿など腎虚の症状と，不安・不眠などの精神神経症状が強いが，虚熱の症状はない。小腹弦急と臍の上辺りに動悸を認める。（気血不足と虚陽上浮）

五苓散：口渇，多汗，尿不利，時に悪心嘔吐（水逆），表証を伴い内に蓄水。（下焦蓄水証）

猪苓湯：口渇，頻尿，残尿感，排尿痛。下焦で水熱が互いに結び，陰も損傷されたもの。

清心蓮子飲：虚証。軽い排尿痛や残尿感などに加え，神経過敏症状がある。気陰両虚と心火旺。（心腎不交）

— 191 —

エキス製剤93番

滋陰降火湯 (万病回春)
(じいんこうかとう)

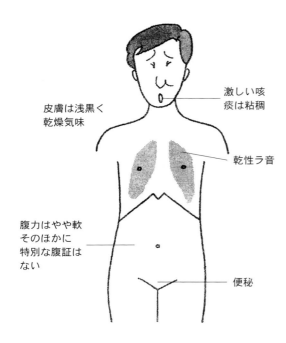

方意
　陰虚火動して発熱・咳嗽・吐痰・喘息・盗汗・口乾する者を主治する方剤である。腎陰が不足するために，肺が虚熱をもち（子盗母気），いろいろな症状が出る。
　病位は少陰・太陰（腎・肺）。
　脈は沈で数。
　舌は乾燥傾向，微白苔か無苔。

診断のポイント
① 皮膚は乾燥し浅黒い
② 頑固な咳と切れにくい粘稠な痰
③ 乾性ラ音を聴く
④ 便秘

原典
　虚労スル者ハ，陰虚シテ相火動ク也。陰虚シテ火動スル者ハ治シ難シ。虚労シテ補ヲ受ケザル者ハ治シ難シ。滋陰降火湯，陰虚火動シテ発熱咳嗽，吐痰喘息，盗汗口乾スルヲ治ス。此ノ方ト六味地黄ト相兼ネテ之ヲ服セバ，大イニ虚労ヲ補イ神効有リ。
（『万病回春』巻之四・虚労）

処方
ビャクジュツ（白朮）………… 3.0 g	バクモンドウ（麦門冬）………… 2.5 g
カンジオウ（乾地黄）………… 2.5 g	オウバク（黄柏）………………… 1.5 g
ビャクシャクヤク（白芍薬）…… 2.0 g	カンゾウ（甘草）………………… 1.5 g
チンピ（陳皮）………………… 2.0 g	チモ（知母）……………………… 1.5 g
トウキ（当帰）………………… 2.0 g	テンモンドウ（天門冬）………… 2.0 g

註）原典では生姜・大棗を加えて煎じるようになっている。

構成

| 君薬 | 臣薬 | 佐薬 | 使薬 |

地黄 ── 芍薬 ┌─ 当帰 ──────────── ┌─ 陳皮
（乾）　　（白）│　麦門冬・天門冬　　│　白朮
　　　　　　　　└─　知母・黄柏 ──┘　甘草

　地黄は補陰の主薬であるから君，芍薬は補血の主薬である故に臣とする。
　本方は**四物湯**（p.170）去川芎，加麦門冬・天門冬・知母・黄柏・白朮・陳皮・甘草である。

方義

当帰：甘辛温。補血，潤燥の作用。心・肝・脾に入る。 ┐
芍薬（白）：苦酸微寒。補血，瀉肝。肝火を瀉し，陰を収斂。 ├ 滋陰，肝火を瀉す。
地黄（乾）：甘苦寒。補陰，涼血。 ┘
麦門冬：甘微苦寒。心肺を補い，熱を瀉し，燥を潤す。 ┐ 肺を潤し，鎮咳祛痰
天門冬：甘苦大寒。滋陰清熱，腎陰を補いながら潤肺止咳する。┘ 作用をもつ。
知母：辛苦寒。火を瀉す。上は肺を清し火を瀉し， ┐
　　　下は腎を潤して陰を滋す。 ├ 解熱消炎鎮静，陰虚の熱を清す
黄柏：苦寒。相火を瀉す。腎水を補い熱を清す。 ┘ のに用いられる。
陳皮・白朮・甘草：3味で脾胃を補い，消化・吸収を助け，胃腸障害を予防する。

　全体としては，肝腎の火が上炎して脾肺を薫灼するのに対し，腎水を滋すことによって消炎清熱させる方剤である。

八綱分類

　裏熱虚証

臨床応用

　のどに潤いがなく，痰が出にくくて咳込む病人：慢性気管支炎，肺線維症，閉塞性気管支炎。

類方鑑別

滋陰至宝湯：体力が低下した人の慢性に経過する咳嗽で，痰は切れやすく，口渇も顕著でなく，発熱・盗汗・食欲不振などを伴う場合に用いる。（肝気内鬱と肺陰虚）
竹筎温胆湯：比較的体力の低下した人が，熱性疾患の解熱後，咳・痰が遷延し，不眠・精神不安などを訴える場合に用いる。（胆・三焦の温熱上擾）
麦門冬湯：体力中等度もしくはそれ以下の人で，痰が切れにくいのは本方証と同様であるが，発作性で顔面が紅潮するほど激しい乾咳をする大逆上気という証の場合に用いる。（胃陰虚による気道の燥熱・肺痿）
柴陥湯：体力中等度の人で，強い咳が出て，痰が切れにくく，咳のたびに胸痛を訴える場合に用いる。（結胸・痰熱互結）
清肺湯：比較的体力の低下した人が，粘稠な痰が多く出て喀出しにくく，咳が長引く場合に用いる。（陰虚肺熱）
柴胡桂枝乾姜湯：咳嗽があるが，熱は寒熱往来で，腹診上は胸脇微満結，心下の動悸があり，上半身の盗汗を見る。虚煩による精神神経症状を伴うことが多い。（少陽病）
炙甘草湯：心肺の虚労による欬逆である。心悸亢進や不整脈がある。（脾心陰虚）

— 193 —

エキス製剤92番

滋陰至宝湯 (万病回春)
じいんしほうとう

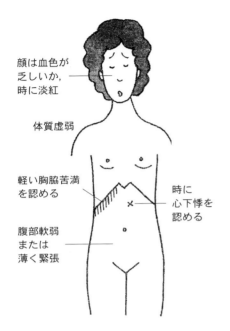

顔は血色が乏しいか、時に淡紅

体質虚弱

軽い胸脇苦満を認める

時に心下悸を認める

腹部軟弱または薄く緊張

方意

逍遙散（肝気鬱結・血虚・脾虚の方剤）より生姜を除き，滋陰の麦門冬，祛痰の貝母，虚熱を去る知母・地骨皮，理気の香附子・陳皮を配合した処方である。

婦人の虚労の方剤として創られ，虚労病に対し広い応用範囲を有するが，現在ではおもに慢性の咳嗽の方剤として用いられている。痰が粘稠で喀出しにくく，咳があり，口渇・熱感・のぼせ・午後の微熱・盗汗・手掌や足底のほてりなど肺陰虚の症状も同時に現す者が適応となる。

病位は太陰と厥陰（脾・肺・肝）。

脈は弦小，あるいは細で数。

舌は紅色で，やや乾燥。無苔あるいは薄い白苔。

診断のポイント

① 非常な虚証（虚労）
② 微熱・自汗・盗汗（陰虚）
③ 咳痰・粘痰

原典

婦人ノ諸虚百損，五労七傷，経脈調ワズ，肢体羸痩スルヲ治ス。此ノ薬ハ専ラ経水ヲ調エ，血脈ヲ滋シ，虚労ヲ補イ，元気ヲ扶ケ，脾胃ヲ健ニシ，心肺ヲ養イ，咽喉ヲ潤シ，頭目ヲ清クシ，心慌ヲ定メ，神魄ヲ安ンジ，潮熱ヲ退ケ，骨蒸ヲ除キ，喘咳ヲ止メ，痰涎ヲ化シ，盗汗ヲ収メ，泄瀉ヲ住メ，鬱気ヲ開キ，腹痛ヲ療シ，胸膈ヲ利シ，煩渇ヲ解シ，寒熱ヲ散ジ，体疼ヲ祛ル。甚ダ奇効有リ。（『万病回春』巻之六・虚労）

処方

コウブシ（香附子）……3.0g	ビャクジュツ（白朮）……3.0g
サイコ（柴胡）……3.0g	ブクリョウ（茯苓）……3.0g
シャクヤク（芍薬）……3.0g	カンゾウ（甘草）……1.0g
チモ（知母）……3.0g	ハッカ（薄荷）……1.0g
チンピ（陳皮）……3.0g	ジコッピ（地骨皮）……3.0g
トウキ（当帰）……3.0g	バイモ（貝母）……2.0g
バクモンドウ（麦門冬）……3.0g	

10. 滋陰剤　滋陰至宝湯

構成

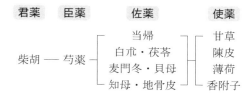

本方は逍遙散の加減方である。肝気が内鬱し，脾に乗じて克す病態である。故に柴胡をもって君となし，芍薬をもって臣となす。当帰は肝血を補う故に佐となす。

方義

柴胡・芍薬：疏肝解鬱，消炎，鎮静，解毒。
当帰：甘辛温。補血作用。
薄荷：辛涼。柴胡・芍薬・当帰の働きを増強。
白朮・茯苓・甘草：いずれも甘。利水と健脾和胃。
　　　　　　　　　　　　　　　　　　　　　　　逍遙散
麦門冬：甘微苦寒。心肺を補い熱を瀉し，燥を潤す。滋陰潤肺。
貝母：苦甘微寒。心肺を潤し，虚労煩熱を治し，咳逆上気・肺痿・肺癰を治す。
知母：辛苦寒。肺の虚熱を清し，腎を潤す。
地骨皮：甘淡寒。虚熱を清し，骨蒸労熱を治す。肺熱を清し，咳嗽や粘稠な喀痰を治す。
香附子：辛微苦微甘平。気を調え鬱を開く。血中の気薬で，一切の気を主る。（理気薬）
陳皮：辛苦温。肺・脾の気分の薬。滞を導き痰飲を消す。理気燥湿の働きが強い。

八綱分類

裏熱虚証

臨床応用

虚弱な者の慢性の咳・痰：慢性気管支炎，気管支拡張症，肺結核，肺線維症。

類方鑑別

滋陰降火湯：体力が若干低下した人で，咳嗽が本方証より激しく，痰が粘稠で切れにくい。皮膚は浅黒く，便秘傾向のある場合に用いる。（陰虚肺熱）
清肺湯：比較的体力の低下した人が，やや粘稠の痰を多く喀出し，咳が長引く場合に用いる。（肺熱と陰虚）
麦門冬湯：体力中等度もしくはそれ以下の人が，痰が切れにくく，発作性の激しい咳嗽（大逆上気・咽喉不利）で，顔面が紅潮する場合に用いる。（肺胃陰虚・肺痿）
柴朴湯：体力中等度の人で，比較的軽度な咳嗽・喘鳴が続き，肋骨弓下部に抵抗・圧痛および心窩部に膨満感があり，精神不安を伴う場合に用いる。（気滞の湿痰）

エキス製剤 29 番

麦門冬湯（金匱要略）
（ばくもんどうとう）

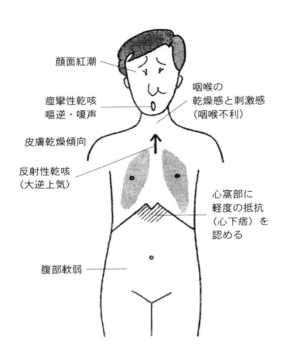

方意

慢性の炎症や消耗性疾患のため，脾肺中に津液が乏しくなった結果，気道の粘膜が乾燥して刺激に敏感になった「肺痿」という病態を改善する。したがって，よく痙攣性咳嗽を目標に用いられる。

全体的に水気が少ない人の痰を伴わない咳嗽によく用いられる。また妊婦の咳の妙薬でもある。

病位は太陰（肺・脾）。

脈は沈細数。

舌は紅色，乾燥し薄い白苔。

診断のポイント

①反射性の激しい咳（大逆上気）
②咽喉のヒリヒリ感（咽喉不利）
③心下痞

原典

大逆上気シ，咽喉利セズ。逆ヲ止メ気ヲ下ス者ハ麦門冬湯之ヲ主ル。（『金匱要略』肺痿肺癰欬嗽上気病篇）

処方

バクモンドウ（麦門冬）	10.0 g	タイソウ（大棗）	3.0 g
ハンゲ（半夏）	5.0 g	カンゾウ（甘草）	2.0 g
ニンジン（人参）	2.0 g	コウベイ（粳米）	5.0 g

註）半夏の量は常に麦門冬の半量か，それ以下に止める。

10. 滋陰剤　麦門冬湯

構成

君薬　　臣薬　　佐薬　　使薬

麦門冬 ── 半夏 ── 人参 ┌ 粳米
　　　　　　　　　　　　│ 甘草
　　　　　　　　　　　　└ 大棗

　麦門冬を君薬とするには，諸家異論はない。半夏を臣となすことについては，張秉成（『成方便読』）に拠る。諸家は人参・甘草・大棗・粳米を一括して論じているが，陳修園（『金匱要略浅注』）は特に人参が不可欠としている。

方義

麦門冬：甘微苦寒。肺胃の陰を養い虚火を降す。胃と肺の気を補うとともに津液を生じさせる。

半夏：辛温，有毒。胃気を開通し，逆気を下し，痰涎を化す。
　　　元来，半夏は燥性があるが，麦門冬・人参・粳米など津液を生じる薬味に半夏の辛燥の薬性を配合することによって，胃を開き，津液をめぐらせて，肺を潤すことを助ける。ただし半夏の量は必ず麦門冬の半分以下とする。半夏の用法の巧みなこと，古今未曾有の奇法とされている。

人参：甘温。益気生津。┐
粳米：甘平。補気・止渇。│ いずれも大いに中気を補い，
甘草：甘平。補脾緩急。　│ これによって津液を生じる。
大棗：甘温。補脾・安神。┘

　全体的に見ると，本方の証は脾胃が虚して津液が不足し，熱を生ずる結果，虚火上逆し，そのために咽喉乾燥して大逆上気という激しい咳を生ずるものである。病は肺にありといえども，その源は脾胃にある。したがって，本方により滋陰補気すれば，胃は潤い肺もまた潤って自然に咽喉は利し，大逆上気も収まるという理である。

八綱分類

　裏熱虚証

臨床応用

　痰が少なく切れにくい咳：気道乾燥症，気管支炎，気管支拡張症，気管支喘息，肺結核，肺線維症。

類方鑑別

半夏厚朴湯：虚実は本方証とほぼ同じ。咳は反射性の激しい咳ではなく，咽喉に何か痞えた感じ（咽中炙臠）で出る。神経質な傾向がある。（胃気上逆）
麻杏甘石湯：喘鳴と咳嗽が強く，口渇・発汗がある。（肺熱の喘咳）
清肺湯：咳よりも粘稠な喀痰が著明で，持続する。（肺陰虚熱）

— 197 —

エキス製剤 64 番

炙甘草湯 (傷寒論・金匱要略)
しゃかんぞうとう
(復脈湯)

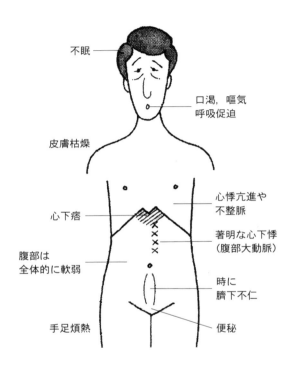

方意

気血ともに虚し，心悸亢進や不整脈，あるいは心の病が肺に波及して呼吸不全を来した人に用いる。

本方は，脈の結代（期外収縮や心房細動などによる不整脈）や心の動悸を治す主方で，別名を復脈湯ともいう。

外感の邪が太陽から手の少陰心に入ったもので，病位は少陰・太陰（心・脾・肺）。

脈は細で弱，結代を伴う。

舌は紅く乾燥し，無苔のことが多い。

診断のポイント

①不整脈や頻脈・心悸亢進
②咳・痰・心下悸（心不全の咳）
③皮膚枯燥・便秘（虚熱）

原典

傷寒脈結代シ，心動悸スルハ炙甘草湯之ヲ主ル。(『傷寒論』太陽病下篇)

『千金翼』炙甘草湯ハ虚労不足，汗出デテ悶シ，脈結シテ悸スルヲ治ス。行動常ノ如キハ百日ヲ出ズ，危急ノ者ハ十一日ニ死ス。(『金匱要略』血痺虚労病篇)

『外台』炙甘草湯ハ肺痿涎唾多ク，心中温温，液液タル者ヲ治ス。(同・肺痿欬嗽病篇)

処方

カンジオウ（乾地黄）……………6.0 g	ショウキョウ（生姜）……………1.0 g
バクモンドウ（麦門冬）…………6.0 g	マシニン（麻子仁）………………3.0 g
ケイシ（桂枝）……………………3.0 g	ミツシャカンゾウ（蜜炙甘草）……3.0 g
タイソウ（大棗）…………………3.0 g	アキョウ（阿膠）…………………2.0 g
ニンジン（人参）…………………3.0 g	

註）原典には「清酒七升，水八升ヲ以テ煮ル」とある。

10. 滋陰剤　　炙甘草湯

構成

君薬　　臣薬　　佐薬　　　使薬

炙甘草 ┬ 人参 ┬ 桂枝 ┬ 麦門冬・阿膠
　　　　└ 大棗 └ 生姜 └ 地黄（乾）・麻子仁　　　許宏『金鏡内台方議』に拠る。

方義

炙甘草：甘温。気を益し，経絡を通じ，気血を利し，心悸を治す。蜜炙甘草がよい。

地黄（乾）：甘苦寒。滋陰生津。（日本でいう乾地黄は中国では
　　　生地黄と呼んでいるものと同じで，採取したジオウ
　　　の根をそのまま乾燥させたものである）　　　　　地黄＋阿膠＋麦門冬
　　　　　　　　　　　　　　　　　　　　　　　　　　で，陰血を養い，心
阿膠：甘平。滋腎益気，和血補陰。　　　　　　　　　　を安んじる。

麦門冬：甘微苦寒。瀉熱，潤燥。地黄は使となす。

麻子仁：甘平。潤燥，滑腸。便通をつける。

人参：甘苦微温。元気を補う，益脾生津。┐ 人参＋大棗で，脾胃を補い，中気を健に
大棗：甘温。脾胃を補う。　　　　　　　┘ する。

桂枝：辛甘温。┐ 桂枝＋生姜で，気を益すとともに余邪を散じ，能く経絡を通じさせる。
生姜：辛温。　┘

　心は血脈を主る。虚労に陥ると気血ともに損す。血虚すれば心が養われず動悸が定ま
らなくなる。気虚すれば鼓動は無力となり結代を現す。慢性心不全の結果，呼吸不全で呼
吸促迫や咳痰を生じる。本方は気血双補する薬味と経脈を温める薬味が配合されている。

　本方中，地黄・麦門冬等の陰薬が，人参・桂枝等の陽薬より多量に用いられている
のは，陰薬が陽薬の助けを借りてよく働くようにという理由からである。陽薬の量が
多いと，陽の作用が激しくなり過ぎて滋陰の目的が達せられない。（岳美中）

八綱分類

　裏熱虚証

臨床応用

　体力が衰えて疲れやすい者の動悸・不整脈・息切れ，慢性心不全，心臓喘息，慢性
呼吸不全。

類方鑑別

苓桂朮甘湯：比較的体力の低下した人で，立ちくらみ・めまい・身体動揺感があり，軽度
　　　　　の心悸亢進を伴う場合に用いる。（脾の水飲上衝）

木防已湯：体力のやや低下した人が，呼吸促迫して，腹部や心窩部が膨満して硬く，
　　　　　さらに尿量減少・浮腫などを伴う場合に用いる。（心下の痞堅と水腫）

柴胡加竜骨牡蛎湯：比較的体力のある人が，動悸・息切れを訴え，季肋部に抵抗・圧痛
　　　　　（胸脇苦満）を認め，不安・不眠などの精神神経症状を訴える場合
　　　　　に用いる。（少陽病，肝・胆・三焦の枢気失調）

桂枝加竜骨牡蛎湯：虚労で動悸・息切れがあるが，脈結代は少ない。冷えと少腹弦急，さらに
　　　　　遺精，不安・不眠などの精神症状を伴う。（腎虚失精・虚陽上浮）

— 199 —

エキス製剤 136 番

清暑益気湯（脾胃論）
（せいしょえっきとう）

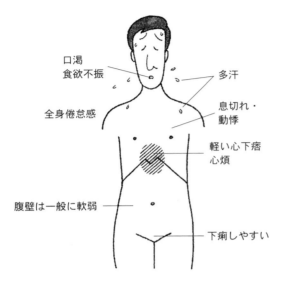

口渇
食欲不振

多汗

全身倦怠感

息切れ・
動悸

軽い心下痞
心煩

腹壁は一般に軟弱

下痢しやすい

方意

　注夏（しゅか）（注夏病（ちゅうかびょう））病と称する夏瘦せ，夏負けの専剤である。

　暑熱により，気虚と津液の損傷を起こした者に用いる。（気陰両虚）

　病位は太陰（脾・肺）。
　脈は浮弱，無力。
　舌は紅く乾燥し，微黄膩苔。

診断のポイント

① 夏ばてによる食欲不振
② 口渇・多汗・尿量減少・全身倦怠感
③ 心煩・息切れ

原典

　長夏ニ当タリテ，湿熱大イニ勝チ，蒸蒸トシテ燠ナルニ，人之ニ感ズレバ多クハ四肢困倦シテ精神短少シ，動作ニ懶ク胸満気促シ，肢節沈疼ス。或イハ気高マリテ喘シ，身熱シテ煩シ心下膨痞シ，小便黄ニシテ数，大便溏ニシテ頻タリ。或イハ痢黄ヲ出シテ糜ノ如ク，或イハ薏色ノ如ク，或イハ渇シ或イハ渇セズ。飲食ヲ思ワズ，自汗シ，体重ク，或イハ汗少ナキ者ハ血先ズ病ミテ気病ムニ非ザル也。（『脾胃論』長夏ノ湿熱ニ胃困，尤モ甚シクバ清暑益気湯ヲ用ウルノ論）

処方

ビャクジュツ（白朮）……3.5 g	トウキ（当帰）……3.0 g
ニンジン（人参）……3.5 g	オウバク（黄柏）……1.0 g
バクモンドウ（麦門冬）……3.5 g	カンゾウ（甘草）……1.0 g
オウギ（黄耆）……3.0 g	ゴミシ（五味子）……1.0 g
チンピ（陳皮）……3.0 g	

註）上記は『医学六要』の構成である。『脾胃論』の清暑益気湯には，さらに升麻・葛根・沢瀉・蒼朮・神麹・青皮が加えられているが，一般には上記の『医学六要』の清暑益気湯がよく用いられている。清暑益気湯と名付けられた処方は他にもいくつかある。

10. 滋陰剤　　清暑益気湯

構成

| 君薬 | 臣薬 | 佐薬 | 使薬 |

黄耆 ┬ 人参・陳皮 ┐┌ 五味子 ┐┌ 白朮
　　　└ 当帰・甘草 ┘└ 麦門冬 ┘└ 黄柏

『脾胃論』の君臣佐使を参考に考えた。本方は**補中益気湯**（p.164）去生姜・大棗・升麻・柴胡，加五味子・麦門冬・黄柏である。

　本方は，『内外傷弁惑論』にある気血両虚を主治する**生脈散**（人参・麦門冬・五味子）の加味方と考えられる。

方義

黄耆：甘微温。気を補い，表を固める。汗あるは能く止む，腠理を
　　　実し肺気を補う。
人参：甘苦微温。大いに元気を補う。煩渇を除き，虚労内傷・発熱
　　　自汗を治す（益気生津）。人参＋五味子は気血両虚の気短・
　　　自汗を治す。
陳皮：辛苦温。理気燥湿の働きがある。消化機能を高める。
当帰：甘辛温。血を補い，燥を潤し，腸を滑らかにする。血中の気薬。
甘草：甘平（微温）。脾を補い元気を益す。津液を生ず。諸薬を調和。

　┐
　├ 中ヲ補イ
　│ 気ヲ益ス。
　│ （『脾胃論』）
　┘

五味子：酸温。肺腎を補い，精気を濇す。つまり表を固め汗を
　　　　止めるとともに，津液を生じ口渇を止める。
麦門冬：甘微苦寒。肺を潤し，陰を強め精を益す。津液を生じ，
　　　　渇を止める。五味子＋麦門冬は肺陰虚の咳を治す。

　┐
　├ 天暑ノ庚金（肺）
　│ ヲ傷ルヲ救ウ。
　│ （『脾胃論』）
　┘

白朮：苦甘温。脾を補い湿を燥す。小便を利し津液を生ず。（補脾燥湿）
黄柏：苦寒。腎水の不足を補い下焦の虚を療す。虚熱を清する。『脾胃論』には，「腎ハ
　　　燥ヲ悪ム，黄柏ノ苦辛寒ヲ以テ，甘味ヲ借リテ熱ヲ瀉シ水ヲ補ウ」とある。

八綱分類

　裏熱虚証

臨床応用

　暑気中り：暑熱による食欲不振・下痢・全身倦怠感，夏瘦せ，日射病，熱中症。

類方鑑別

補中益気湯：比較的体力が低下した人の，全身倦怠感・脱力感・食欲不振などは本方証
　　　　　　と同様であるが，津液の損傷はない。季肋部の軽度の抵抗や心下部に動悸
　　　　　　を認めたり，疲れると微熱が出る場合に用いる。（気虚発熱，中気下陥）
十全大補湯：比較的体力が低下した人で，全身倦怠感が著しく，消耗と食欲不振があっ
　　　　　　て，皮膚の栄養低下や乾燥傾向が認められる場合に用いる。（気血両虚）
人参養栄湯：比較的体力の低下した人が，全身倦怠感・食欲不振・皮膚の栄養低下や
　　　　　　乾燥傾向とともに呼吸器症状を伴う場合に用いる。（気血両虚の咳嗽）
六君子湯：体質虚弱の人で，心窩部の膨満感・食欲不振・疲労倦怠感などは本方証と似
　　　　　ているが，虚寒証で胃弱・心窩部振水音を認める場合に用いる。（脾虚と湿痰）
五苓散：発汗，口渇，尿不利。水飲が体内に蓄積したものである。（表証＋水飲内蓄）
白虎加人参湯：煩渇，多汗，尿自利。脱水症状と洪脈，熱と口渇が主症状。（内外熱盛）

— 201 —

メモ

11．理気剤

　理気剤とは，気のめぐりを改善して気滞を治す方剤をいう。

　気滞はさまざまな病態に付随して見られる。「気」とはエネルギーであり，したがって働きである。『素問』挙痛論に「怒レバ則チ気上リ，喜ベバ則チ気緩ム。悲シメバ則チ気消エ，恐ルレバ則チ気下ル。寒スレバ則チ気収マリ，炅（熱）スレバ則チ気泄ル。驚スレバ則チ気乱レ，労スレバ則チ気耗シ，思エバ則チ気結ス」とあり，いろいろな場面で「気」の症状は普遍的に見られる。したがって気の流れを正す理気薬は，ほとんどの方剤中に配剤されている。

　理気剤には，気のめぐりや流れを改善する行気剤と，気の逆上を収めて下し正常に戻す降気剤とがある。

行気剤

　半夏厚朴湯，香蘇散，女神散，二陳湯，平胃散，胃苓湯，釣藤散。

降気剤

　抑肝散，抑肝散加陳皮半夏。

エキス製剤 16 番

半夏厚朴湯（金匱要略）
（はんげこうぼくとう）

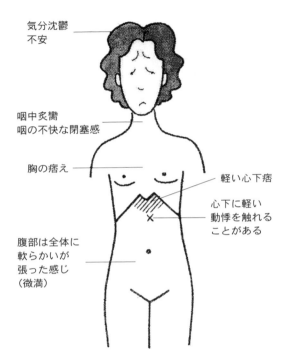

方意

代表的な行気剤である。気の鬱結により痰涎も凝集して起こる症状を治す。本方は気が塞がっているものを開き，痰飲を散ずる方剤である。

病位は太陰（脾と肺）。

脈は弦滑で，時に数。

舌は湿潤，膨（胖）大し，辺縁に歯痕を認めることが多い。舌苔は白く厚い。

診断のポイント

① 咽中炙臠（あるいは梅核気）
② 胸が詰まった感じ（痞塞感）
③ 神経質で，ノイローゼ傾向

原典

問ウテ曰ク，病者水ニ苦シミ，面目身体四肢皆腫レ，小便利サズ。之ヲ脈スニ，水ヲ言ワズ反テ胸中痛ミ，気咽ニ上衝シ，状ハ炙肉ノ如ク当ニ微カニ欬喘スベシト言ウ。（『金匱要略』水気病篇）

婦人咽中炙臠（インチュウシャレン）有ルガ如キハ半夏厚朴湯之ヲ主ル。（同・婦人雑病篇）

処方

ハンゲ（半夏）……………… 6.0 g	ショウキョウ（生姜）……………… 1.0 g
コウボク（厚朴）……………… 3.0 g	ソヨウ（蘇葉）……………………… 2.0 g
ブクリョウ（茯苓）……………… 5.0 g	

11. 理気剤　　半夏厚朴湯

構成

君薬　　臣薬　　佐薬　　使薬

半夏 ── 厚朴 ── 茯苓 ┬ 蘇葉
　　　　　　　　　　　└ 生姜

方義

半夏：辛温，有毒。気の上衝を下し，嘔を止める。（結を散じ痰を除く）
厚朴：辛苦温。気を降して満を除く。（理気燥湿・寛中除満）
茯苓：甘温。利水除湿作用と安神作用。（滲湿利水・補脾安神）
蘇葉：辛温。芳香によって鬱滞した気を宣通する。気持ちをのびやかにする。「軽挙ニ
　　　シテ胸中心下ヲ理ス。柔ヨク剛ヲ制スノ理也」（『皇漢医学』）
生姜：辛温。寒を散じ，嘔気を止める。健胃作用もある。半夏の毒を消す。
　　処方全体としては，鬱を開き，気をめぐらせ，逆気を下し，痰涎を散ずることにより，
諸症状が自ずと除かれるように配剤されている。故に行気の主方とされている方剤である。

八綱分類

　裏寒実証

臨床応用

　気分が塞いで，咽喉・食道部に異物感があり，時に動悸・めまい・嘔気・げっぷなど
を伴う次の諸症：不安神経症，咽喉頭異物感症，神経性胃炎，つわり，咳，声枯れ，
嗄声，神経性食道狭窄症，不眠症。

類方鑑別

半夏瀉心湯：心窩部の痞え（心下痞）だけがあり，咽中炙臠はない。（脾胃不和）
加味逍遙散：不定愁訴的で症状は多彩である。肩こりや腹満・寒熱交錯などが多く，
　　　　　　咽中炙臠の訴えは少ない。（気血両虚の肝鬱化火）
甘麦大棗湯：急迫症状が強く，不安狂躁する。欠伸（あくび）を頻発するが，咽中炙臠
　　　　　　の症状はない。（臓躁）
小半夏加茯苓湯：胃内停水が主徴で，嘔吐や悪心が強い。（脾胃痰飲証）
苓桂朮甘湯：眩暈・動悸・胃内停水を主徴とし，脈は沈緊。（脾虚痰飲上衝）

— 205 —

エキス製剤 70 番

香蘇散（和剤局方）

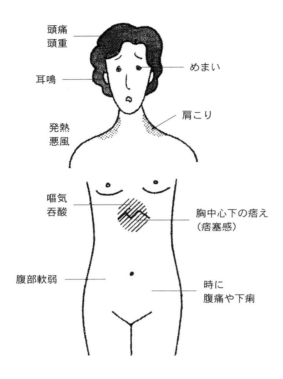

方意

桂枝湯（p.2）証に似るが，加えて胃腸虚弱のため腹満・腹痛・悪心・嘔吐等を伴うときなどに用いられる。また虚弱で神経質な人の初期のカゼ症状（気滞感冒）にも用いる。

病位は太陽と太陰の経病（肺・脾），表寒虚証。

脈は沈弱（カゼ症状のときは浮弱）。

舌は著変なし。時に薄い白苔。

診断のポイント

① 気鬱＋表寒証（頭重・めまい・耳鳴など＋カゼ症状）
② 心下痞塞感
③ 胃腸虚弱

原典

四時ノ温疫，傷寒ヲ治ス。（『和剤局方』巻之二・治傷寒）

処方

コウブシ（香附子）………… 4.0 g	カンゾウ（甘草）………… 1.5 g
ソヨウ（蘇葉）……………… 2.0 g	ショウキョウ（生姜）…… 1.0 g
チンピ（陳皮）……………… 2.0 g	

11. 理気剤　香蘇散

構成

君薬　　臣薬　　佐薬　　使薬

蘇葉 ── 香附子 ── 陳皮 ┬ 甘草
　　　　　　　　　　　　└ 生姜

汪昂『医方集解』に拠る。

方義

蘇葉：辛温。解表発表の作用があり，表の風寒の邪を散ずるとともに，表の陽気を疎通
　　　する。解表と理気を兼ねる。
香附子：辛微苦微甘平。血中の気薬，「十二経卜八脈ノ気分ヲ通行シ，一切ノ気ヲ主ル」
　　　（『本草備要』）。裏気をめぐらせ内壅を消す。
陳皮：辛苦温。表と裏に作用し，健胃するとともに本方の理気作用を助ける。
甘草：甘平。健脾和中。また発表薬と併用すると，よく解表の働きをする。
生姜：辛温。健胃，止嘔，温裏作用。

　処方全体として，本方は単純な表寒証でなく，気滞を兼ねた表証（気滞感冒）に用い
られる方剤である。また，蘇葉には「大小腸ヲ利シ，魚蟹ノ毒ヲ解ス」（『本草備要』）
という作用があるので，本方は魚介類を食べて起こった蕁麻疹に用いるとよく奏効する。

八綱分類

　表寒虚証

臨床応用

　胃腸虚弱で神経質の人のカゼの初期：発熱と寒気，鼻づまり，咽喉痛，咳，胃腸型
感冒，魚介類による蕁麻疹。

類方鑑別

葛根湯：カゼ症状の初期で，実証で，項背部がこわばり，自然発汗がない場合に用い
　　　　る。太陽傷寒，表寒実証で，脈は浮緊。時に胃腸症状はあるが胃弱ではない。
　　　　（太陽と陽明の合病）
桂枝湯：太陽中風，表寒虚証。脈は浮緩。比較的体力が低下した人で，自然に発汗する
　　　　場合に用いる。精神神経症状はない。（太陽中風証）
参蘇飲：虚証の人で，本方の使用目標に似ているが，胃腸虚弱，抵抗力不足で諸症状が
　　　　やや遷延する人に用いる。（気虚の感冒）
半夏厚朴湯：気滞の主方。不安・不眠・動悸などの精神神経症状があり，胃気上逆・感
　　　　　　冒症状はなく，咽喉部の異物感や咳を訴える場合に用いる。（気滞痰飲証）
加味逍遙散：肝気鬱結と血虚を兼ねる肝鬱化火の証。季肋下部に軽度の抵抗・圧痛が
　　　　　　あり，不安・不眠・動悸・のぼせなどの精神神経症状を認める場合に用
　　　　　　いる。その場合，特に女性の更年期に関連して症状が現れることが多い。

— 207 —

エキス製剤67番

女神散(にょしんさん)（浅田家方）
（如神散）

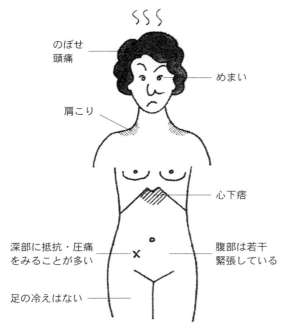

方意

理気活血剤の範疇に入り，血虚に気滞と心火旺を伴う者に用いる。したがって，気の上衝と血熱がある。

病位は少陽病期で，肝・胆・三焦。虚実錯雑証。

脈は沈，時に数。

舌はやや先端が紅く，白苔。

診断のポイント

①のぼせとめまい
②症状は限定しているが頑固（頭痛・肩こりなど）
③心下痞と下腹部の抵抗・圧痛

原典

血証上衝眩暈ヲ治ス。及ビ産前産後，通治ノ剤也。此ノ方ハ元，安栄湯ト名ヅケテ軍中七気ヲ治スル方也。予家，婦人血症ニ用イテ特験アルヲ以テ今ノ名トス。世ニ称スル実母散，婦王湯，清心湯，皆一類ノ薬也。（浅田宗伯『勿誤薬室方函口訣』）

処方

コウブシ（香附子）	3.0 g	ニンジン（人参）	2.0 g
センキュウ（川芎）	3.0 g	ビンロウジ（檳榔子）	2.0 g
ビャクジュツ（白朮）	3.0 g	オウレン（黄連）	1.0 g
トウキ（当帰）	3.0 g	カンゾウ（甘草）	1.0 g
オウゴン（黄芩）	2.0 g	チョウジ（丁子）	1.0 g
ケイヒ（桂皮）	2.0 g	モッコウ（木香）	1.0 g

11. 理気剤　　女神散

構成

君薬　　臣薬　　　佐薬　　　　　　使薬

香附子 ─┬ 黄連 ┬─ 当帰・川芎 ─┬─　　桂皮・甘草
　　　　└ 黄芩 ┘　 人参・白朮 ─┴─　檳榔子・丁子・木香

　理気の香附子・檳榔子・木香・丁子，補血の当帰・川芎，通陽の桂皮，補気の人参・白朮・甘草，瀉火の黄連・黄芩を配し，気血両虚の気滞と心火旺に対応する方剤となっている。原典に安栄湯とあるように，本来は血熱に対し営血を安んずる方剤であるが，清熱瀉火の黄連・黄芩の分量が減じてあるので，それらは君薬とはせず，理気の香附子を君薬とする。

方義

香附子：辛微苦微甘平。血中の気薬，一切の気を主る。三焦を利し，六鬱を解し，諸痛を止む。（理気解鬱・調経止痛）
檳榔子：辛苦温。理気消積（気を瀉し堅を攻め，食を消す），利水消腫（痰をめぐらせ，脹を去り，水を下す）。
丁子：辛温。腹中を温めて，吃逆や悪心・嘔吐を止める。（温中降逆）
木香：辛苦温。理気止痛，疏肝解鬱，化湿作用。
黄連・黄芩：苦寒。ともに清熱燥湿・瀉火解毒・涼血止血の作用があり，両者相須の関係にあって協力して作用を強め合う。
当帰：甘辛温。血を補い燥を潤し，腸の働きを滑らかにする。血中の気薬である。（補血・調経活血・止痛）
川芎：辛温。気をめぐらせ血を補い燥を潤す，血中の気薬である。（活血理気）
人参：甘微苦微温。大いに元気を補う補気健脾の作用がある。
白朮：苦甘温。補気健脾，燥湿利水。小便を利し，津液を生ず。
桂皮：辛甘温。辛温解表，通陽。営衛を調和し，血管拡張・血行を促進する。
甘草：甘平。補中益気，諸薬調和。諸薬の働きを調和し，服薬しやすくする。

八綱分類

　裏熱虚証

臨床応用

　のぼせとめまいのある者の次の諸症：産前産後の神経症，月経不順，いわゆる血の道症，更年期障害。

類方鑑別

加味逍遙散：動悸・不眠・精神不安など，種々の精神神経症状を伴い本方証と似ているが，体質的に虚弱で，季肋部および下腹部に軽度の抵抗・圧痛を認める場合に用いる。（気血両虚の肝鬱化火）
桂枝茯苓丸：体力中等度の人で，肩こり・頭痛・のぼせなどの精神神経症状は比較的軽いが，月経異常や下腹部に抵抗・圧痛がある場合に用いる。（瘀血が主証）
桃核承気湯：体力が充実した人で，のぼせ・頭痛・めまい・不眠・不安などの精神神経症状が本方より一層激しく，便秘傾向があり，下腹部の抵抗・圧痛が顕著（少腹急結）に認められる場合に用いる。（下焦蓄血証）
温清飲：体力中等度の人で，のぼせ・手足のほてり・神経過敏などはあるが，精神神経症状は本方証ほど多彩でなく，のぼせは軽症の場合に用いる。（血虚と血熱）

— 209 —

エキス製剤 81 番

二陳湯 (にちんとう)（和剤局方）

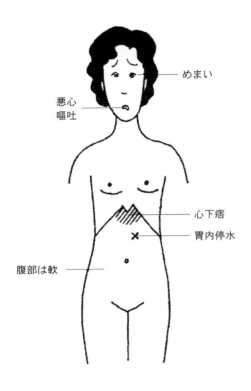

方意
　脾胃の湿痰を治す基本処方で，多くの方剤に組み込まれている。したがって，胃内停水による悪心・嘔吐や，その他痰飲による諸病に用いられる。
　病位は足の太陰脾経および足の陽明胃経。
　脈は沈で滑。
　舌は湿潤して白膩苔がある。

診断のポイント
①悪心・嘔吐
②胃内停水（胃内振水音）
③心下部の痞え

原典
　痰飲ノ患ヲ為シ，或イハ嘔吐，悪心，或イハ頭眩，心悸，或イハ中脘不快，或イハ寒熱ヲ発シ，或イハ生冷ヲ食ウニ因リテ脾胃和セザルヲ治ス。（『和剤局方』巻之四・治痰飲）

処方
ハンゲ（半夏）………………… 5.0 g
ブクリョウ（茯苓）……………… 5.0 g
チンピ（陳皮）…………………… 4.0 g
カンゾウ（甘草）………………… 1.0 g
ショウキョウ（生姜）…………… 1.0 g

11. 理気剤　　二陳湯

構成

君薬　　臣薬　　佐薬　　使薬

半夏 ─┬─ 陳皮 ─┬─ 甘草 ── 生姜
　　　└─ 茯苓 ─┘

汪昂『医方集解』に拠る。
　張秉成『医方便読』も，半夏を君，陳皮・茯苓を臣，甘草を佐としている。

方義

半夏：辛温，有毒。燥性があり，行水利痰の働きをもつ。
陳皮：辛苦温。理気の薬である。湿痰は気滞より生ずるので，気を理して痰を下す。
茯苓：甘温。利水薬。湿痰は湿より起こるものであるので，当然利水薬を用いて湿を滲す。
甘草：甘平。中（胃）を和し脾を益す。脾胃の気が不調であると，痰涎が脾胃に集まって除かれない。
生姜：辛温。中を温め，嘔気を止め湿を去る。

　「湿痰」とは，何らかの原因により水分の吸収・排泄が障害され，気道の分泌増加や胃内停水などを生じたものである。痰飲と日本漢方でいう水毒とは同義語である。本方は理気剤であるとともに祛痰の剤であるので，理気剤と利水剤どちらとも考えられる。
　半夏と陳皮は陳旧のものほど珍重される。本方はこの2陳が主薬になっているので二陳湯と名付けられたものである。

八綱分類

　裏寒虚証

臨床応用

　気滞と痰飲による胃の症状：悪心，嘔吐，食欲不振，胃内停水，胃もたれ，慢性胃弱。

類方鑑別

小半夏加茯苓湯：体力中等度の人で，悪心が強く，口渇・尿量減少を認める場合に用いる。（痰飲による胃気上逆）
五苓散：口渇が強く，尿量減少や浮腫があるが，胃部不快感は軽度の場合に用いる。（水飲内蓄）
六君子湯：体力の比較的低下した人が，食欲不振・心窩部の膨満感・胃内振水音・悪心嘔吐・倦怠感などを訴える場合に用いる。（脾虚痰飲）
半夏瀉心湯：体力中等度以上の人で，心窩部の抵抗・痞え，胃部膨満感，腸鳴，下痢，食欲不振などを訴える場合に用いる。（少陽病で脾胃不和の証）

— 211 —

エキス製剤79番

平胃散（へいいさん）（和剤局方）

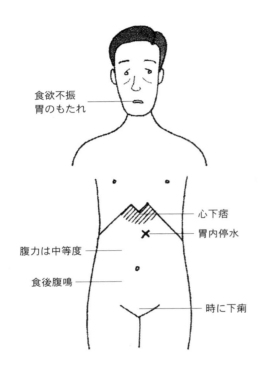

方意

胃に宿食と水が停滞し，腹部膨満感・消化不良症状を呈する者を治す。本方は理気化湿の基本処方で，多くの処方に組み込まれている。

病位は太陰（脾）経と陽明（胃）経。

脈は軟（濡）緩。

舌は淡白，湿潤，白膩苔をみる。

診断のポイント

① 胃のもたれ・食欲不振
② 心下痞
③ 胃内停水・下痢

原典

脾胃和セズ，飲食ヲ思ワズ，心腹脇肋脹満刺痛シ，口苦ク味無ク，胸満短気シ，嘔噦悪心，噫気呑酸，面色萎黄，肌体痩弱，怠惰嗜臥シ，体重ク節痛スルヲ治ス。

常ニ多ク自利シ，或イハ霍乱ヲ発シ，及ビ五噎八痞，膈気飜胃ハ，並ベテ之ヲ服スガ宜シ。亦タ得テ常ニ服スレバ，気ヲ調エ，胃ヲ暖メ，宿食ヲ化シ，痰飲ヲ消シ，風寒冷湿，四時節ニ非ザルノ気ヲ辟ク。（『和剤局方』巻之三・治一切気）

註）本方は，加減平胃散の名で李東垣の『脾胃論』巻之四にも記載されている。

処方

ソウジュツ（蒼朮）…………… 4.0 g	タイソウ（大棗）…………… 2.0 g
コウボク（厚朴）…………… 3.0 g	カンゾウ（甘草）…………… 1.0 g
チンピ（陳皮）…………… 3.0 g	ショウキョウ（生姜）…………… 1.0 g

11. 理気剤　平胃散

構成

君薬　臣薬　佐薬　　使薬

蒼朮 ── 厚朴 ── 陳皮 ┌ 甘草（炙）
　　　　　　　　　　├ 生姜
　　　　　　　　　　└ 大棗

柯韻伯の『名医方論』巻之四によると，君薬は蒼朮，厚朴は佐薬，陳皮も同じく佐薬，炙甘草を使薬としている。
岡本一抱は，「厚朴ハ胃土ノ大過ヲ平ラグルノ要剤ナルヲ以テ君薬」としている。（『和語本草綱目』）

方義

蒼朮：辛甘温。湿を燥し，脾を強くする。蒼朮は白朮に比べて性質が猛悍であり，発汗に長じ除湿の働きが強いので，本方では白朮を用いず蒼朮を用いる。

厚朴：苦辛温。湿を除き，気の鬱滞を散ず。少火を助け気を生ず。

陳皮：辛温。気をめぐらせ，湿を去る。湿は気がめぐらないことにより生ずるので，気がめぐれば湿は自然に治癒する。

甘草（炙）：甘平。甘い薬味はまず脾に入り，脾を補益する。諸薬を調和し脾の運化作用を強化する。蜜で炙った炙甘草を用いる。

生姜・大棗：ともに温。健脾，除湿，止嘔，温裏に働く。

　本方は平胃という名であるが，じつは脾を平定する方剤である。脾が虚して（不及）平らかならざるを平にする処方である。一方，胃が実して（大過）平らかならざる状態を治すのは，**調胃承気湯**（『傷寒論』）（p.66）である。

八綱分類

　裏寒虚証

臨床応用

　胃がもたれて消化不良の傾向のある次の諸症：機能性胃腸症，胃アトニー，消化不良，食欲不振，胃もたれ。

類方鑑別

半夏瀉心湯：体力中等度以上の人で，心窩部膨満感・下痢・食欲不振などは本方証と同様だが，腹証に心窩部の抵抗・緊張（心下痞）を著明に認める。（少陽病脾胃不和の証）

茯苓飲：体力中等度の人が，心窩部の膨満感および振水音がともに著明で，下痢を伴わない場合に用いる。胃内停水に対する基本処方。（胃中留飲）

安中散：虚証，冷え性の人で，慢性に経過する心窩部痛があり，胸やけなどを伴う場合に用いる。胃寒による心下部痛に対する処方。

人参湯：体力の低下した冷え性の人で，腹壁の緊張が弱く，心下痞鞕と時に心窩部痛がある場合に用いる。脾陽虚の裏寒証に対する基本処方。

六君子湯：体力の低下した人で，胃腸虚弱で腹壁の緊張が弱く，心窩部に著明な振水音を認め，全身倦怠感・手足の冷えなどがある場合に用いる。（脾気虚の痰飲）

胃苓湯：本方に五苓散を合わせた処方で，本方の使用目標に似ているが，本方証に加えて口渇・尿不利・浮腫傾向のある場合に用いる。（内飲蓄水の証を伴う）

― 213 ―

エキス製剤 115 番

胃苓湯（万病回春）
（い れい とう）
（平胃散 合 五苓散）

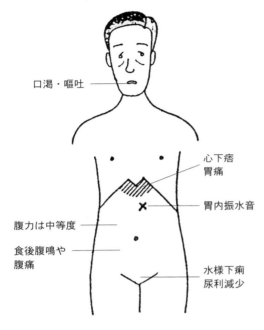

方意

平胃散（p.212）と五苓散（p.234）を合方した処方である。

平素水毒（痰飲証）傾向の人が，急性胃炎や暑気中り・食中りして，水瀉性下痢を呈する場合によく用いる。

病は太陰（脾）にある。
脈は緩徐である。
舌は湿潤，白膩苔。

診断のポイント

① 水様下痢
② 腹痛
③ 嘔吐

原典

脾胃和セズ，腹痛泄瀉シ，水穀化セズ，陰陽分カタザルヲ治ス。（『万病回春』巻之三・泄瀉）

註）出典は『丹渓心法』とする説が多数である。

処方

コウボク（厚朴）……………2.5 g	ブクリョウ（茯苓）……………2.5 g
ソウジュツ（蒼朮）……………2.5 g	ケイシ（桂枝）……………2.0 g
タクシャ（沢瀉）……………2.5 g	ショウキョウ（生姜）……………1.5 g
チョレイ（猪苓）……………2.5 g	タイソウ（大棗）……………1.5 g
チンピ（陳皮）……………2.5 g	カンゾウ（甘草）……………1.0 g
ビャクジュツ（白朮）……………2.5 g	

註）『丹渓心法』には「平胃散ト五苓散ヲ合和」とあり，『万病回春』の処方には芍薬が加わっている。

11. 理気剤　　胃苓湯

構成

君薬	臣薬	佐薬	使薬

蒼朮 ┐ ┌ 厚朴 ┐ ┌ 陳皮 ┐ ┌ 甘草・生姜・大棗
茯苓 ┘ └ 猪苓 ┘ └ 白朮 ┘ └ 桂枝・沢瀉

平胃散と五苓散を等分に
合方すると，君臣佐使は左の
ようになる。

方義

蒼朮 ┐
厚朴 │
陳皮 │── 平胃散：胃の宿食を除き消化する。
大棗 │
生姜 │
甘草 ┘

茯苓 ┐
猪苓 │
白朮 │── 五苓散：暑邪・湿邪を除き，脾胃の安定をはかる。
沢瀉 │
桂枝 ┘

八綱分類

裏寒虚証

臨床応用

口渇・尿利減少を伴う水瀉性の下痢・嘔吐：急性腹痛，食中り，暑気中り，冷え腹，急性胃腸炎。

類方鑑別

平胃散：体力中等度の人が下痢し，食欲不振・食後の腹鳴・腹部膨満感などはあるが，症状は急でなく，口渇・尿量減少などは強くない場合に用いる。（胃中宿食痰飲）

五苓散：口渇・尿量減少・浮腫などがあるが，食後の腹鳴・腹部膨満感などはない場合に用いる。（水飲内蓄の証）

半夏瀉心湯：体力中等度以上の人で，口渇・尿量減少などはなく，腹中雷鳴，心窩部の膨満感・抵抗（心下痞）があり，時に下痢する場合に用いる。（脾胃不和）

真武湯：体力および新陳代謝が低下した人が，全身倦怠感・四肢の冷感・めまい・動悸などを伴い，同時に下痢する場合に用いる。（腎陽虚・水泛証）

六君子湯：脾虚による下痢や，冷え性の傾向があって，心下の痞え・食欲不振・嘔気・全身倦怠感・易疲労感を伴い慢性に下痢をする場合に用いる。（脾虚痰飲証）

— 215 —

エキス製剤 47 番

釣藤散（普済本事方）

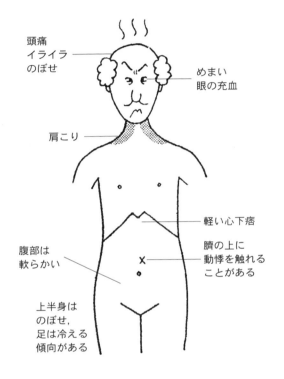

方意

癇症で肝気が逆上し、頭痛・めまいのする人、例えば脳動脈硬化症の人などに用いる。体格は中等度か瘦せ型、顔はやや蒼白い。元気だが気むずかしく頑固な老人などに、この証が多い。

病位は厥陰・少陽（肝・胆）にある。

脈は弦、時に数。

舌は淡紅色で、白苔、時に白膩苔。

診断のポイント

① 午前中は体調が悪い
② イライラや、のぼせ（虚熱）
③ 腹部軟・心下痞・肩こり

原典

肝厥頭暈スルコトヲ治ス。（『本事方』眩暈門）

処方

セッコウ（石膏）……………5.0 g	ボウフウ（防風）……………2.0 g
チンピ（陳皮）………………3.0 g	カンゾウ（甘草）……………1.0 g
バクモンドウ（麦門冬）……3.0 g	ショウキョウ（生姜）………1.0 g
ハンゲ（半夏）………………3.0 g	チョウトウコウ（釣藤鉤）…3.0 g
ブクリョウ（茯苓）…………3.0 g	キクカ（菊花）………………2.0 g
ニンジン（人参）……………2.0 g	

註）釣藤鉤は他薬が煎じ上がる寸前に加える。

11. 理気剤　釣藤散

構成

君薬　　臣薬　　佐薬　　　使薬

釣藤鈎 ― ┌ 菊花 ┐ ― ┌ 人参 ┐ ― ┌ 石膏・麦門冬
　　　　 └ 防風 ┘ 　 └ 茯苓 ┘ 　 │ 甘草・生姜
　　　　　　　　　　　　　　　　　└ 陳皮・半夏

方義

釣藤鈎：甘微寒。心熱を除き，肝風を平らぐ。大人の頭旋・目眩を　　┐
　　　　治す。鎮痙鎮静作用と頭部・顔面部の充血を緩解する。　　　│ 釣藤鈎＋菊花は
菊花：甘酸微寒。目を明らかにする。（眼筋の緊張を緩和し，視力　 ├ 肝火を除き肝風
　　　障害を緩解），眼血を養い翳膜を去る。鎮静降圧に働く。　　　│ を鎮める。
　　　　　　　　　　　　　　　　　　　　　　　　　　　　　　　┘
防風：辛甘微温。上焦の風邪を去り，頭痛・目眩を治す。上部の気滞をめぐらせる。
　　　本方では内風を祛る。
茯苓：甘温。脾土を補い，水をめぐらせる。憂恚驚悸を治す。　┐ 消化・吸収の機能低下
人参：甘苦微温。大いに元気を補い，虚労内傷を治す。茯苓　├ による水分の吸収・
　　　は使となす。　　　　　　　　　　　　　　　　　　　　┘ 排泄障害を治す。
石膏：甘辛寒。気分の熱を清する代表的な生薬。熱を冷ますとともに，カルシウムを
　　　含むため鎮静鎮痙作用を助ける。肝血虚によって生じた虚熱を清す。
麦門冬：甘微苦寒。心を清し，肺を潤す。陰を強め精を益し津液を生ず（滋陰作用）。
　　　　これにより釣藤鈎・茯苓・陳皮・半夏等の燥性を緩和する。
陳皮・半夏：胃気不和によって生じる胃部膨満・悪心・胸満等の脾胃湿痰の証を治す。
甘草・生姜：補気健脾。消化管内の水分の吸収を促進する。

　肝陽（気）は肝血（陰）を生むが，また同時にその制約を受けている。本方は，脾
気虚があるため，肝陰（血）が養われず不足して，肝陽（気）を制約できなくなった
結果，肝陽化風し，肝風が痰飲を伴って上衝する証に対する処方である。原典では，さ
らに鎮静安神効果に優れた茯神が加えられている。

八綱分類

　裏熱虚証

臨床応用

　中年以降の高血圧の傾向のある者：慢性に続く頭痛，高血圧症，脳動脈硬化症，
めまい，耳鳴り，認知症初期。

類方鑑別

抑肝散加陳皮半夏：胃腸虚弱で腹部に動悸。小児または若年者の神経過敏で怒りやすく
　　　　　　　　　興奮して眠れない場合に用いる。（気血両虚の肝陽化風＋痰飲）
柴胡加竜骨牡蛎湯：比較的体力が充実した人の頭痛・頭重・不安・不眠などに用いられ
　　　　　　　　　る。季肋部の抵抗・圧痛，心下部の拍動を認め，便秘の傾向がある。
　　　　　　　　　（肝気鬱結による煩驚）
半夏白朮天麻湯：胃腸虚弱な人で，心窩部に振水音を認め，頭痛・頭重・めまい・血圧
　　　　　　　　上昇などがある場合に用いる。（脾虚，水飲上衝）

― 217 ―

エキス製剤 54 番

抑肝散（よくかんさん）（保嬰撮要）

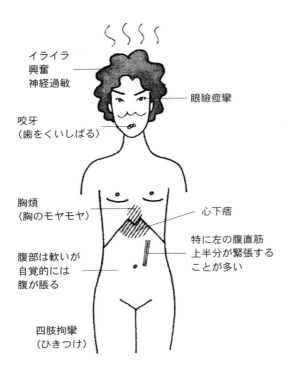

方意

　肝気が昂ぶって興奮し，熱となって上逆するのを抑える方剤である。元来は小児のひきつけの処方として有名であった。

　肝火亢動して，発熱・驚悸・搐弱・筋肉の緊張を来し，時にひきつけなどを伴う状態を鎮静させるので，この名がある。

　病位は足の厥陰肝経と手の少陰心経にあり，虚実錯雑証。

　脈は弦。

　舌は紅色で乾湿中間，白苔をみる。

診断のポイント

① イライラ・興奮しやすい
② 腹直筋の緊張，筋痙攣
③ 心下痞・腹満感・食欲不振

原典

　肝経ノ虚熱，搐ヲ発シ，或イハ発熱咬牙，或イハ驚悸寒熱。或イハ木土ニ乗ジテ沫ヲ嘔吐，腹張リ食少ナク，睡臥不安ナルヲ治ス。（『保嬰撮要』急驚風門）

処方

ビャクジュツ（白朮）…………4.0 g	サイコ（柴胡）…………2.0 g
ブクリョウ（茯苓）…………4.0 g	カンゾウ（甘草）…………1.5 g
センキュウ（川芎）…………3.0 g	チョウトウコウ（釣藤鈎）…………3.0 g
トウキ（当帰）…………3.0 g	

註）釣藤鈎は煎じ上がる寸前に加える。

11. 理気剤　抑肝散

構成

君薬　　臣薬　　佐薬　　　　使薬

釣藤鈎 ── 柴胡 ┌ 甘草 ┐ ┌ 茯苓・白朮
　　　　　　　　└ 当帰 ┘ └ 　　川芎

方義

釣藤鈎：甘微寒。風熱を除き驚を定む。大人の頭旋・目眩，　　　┐ 釣藤鈎＋柴胡＋甘草で
　　　　小児の驚啼・瘈瘲を治す。(熄風止痙・平肝清熱)　　　├ 肝気の緊張を緩解し，
柴胡　：苦微寒。疏肝解鬱，理気。　　　　　　　　　　　　　│ 神経の興奮を鎮める。
甘草　：甘平。補中益気，脾胃の不足を補い心火を瀉す。　　　┘
当帰　：甘辛温。補血調経。「心肝脾ニ入リ血中ノ気薬タリ」(『医方集解』)。肝血を潤し
　　　　肝気鬱結を防ぐ。
茯苓・白朮：甘平と甘苦。ともに健脾利湿の効能があり，茯苓には鎮静効果がある。
　　　　　　肝気の昂ぶりによって脾の運化が損なわれ(木乗土虚)，痰飲が停滞する
　　　　　　ものを去る。
川芎　：辛温。血中の気薬，気鬱・血鬱を治す。肝血をよく疏通させる。川芎＋当帰は
　　　　血を保養して気をめぐらせ，瘀血を除く。
　　本方は，全体としては気血両虚の状態にある者が，肝気鬱結から肝陽化風に転じて
諸症状を呈するときの処方である。

八綱分類

　　裏熱虚証

臨床応用

　　虚弱な体質で，神経が昂ぶりやすい者の次の諸症：認知症初期，神経症，不眠症，
ヒステリー発作，小児の夜泣きや疳症。

類方鑑別

抑肝散加陳皮半夏：本方の症状が慢性化して腹壁筋が軟弱となり，腹部大動脈の拍動が
　　　　　　　　　強く感じられる場合に用いる。(本方証に湿痰の証が加わる)
柴胡加竜骨牡蛎湯：比較的体力のある人が，動悸・不眠・精神不安・神経過敏などの
　　　　　　　　　精神神経症状を訴え，季肋下部の抵抗・圧痛(胸脇苦満)，臍傍の
　　　　　　　　　動悸，便秘の傾向などを伴う場合に用いる。(心肝火旺)
加味逍遙散：体質虚弱な人，特に女性で疲れやすく，手足の冷えのぼせとともに，動悸・
　　　　　　不眠・精神不安など種々の精神神経症状や心気的症状を訴える場合に用い
　　　　　　る。(気血両虚の肝鬱化火)
半夏厚朴湯：神経質で動悸・不眠・不安・咽喉異物感(咽中炙臠)・咳などを訴える場合
　　　　　　に用いる。(気滞＋痰飲証)
甘麦大棗湯：症状が急迫性で，腹直筋が緊張し，神経が甚だしく昂ぶって精神錯乱し，
　　　　　　時に痙攣を伴う場合に用いる。(臓躁)
釣藤散：癇癪もちで，逆上や頭痛・めまいがある。(脾気虚と痰湿証の肝陽化風)

── 219 ──

エキス製剤83番

抑肝散加陳皮半夏（本朝経験方）
（よくかんさんかちんぴはんげ）

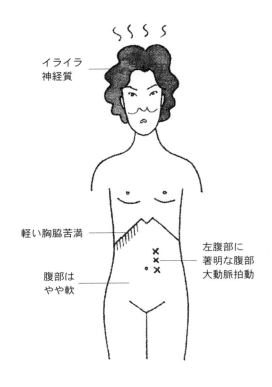

イライラ
神経質

軽い胸脇苦満

腹部は
やや軟

左腹部に
著明な腹部
大動脈拍動

方意

抑肝散（p.218）に陳皮と半夏を加えた薬方である。この加味により胃内の停水を去るとともに，肝の熱を冷やす。

抑肝散の証（肝気が昂ぶり，神経過敏，腹直筋攣急）が慢性化，あるいは体質虚弱によって，脾に痰飲を生じた証。腹証では，腹直筋の緊張が緩み，腹部大動脈の拍動が顕著となる。自覚的には悪心・嘔吐・腹部膨満感など，脾湿痰の証候が加わる。

病位は足の厥陰と太陰（肝と脾胃）で，虚証。

脈は弦。

舌は紅色で乾湿中間，白膩苔。

診断のポイント

①イライラ，落着きがない
②著明な臍上悸・臍下悸
③軽度の胸脇苦満

原典

抑肝散の項（p.218）参照。

註）浅田宗伯『勿誤薬室方函口訣』には，抑肝散の項に「此ノ方ハ四逆散ノ変方ニテ，凡テ肝部ニ属シ筋脈強急スル者ヲ治ス。（中略）若シ怒気アラバ此ノ方効ナシト云ウコトナシ。又逍遙散ト此ノ方トハ二味ヲ異ニシテ功用同ジカラズ」とある。

処方

ハンゲ（半夏）……………………5.0 g	トウキ（当帰）……………………3.0 g
ビャクジュツ（白朮）……………4.0 g	サイコ（柴胡）……………………2.0 g
ブクリョウ（茯苓）………………4.0 g	カンゾウ（甘草）…………………1.5 g
センキュウ（川芎）………………3.0 g	チョウトウコウ（釣藤鉤）………3.0 g
チンピ（陳皮）……………………3.0 g	

11. 理気剤　抑肝散加陳皮半夏

構成

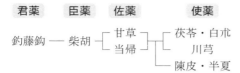

方義

釣藤鈎
柴胡
当帰
甘草　　── 抑肝散：気血両虚の者が，肝血虚から肝気が昂ぶり肝陽が内風と化して
茯苓　　　　　　　浮越して生じる諸証を治す。
白朮
川芎

陳皮：辛苦温。中を調え膈を快くし，滞を導き痰を消す。理気・燥湿の働きがある。
半夏：辛温，有毒。湿を除き，痰を化し，逆気を下し煩嘔を止む。(降逆止嘔・消痰)

　陳皮＋半夏は二陳湯 (p.210) の方意で，ともに燥湿化痰の働きがあり，半夏は痰を消し胃を調え上逆を降し，陳皮は脾を健にして気を調える。2薬合することで胃気不和によって起こる胃部膨満感・悪心嘔吐をよく治す。したがって本方は，抑肝散の証に湿痰の証候を伴う者を主治する。

八綱分類

裏熱（寒）虚証

臨床応用

　虚弱な体質で，神経が昂ぶる者の次の諸症：神経症，不眠症，認知症初期，ヒステリー発作，小児夜泣き，疳症。

類方鑑別

抑肝散：本方から陳皮・半夏を除いた処方。痰飲による動悸や身重は少なく，イライラ・興奮・不眠などの肝気の昂ぶりや筋肉の緊張・ひきつけなどが本方証よりもより顕著である。症状の緩急・強弱・虚実・服みやすさなどを判断して，本方とどちらを用いるか決定してよい。

　その他の類方については**抑肝散**の項（p.218）の「類方鑑別」部分を参照。

メモ

12. 安神剤

　安神剤とは，精神安定・鎮静を目的とする方剤である。不眠・多夢・煩鬱・動悸・不安・苛立ちなどの症状を対象として用いられる。

　おもに，竜骨・牡蛎・酸棗仁・茯苓などの生薬が用いられる。

滋養安神剤

　甘麦大棗湯，酸棗仁湯。

鎮驚安神剤

　柴胡加竜骨牡蛎湯，桂枝加竜骨牡蛎湯。

エキス製剤 72 番

甘麦大棗湯（金匱要略）
（かんばくたいそうとう）

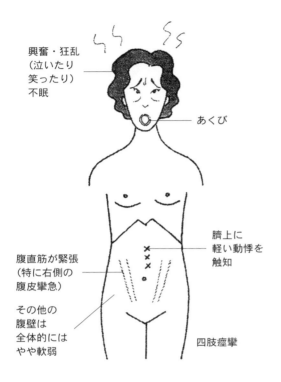

方意

甚だしい興奮・狂乱状態を鎮静させ，また急迫性痙攣症状を寛解させる。本方は臓躁（古典的なヒステリー様症状）に対する処方である。

病位は厥陰・少陰（肝・心）。
脈はやや弱で数。
舌は淡紅，乾湿中間，時に微白苔をみる。

診断のポイント

① 激しい興奮や狂乱状態
② 手足痙攣・腹皮攣急
③ あくびを頻発する

原典

婦人ノ蔵躁ハ喜悲傷シテ哭セント欲シ，象神霊ノ所作ノ如ク（カタチ），数欠伸スルハ（シバシバ），甘麦大棗湯之ヲ主ル。（『金匱要略』婦人雑病篇）

処方

ショウバク（小麦）……………20.0 g
カンゾウ（甘草）………………5.0 g
タイソウ（大棗）………………6.0 g

12. 安神剤　　**甘麦大棗湯**

構成

君薬　　臣薬　　佐使薬

小麦 ── 甘草 ── 大棗　　　　　徐忠可『金匱要略論註』巻之二十二に拠る。

方義

小麦：甘涼。帰経は心・肝で，能く肝陰の客熱を和し，心陰を養い，熄を消し，溲を
　　　利し，汗を止む。焦躁・不安・不眠などを治す。（補血・安神・止汗）

甘草：甘平。生で用いれば心火を瀉すが，一般には炙して用いられる。炙甘草は補脾
　　　益気するとともに急迫を徐すので，本方証の狂乱を鎮める。

大棗：甘温。補脾和胃・和中緩急・養営安神。心の営血不足によって生じた心神不寧の
　　　諸症を治す。

　以上3つの薬味はみな緩和鎮静の薬で，心を養い肝を治め，神経の興奮を鎮める生薬
である。本方証で，狂乱発作の前にしきりに欠伸（あくび）を頻発するのは，陰血が
不足して陽気の宣発が十分にできなくなるためと解釈されている。

八綱分類

　裏熱虚証

臨床応用

　極度の不安発作，精神錯乱・狂乱状態，焦躁・不眠，小児夜泣き，ひきつけ。

類方鑑別

抑肝散：虚実錯雑証。神経過敏で興奮しやすいが，本方証のような急迫や錯乱症状は
　　　　訴えない。（肝火亢動）

半夏厚朴湯：ヒステリー的というよりノイローゼ的傾向。気鬱と咽中炙臠の症状が見ら
　　　　れる。（気滞，胃気上逆）

桂枝加竜骨牡蛎湯：虚証。冷え症，疲れやすい。臍膀に動悸を触れる。腎虚と虚陽上浮
　　　　による。（腎虚失精・虚陽上浮）

柴胡桂枝乾姜湯：肝気鬱結と脾の虚証。心虚の証がある。不安・神経過敏・不眠等は
　　　　あるが，急迫症状はない。（少陽枢機失調・胆虚）

— 225 —

エキス製剤 103 番

酸棗仁湯 (金匱要略)
(さんそうにんとう)
(酸棗湯)

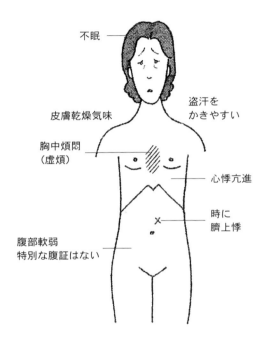

方意

体力が衰えている人が、気が昂ぶって眠れないとき、およびその他神経症状に用いられる。すなわち虚煩・不得眠を主証とする。

本方証の虚煩・不眠は、肝血不足によって、陰虚陽亢して心を上擾する結果生じるものである。

病位は足と手の厥陰（肝と心包）。

脈は弦細数。

舌質は紅色、やや乾燥、ほとんど無苔。

診断のポイント

①虚煩・不眠（寝付けない）
②胸中煩悶・不穏
③疲れると興奮し、不眠が増強

原典

虚労、虚煩シテ眠ルヲ得ザルハ、酸棗湯之ヲ主ル。（『金匱要略』血痺虚労病篇）

処方

サンソウニン（酸棗仁）……15.0 g	ブクリョウ（茯苓）……5.0 g
センキュウ（川芎）……3.0 g	カンゾウ（甘草）……1.0 g
チモ（知母）……3.0 g	

12. 安神剤　　酸棗仁湯

構成

君薬　　臣薬　　佐薬　　使薬

酸棗仁 ── 川芎 ┌ 知母 ┐ 茯苓
　　　　　　　└ 甘草 ┘

徐忠可『金匱要略論注』巻之六に拠る。

方義

酸棗仁：甘酸平。鎮静作用。肝を治め，心血を生じ，肝血（肝陰）を養う。酸棗仁は
　　　　炒れば催眠作用，生にて用いれば睡気を覚ます。一般には炒熟したものを用
　　　　いる。

川芎：辛温。活血行気に働き，鎮静および血管拡張作用があり，肝鬱を散じる。酸棗仁
　　　を助けて肝を通じ，営を調える。

甘草：甘平。急迫を緩和，補益調整作用。肝の急を緩めるとともに，川芎の疏泄が急過
　　　ぎるのを防ぐ。

知母：苦寒。滋陰・退虚熱の作用。虚労が極限に来ると陰を傷り，陽が亡じて火（虚熱）
　　　を発す。陰虚火旺になるとますます眠れなくなるので，知母で陰水を充実させ，
　　　虚火を制す。

茯苓：甘平。利水，鎮静作用。陽水を利し，陰を平定すれば，魂は自然に鎮まり，精神
　　　も安定する。

　肝と心とは五行では母子関係にあり，肝に血虚があると子臓である心の血も虚して
精神が不安定になる。また肝血虚は虚熱を生じやすく，その虚火が子臓である心を擾乱
する。一方，肝は魂の居処であるので肝血が虚すと魂は居処を失い，精神（魂）が不安・
動揺する。このような機序によって「虚労・虚煩・眠ルヲ得ズ」といった証候を生じ
る。脈弦細数は肝血不足と虚熱の病像を示している。したがって治法は，肝血を滋補し
て肝気を安定させ，そのことによって心の虚熱を取ってやる必要がある。

八綱分類

　裏熱虚証

臨床応用

　心身が虚し，疲れ弱ると眠れなくなる者：不眠症，うつ病，神経症，心身症。

類方鑑別

帰脾湯：脾が弱く虚証の人の憂思過度の結果生じた不眠。顔色が蒼白く，不安・抑うつ
　　　　などの精神症状があり，精神活動が低下している。（脾心両虚）

抑肝散：気血両虚の人の肝気が昂ぶることによって起こる不眠。神経過敏で興奮しやす
　　　　い。（肝陽化風）

柴胡加竜骨牡蛎湯：やや実証の不眠。肝気鬱結して煩驚。胸脇苦満と心下に動悸がある。

猪苓湯：下焦の湿と熱による不眠があり，小便頻数を伴う。（水熱互結・陰虚陽亢）

— 227 —

エキス製剤 12番

柴胡加竜骨牡蛎湯（傷寒論）

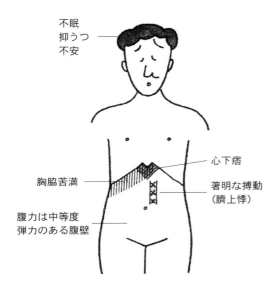

方意

　少陽病で気鬱を伴う例，すなわち標準的体力の人が肝気鬱結を中心に種々の精神神経症状を訴える場合によく用いる。
　病位は少陽（胆）を中心に，太陽・陽明の3陽経脈に及ぶ。
　脈は多く弦，時に数。
　舌は淡紅色，多くは白黄苔をみる。

診断のポイント
① 胸脇苦満
② 臍上悸
③ 煩驚・不眠

原典

　傷寒八九日，之ヲ下シテ胸満，煩驚，小便利セズ，譫語シ，一身尽ク重ク，転側スベカラザル者ハ，柴胡加竜骨牡蛎湯之ヲ主ル。（『傷寒論』太陽病中篇）

処方

サイコ（柴胡）……………… 5.0 g	リュウコツ（竜骨）……………… 2.5 g
オウゴン（黄芩）……………… 2.5 g	ボレイ（牡蛎）……………… 2.5 g
ハンゲ（半夏）……………… 4.0 g	ニンジン（人参）……………… 2.5 g
ブクリョウ（茯苓）……………… 3.0 g	タイソウ（大棗）……………… 2.5 g
ケイシ（桂枝）……………… 3.0 g	ショウキョウ（生姜）……………… 1.0 g

註）原典では上記の内容に大黄・鉛丹が加わるが，大黄はその瀉下作用のため便秘する者には加える場合も多い。鉛丹は毒性があるため現在は用いない。

12. 安神剤　　柴胡加竜骨牡蛎湯

構成

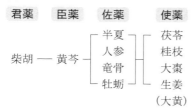

許宏『金鏡内台方議』の柴胡加竜骨牡蛎湯は，柴胡・人参・竜骨・牡蛎・鉛丹・桂枝・茯苓・生姜・大黄・半夏・大棗の11味で，柴胡を君，人参・半夏を臣，生姜・大棗および竜骨・牡蛎・鉛丹を佐，桂枝・茯苓・大黄を使としている。

通常本方が用いられる病態は，少陽病に心肝火旺・胆熱・胃熱が加わった状態であるので，大黄を加えるのが常法であるが，虚実錯雑しているので，下痢する場合もあり，必ずしも配合しないことも多い。

方義

柴胡・黄芩：苦寒。胸脇部の熱を解し，疏通鎮痛の効果がある。
竜骨：甘渋平。魂を安んじ，驚を鎮め，邪を除き毒を消す。収斂鎮静作用。 ┐ 鎮静効果に優れ，
牡蛎：鹹渋微寒。軟堅，虚労，陰虚・煩熱を治す作用がある。 ┘ 虚陽を鎮め陰虚を治し，精神を安定させる。
茯苓：甘温。益脾，利尿，精神安定作用。
　　　原典では鎮静効果の強い茯神を用いている。 ┐ 胃内停水を
半夏：辛温，有毒。水湿をめぐらせ逆気を下し，嘔を止める。 │ 去るとともに
　　　生姜と共に用いる。 ├ 降逆・鎮静の作用を
生姜：辛微温。温胃止嘔・散寒解表・化痰行水作用。 ┘ 併せもっている。
桂枝：辛甘温。通陽，気の上衝を治す。
人参：甘苦微温。脾を益して元気を補う。
大棗：甘温。生姜と協力して胃を和し，諸薬を助け薬効を強める。

　本方証は，本来の太陽病を誤治した結果の変証で，三陽がすべて邪を受けてさまざまな症状を現したものである。治法は，少陽を中心に，太陽（桂枝・茯苓）・陽明（大黄）も治療する。全体として，本方に用いられている薬味はすべて鎮静効果をもち，協同して効果を強め合っている。

八綱分類

　裏熱虚（実）証

臨床応用

　比較的体力があり，心悸亢進・不眠・苛立ち等の精神症状のある者の次の諸症：高血圧症，動脈硬化症，慢性腎炎，ノイローゼ，心身症，甲状腺機能亢進症，癲癇，ヒステリー発作，小児夜泣き，陰萎。

類方鑑別

柴胡桂枝乾姜湯：少陽病の脾弱虚証で煩熱の証がある。腹証は胸脇微満結。
桂枝加竜骨牡蛎湯：神経症状や動悸があるが，腎弱虚証で，虚陽が上浮したものである。胸脇苦満はなく，少腹弦急する。（腎虚失精・虚陽上浮）
抑肝散：神経症状があるが，興奮性のものである。腹直筋の緊張があり，胸脇苦満はほとんどない。（気血両虚の肝陽化風）
大柴胡湯：実証。胸脇苦満が強い。便秘があり，鬱々微煩するほかは神経症状や動悸はない。
甘麦大棗湯：精神症状は急性の精神狂乱（臓躁）。本方証は抑うつと不安が主である。
苓桂朮甘湯：水飲上衝による動悸とめまい，脈沈緊で，胸脇苦満はない。（脾虚痰飲上衝）

エキス製剤 26 番

桂枝加竜骨牡蛎湯 （金匱要略）
（けいしかりゅうこつぼれいとう）

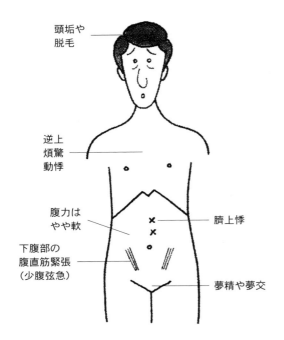

方意

桂枝湯（p.2）に竜骨と牡蛎を加えた薬方で，桂枝湯証（虚証）に神経症状・動悸・逆上などが加わった例によく用いられる。腎陰陽両虚（腎精虚）による気血不足があり，腎陽が腎陰の涵養と制約を失い，虚陽となって上衝して，心（精神）の症状を起こさせる。

病位は少陰病（腎・心）。
脈は浮弱遅（虚脈）。
舌は淡白，湿潤。薄い白苔。

診断のポイント

① 神経症状（不眠・煩驚・動悸）と失精（夢精・夢交）
② 少腹弦急
③ 臍動悸

原典

夫レ失精家ハ少腹弦急シ，陰頭寒ク，目眩シ，髪落ツ。脈ハ極虚ニシテ芤遅，清穀亡血スルハ失精ト為ス。（『金匱要略』血痺虚労病篇）

脈ハ諸ヲ芤動微緊ニ得レバ，男子ハ失精シ，女子ハ夢交ス。桂枝加竜骨牡蛎湯之ヲ主ル。（同）

処方

ケイシ（桂枝）·················4.0 g	カンゾウ（甘草）·················2.0 g
ビャクシャクヤク（白芍薬）·········4.0 g	タイソウ（大棗）·················4.0 g
リュウコツ（竜骨）···············3.0 g	ショウキョウ（生姜）···············1.0 g
ボレイ（牡蛎）·················3.0 g	

12. 安神剤　　桂枝加竜骨牡蛎湯

構成

君薬　　臣薬　　佐薬　　使薬

桂枝 ── 芍薬 ┬ 竜骨 ┬ 生姜
　　　　　　 │ 牡蛎 │ 大棗
　　　　　　 └ 甘草 ┘

方義

桂枝：辛甘温。血管拡張により血行を促進する。竜骨・牡蛎とともに動悸を止める。
芍薬：苦酸微寒。滋養強壮作用，鎮痙鎮痛作用。白芍薬を用いる。
竜骨：甘渋平。鎮静収斂作用，安神寧心作用。｜ 竜骨＋牡蛎で，互いに協力し合って，
牡蛎：鹹渋微寒。清熱軟堅と鎮驚安神作用。｜ 腎の陰気の虚損を補い虚陽を鎮め，
　　　「男子ノ虚労，腎ヲ補イ神ヲ安ンズ」｜ 精神を安定させる効果が強くなり，
　　　（『本草備要』）　　　　　　　　　　｜ 煩躁・不眠・盗汗・遺精等を治す。
甘草：甘平。鎮静・鎮痛作用を強める。
生姜：辛温。温裏，血行促進。┬ 生姜＋大棗で脾胃の機能を補養。
大棗：甘温。滋養強壮，鎮静。┘

　腎が陰陽両虚して盗汗・不眠・不安・夢精・動悸・脱毛等を呈する者に用いる。肝腎が虚すので少腹弦急の腹証を呈する。頭髪は腎が主り肝血の余であるので，肝腎が虚すと脱毛や頭垢が生じる。虚陽が上浮して心を擾し，動悸・煩驚・不眠等を生じる。

八綱分類

　裏寒虚証

臨床応用

　比較的体力の衰えている者で下腹部の腹直筋に緊張（少腹弦急）がある次の諸症：小児夜尿症，ノイローゼ，不眠症，性的機能障害，男性不妊，脱毛，若白髪，遺精，陰萎。

類方鑑別

柴胡加竜骨牡蛎湯：精神神経症状（煩驚）は本方証と似ているが，柴胡加竜骨牡蛎湯証は肝気鬱結によるものである。実証で胸脇苦満を認める。（肝鬱・煩驚・胆虚）

小建中湯：気血両虚証で疲れやすく，動悸などの症状は本方証と似るが，腹痛を伴う場合が多い。（虚労裏急）

柴胡桂枝乾姜湯：脾虚で，体力がなく，貧血性で，脈腹ともに力がなく，イライラや不眠などを伴い，胸脇微満結・寒熱往来・盗汗がある。少陽病肝胆の熱が，乏津や心煩を生じている。（少陽病の虚証）

— 231 —

メモ

13. 利水剤

　痰飲や水腫を治療する目的で用いられる方剤を利水剤と称する。

　痰飲とは，体内の水液が正常に吸収・運輸されず，身体各所に停滞・貯溜したものである。粘稠なものを痰，稀薄なものを飲と呼ぶこともあるが，通常あまり区別せず一括して痰飲と総称している。日本漢方では一般に水毒と呼ばれているものは痰飲と同義語である。主として，胃の中に溜まる胃内停水や，気道粘膜からの過剰な分泌物や喀痰などを指す。

　水腫とは，おもに四肢躯幹の浮腫・関節腔内貯留液・腹水・胸水・肺水腫などを指す。一般に局所的なものを痰飲，全身性のものや広い範囲のものを水腫と称しているが，痰飲と水腫の間に画然とした区別があるわけではない。

利水滲湿剤

　五苓散，茯苓飲，小半夏加茯苓湯，茯苓飲合半夏厚朴湯。

温化利湿剤

　半夏白朮天麻湯，当帰芍薬散，苓桂朮甘湯，苓姜朮甘湯，苓甘姜味辛夏仁湯。

治風祛湿剤

　防已黄耆湯，越婢加朮湯，木防已湯，桂枝加朮附湯，麻杏薏甘湯，薏苡仁湯，二朮湯，桂枝芍薬知母湯，疎経活血湯，大防風湯。

— 233 —

五苓散 (傷寒論・金匱要略)

エキス製剤 17番

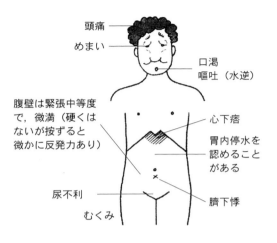

方意
代表的な利水剤で、体内の水分の代謝異常を調整し正常に戻す働きがある。

病位は太陽の腑病で膀胱の気分（機能）の失調。虚実錯雑証。水飲内蓄の病態である。

脈は浮滑。あるいは浮数滑。

舌は多くは湿潤で白膩苔。

診断のポイント
① 口渇・尿不利・発汗
② 水を飲むと吐く（水逆）
③ 全身浮腫傾向

原典
太陽病，汗ヲ発シテ後大イニ汗出デ，胃中乾キ，煩躁シテ眠ルヲ得ズ，水ヲ飲ムヲ得ント欲スル者ハ少少与エテ之ヲ飲マセ，胃気ヲ和サシムレバ則チ愈ユ。若シ脈浮，小便不利，微熱シテ消渇スル者ハ五苓散之ヲ主ル。(『傷寒論』太陽病中篇)

発汗シ已リテ脈浮数，煩渇スル者ハ，五苓散之ヲ主ル。(同)

傷寒，汗出デテ渇スル者ハ五苓散之ヲ主ル。渇セザル者ハ茯苓甘草湯之ヲ主ル。(同)

中風，発熱六七日解セズ，煩シテ表裏ノ証有リ，渇シテ水ヲ飲マント欲スレド，水入レバ則チ吐ス者ハ，名ヅケテ水逆ト曰ウ。五苓散之ヲ主ル。(同)

病陽ニ在レバ応ニ汗ヲ以テ之ヲ解スベキニ，反テ冷水ヲ以テ之ヲ潠シ，若シクハ之ヲ灌ゲバ，其ノ熱却メラレテ去ルヲ得ず，弥更ニ益マス煩シ，肉上ニ粟起シ，意ハ水ヲ飲マント欲スレド反テ渇セザル者ハ文蛤散ヲ服セ。若シ差エザル者ハ五苓散ヲ与ウ。(同・太陽病下篇)

本之ヲ下スヲ以テノ故ニ心下痞シ，瀉心湯ヲ与ウルモ痞解セズ。其ノ人渇シテ燥煩シ小便利セザル者ハ五苓散之ヲ主ル。(同)

霍乱，頭痛，発熱，身疼痛，熱多ク水ヲ飲マント欲ス者ハ五苓散之ヲ主ル。寒多ク水ヲ用イザル者ハ理中丸之ヲ主ル。(同・霍乱病篇)

モシ痩人臍下ニ悸有リテ，涎沫ヲ吐シ癲眩スルハ此レ水也，五苓散之ヲ主ル。(『金匱要略』痰飲欬嗽病篇)

処方
タクシャ（沢瀉）………… 4.0 g	ブクリョウ（茯苓）………… 3.0 g
ビャクジュツ（白朮）………… 3.0 g	ケイシ（桂枝）………… 1.5 g
チョレイ（猪苓）………… 3.0 g	

13. 利水剤　　五苓散

構成

君薬　　臣薬　　佐薬　　使薬

茯苓 ── 猪苓 ── 白朮 ┬ 沢瀉
　　　　　　　　　　　　└ 桂枝

成無己『傷寒明理薬方論』巻之四，および許宏『金鏡内台方議』巻之十一は，左のようになっている。しかし諸説あり，汪昂『医方集解』は，茯苓・猪苓を君，沢瀉を臣，白朮を佐，桂枝を使とし，『医宗金鑑』は，沢瀉を君薬としている。諸説を勘案しても，利水滲湿・健胃補中の効能がある茯苓を君薬とすることが妥当なところと思われる。

方義

茯苓：甘温。水飲内蓄を滲泄し，煩渇を解消する。 ┐茯苓と猪苓はともに滲湿利水
猪苓：甘平。下焦より水湿を膀胱に通じて利尿を促す。┘で，相須の働きが現れる。
沢瀉：甘微鹹寒。利尿作用，下焦に働く。（腎気を生じ，消渇を生ぜざらしむる）
白朮：苦甘温。補脾燥湿の働き。（能く脾土を燥し水湿を逐う）
桂枝：辛甘温。残余の表証を散じ，有余の結を解し，腎を温め小便を利す。気血をめぐらせ，湿熱の邪を膀胱に引き寄せ尿から排泄させる働きがある。

　本方は尿不利，煩渇あるいは水飲停滞を治す方剤である。太陽病の病邪が太陽膀胱経脈を伝って腑の膀胱に伝入し，膀胱の気がめぐらなくなって水を捌くことができなくなり，そのため水飲が内に蓄積するというのが本方の病態（太陽の腑病・膀胱蓄水証）である。本方は水飲の内蓄と残余の表証を同時に治す表裏双解剤である。

八綱分類

　裏熱実証

臨床応用

　口渇し尿量が減少する者の次の諸症：浮腫，ネフローゼ，二日酔い，急性胃腸炎，下痢，悪心，嘔吐，めまい，胃内停水，頭痛，尿毒症，暑気中り，糖尿病。

類方鑑別

猪苓湯：尿利減少・口渇という症状は本方証と同じだが，さらに排尿痛・尿の淋瀝・排尿後不快感（淋証）などがある。下焦で水熱互結し傷陰・熱勝する病態である。
八味地黄丸：中年以降や老齢者に用いることが多く，口渇ならびに頻尿・多尿・乏尿・排尿痛・夜間尿などの尿異常を訴え，その他倦怠感，腰部の冷え・痛みなどの症状がある場合に用いる。なお，腹診上，下腹部の軟弱無力（臍下不仁）が認められるのが特徴で，腎陽虚の病態である。（腎気不足）
呉茱萸湯：冷え症の人で，発作性の強い頭痛が起こり，それに伴って嘔吐がある場合に用いる。胃寒による嘔逆。尿不利や浮腫はない。（陽明胃の虚寒証）
小半夏加茯苓湯：悪心・嘔吐が特に激しい場合に用いる。胃内停水が著明。
苓桂朮甘湯：のぼせ・めまい・動悸・身体動揺感などの症状があって，尿量減少・口渇・嘔吐の症状はあまり顕著でない場合に用いる。（脾虚の寒飲上衝）

— 235 —

エキス製剤 69番

茯苓飲 (金匱要略)
ぶくりょういん

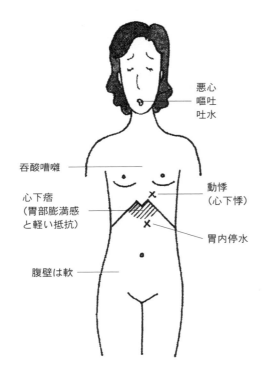

方意

脾胃が虚して胃内停水を来し，悪心・嘔吐を起こしている病態に用いる。本方は胃の溜飲に対する第一の処方である。

病位は太陰（脾）で，虚証。

脈は沈弱，時に沈遅。

舌は膨潤して，滑苔か湿った白苔。

本方の証に加えてさらに悪心嘔吐の強い者，あるいは気分が塞いで咽喉の塞がった感じ（咽中炙臠）が加わった者には，茯苓飲合半夏厚朴湯（エキス製剤 116番）を用いる。

診断のポイント

① 悪心・嘔吐
② 食後，苦しまずに嘔吐することが多い。胃内振水音
③ 尿不利・足の冷え

原典

『外台』茯苓飲ハ心胸中ニ停痰宿水有リ，自ラ水ヲ吐出シタ後，心胸ノ間虚シ，気満チテ食ス能ワザルヲ治ス，痰気ヲ消シ能ク食サシム。（『金匱要略』痰飲欬嗽病篇）

処方

ブクリョウ（茯苓）……………5.0 g	ニンジン（人参）……………3.0 g
ソウジュツ（蒼朮）……………4.0 g	キジツ（枳実）……………1.5 g
キッピ（橘皮）……………3.0 g	ショウキョウ（生姜）……………1.0 g

13. 利水剤　　茯苓飲

構成

| 君薬 | 臣薬 | 佐薬 | 使薬 |

茯苓　┐　枳実　┐
蒼朮　┘　橘皮　┘ ─ 人参 ── 生姜

四君子湯（p.160）より甘草を去り橘皮・枳実を加えた処方であるが，主薬は利水の茯苓・蒼朮で，これを理気の枳実・橘皮が佐ける処方構成になっている。

方義

茯苓：甘温。胃内の停水を去り尿にして排出する。
蒼朮：甘辛温，燥烈。脾を乾かし，胃の働きを強める。
　　　『金匱』の時代は蒼朮・白朮が区別されていない。原典にはただ朮とある。蒼朮のほうが除湿作用が強く，補脾の働きは白朮が勝る。時に応じて使い分けるのがよいであろう。

利水・燥湿
（痰飲の除去）

枳実：苦酸微寒。胃を開き，脾を健にする。心下の痞塞を開く。
　　　（幽門の痙攣を緩解）
橘皮：辛苦温。脾胃を調え，気をめぐらせて湿を除く。

理気
（胃の消化促進）

人参：甘苦微温。多いに元気を補うとともに，心下の痞塞を去る。
生姜：辛温。脾胃の湿を去り，止嘔・温裏の作用。

　全体として，溜飲の除去・蠕動促進・消化吸収の促進に働く。

八綱分類

　裏寒虚証

臨床応用

　吐き気や胸やけがあり，尿量が減少している者の次の諸証：胃内停水，慢性胃弱，胃アトニー，溜飲。

類方鑑別

六君子湯：痩せて，体力がやや衰え，顔色が悪く，心窩部の膨満感・食欲不振・全身の倦怠感などを訴える場合に用いる。（脾気虚＋痰飲）
四君子湯：六君子湯証よりさらに体力が衰えた場合に用いる。（脾気虚の基本処方）
人参湯：体力が低下して，冷え・心窩部痛・食欲不振・下痢などを訴え，口中には薄い唾液が溜まりやすい人の場合に用いる。（脾陽虚裏寒の基本処方）
安中散：体力がやや低下し，冷え症傾向で，胸やけ・心窩部の疼痛および軽度の振水音などを認める場合に用いる。（胃寒による心下痛）

エキス製剤 21 番

小半夏加茯苓湯（金匱要略）
しょうはんげかぶくりょうとう

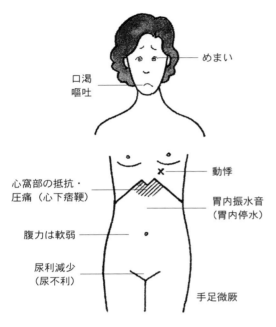

方意

胃内停水による嘔吐の妙方とされ，妊娠悪阻等の嘔気に昔から好んで用いられてきた。少量ずつ冷服するとよい。

病位は太陰脾にある。病態は痰飲証の胃気上逆である。

脈は沈で軟。

舌は白膩苔，湿潤。

診断のポイント

①悪心嘔吐
②心下痞鞕
③胃内停水
④動悸やめまい

原典

卒ニ嘔吐シ，心下痞シ，膈間ニ水有リテ，眩悸スル者ハ半夏加茯苓湯之ヲ主ル。（『金匱要略』痰飲欬嗽病篇）

先ズ渇シテ後嘔スハ，水心下ニ停スト為ス。此レ飲家ニ属ス，小半夏茯苓湯之ヲ主ル。（同）

処方

ハンゲ（半夏）……………………… 6.0 g
ブクリョウ（茯苓）………………… 5.0 g
ショウキョウ（生姜）……………… 1.5 g

13. 利水剤　　小半夏加茯苓湯

構成

君薬　　臣薬　　佐使薬

半夏 ── 茯苓 ── 生姜

方義

半夏：辛温，有毒。湿を除き痰を化し，逆気を降ろし煩嘔を止む。（降逆止嘔・燥湿化痰）
茯苓：甘温。水をめぐらせ膀胱に下通する。咳逆嘔噦・水腫淋瀝を治す。半夏と協力
　　　して胃内停水を下に誘導して利尿をつける。補と瀉の作用を兼ね，鎮静作用が
　　　あり動悸を鎮める。（利水滲湿・健脾・安神）
生姜：辛温。寒飲を散じ痰を開き嘔を止む。半夏の毒を消す。半夏と生姜は相畏の関係
　　　にあり，生姜は半夏に協力して止嘔の効果を現すとともに半夏の毒性を消す。
　　全体として，痰飲による諸証を改善する処方である。

八綱分類

　　裏寒虚証

臨床応用

　　体力中等度の人の次の諸症：胃内停水，妊娠嘔吐（つわり），その他の嘔吐を伴う諸病
（急性胃腸炎・湿性胸膜炎・脚気性水腫）。

類方鑑別

五苓散：尿量減少・めまい等の症状は本方に似ているが，悪心の程度は軽く，口渇が
　　　　より強い。水を飲んだ後，一度に多量に水を吐く場合に用いる。（水逆の証）
二陳湯：体力中等度の人で，口渇はあまりないが，心窩部不快感を訴える場合に用いる。
　　　　（肺胃の湿痰）
六君子湯：比較的体力の低下した人が，心窩部の膨満感・食欲不振・倦怠感・胃内停水
　　　　　などを訴える場合に用いる。（脾虚水飲証）
半夏瀉心湯：体力中等度以上の人で，心窩部の膨満感，心下の痞え・抵抗・圧痛，腹中
　　　　　　雷鳴，下痢，食欲不振などを認める場合に用いる。（脾胃不和）
呉茱萸湯：冷え症の人が，嘔吐・頭痛・頸や肩の凝りなどを訴える場合に用いる。（胃寒
　　　　　＋水飲）

— 239 —

半夏白朮天麻湯（脾胃論）
はんげびゃくじゅつてんまとう

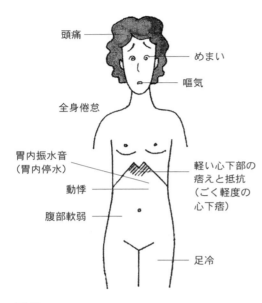

方意

脾気虚に伴うめまいや頭痛に対する代表的方剤である。

脾胃の虚した者の胃内停水が痰飲と化し肝陽化風と相俟って上衝し，発作性の頭痛や眩暈を来す場合が適応症となる。

病位は太陰脾と厥陰肝。

脈は沈滑，あるいは弦滑。血圧は低いことも高いこともある。

舌は淡白，湿潤，白膩苔。

診断のポイント

① 眩暈・頭痛
② 腹部軟弱・胃内停水
③ 胃が弱く疲れやすい

原典

眼黒ク頭旋リ，悪心煩悶。気短促，上喘シカ無クシテ言ウヲ欲セズ。心神顛倒シ，兀兀（コツコツ）トシテ止マズ。目敢テ開カズ，風雲ノ中ニ在ルガ如ク，頭苦痛シテ身裂カルル如ク，身重キコト山ノ如シ。四肢厥冷シテ，安臥スルヲ得ズ。

此頭痛苦シキコト甚ダシ，之ヲ足ノ太陰痰厥ノ頭痛ト謂ウ。半夏ニ非ズンバ療スルコト能ワズ。眼黒頭旋，風虚内ニ作ルハ天麻ニ非ザレバ除クコト能ワズ。（『脾胃論』脾胃ヲ調理スルノ治験）

処方

チンピ（陳皮）……………… 3.0 g	ニンジン（人参）……………… 1.5 g
ハンゲ（半夏）……………… 3.0 g	オウバク（黄柏）……………… 1.0 g
ビャクジュツ（白朮）……… 3.0 g	ショウキョウ（生姜）……… 0.5 g
ブクリョウ（茯苓）………… 3.0 g	テンマ（天麻）……………… 2.0 g
オウギ（黄耆）……………… 1.5 g	バクガ（麦芽）……………… 2.0 g
タクシャ（沢瀉）…………… 1.5 g	カンキョウ（乾姜）………… 1.0 g

註）原典では蒼朮と神麴が入り，生姜はない。

13. 利水剤　　半夏白朮天麻湯

構成

君薬	臣薬	佐薬	使薬

半夏
天麻

黄耆
人参
白朮

茯苓・沢瀉
陳皮・麦芽

乾姜
黄柏
生姜

『脾胃論』には本方の君臣佐使は明記されていない。記述どおりの順に並べていくと左の如くなる。
原典では神麹が加わっている。

方義

半夏：辛温，有毒。湿を除き，痰を化し，逆気を下し煩嘔を止む。「足ノ太陰痰厥ノ頭痛ハ半夏ニ非ズンバ療ス能ワズ」（以下，薬効は『脾胃論』に拠る）

天麻：辛温。諸風眩暈・頭旋眼黒を治す。脾気虚が肝血虚を生じ，肝陽を抑制できず内風を生じる。「眼黒頭旋，風虚内ニ作ル。天麻ニ非ザレバ除クコト能ワズ」

黄耆：甘微温。肺気を補い，陰火を瀉し肌熱を治す。「火ヲ除キ，中ヲ補イ，気ヲ益ス」

人参：甘苦微温。大いに元気を補う。虚火を瀉す。虚労内傷を治す。「火ヲ瀉シ，中ヲ補イ，気ヲ益ス」

白朮：苦甘温。補脾燥湿。「湿ヲ除キ，中ヲ補イ，気ヲ益ス」

茯苓：甘温。補脾利水。余剰な水分を利尿によって排出する。
沢瀉：甘（鹹）寒。膀胱に入り小便を利し，腎経の火邪を瀉す。
「沢瀉・茯苓ハ小便ヲ利シ湿ヲ導ク」

陳皮：辛苦温。理気燥湿の作用がある。胃の機能を高める。「気ヲ益シ，中ヲ調エ，陽ヲ升ス」

麦芽：甘平。健胃，胃腸の機能を促進し食欲を増す。「食ヲ消シ，胃中ノ滞気ヲ蕩ス」

乾姜：大辛大熱。臓腑の沈寒錮冷を去る。「中寒ヲ滌ス」

生姜：辛温。寒を散じ痰を開き嘔を止む。温裏，健胃，止嘔。

黄柏：苦寒。清熱燥湿，虚熱を清す。

　全体として，脾虚のため痰飲と肝血虚を生じ内風を生じた病態に対する処方となっている。したがって，本方で脾胃を補うとともに利尿によって水毒を除く。天麻は肝風内動と水毒によって生じためまい・嘔吐・頭痛を改善する。胃内停水が強いときは蒼朮を加えるか，白朮を増量する。

八綱分類

　裏寒虚証

臨床応用

　胃腸虚弱で下肢が冷え，めまい・頭痛などがある者の諸病：慢性胃弱，高血圧症，脳動脈硬化症，メニエール病。

類方鑑別

呉茱萸湯：冷え症の人で，項や肩が凝り，反復性の激しい頭痛が起こり，悪心・嘔吐を伴う場合に用いる。（胃寒による頭痛）

五苓散：頭痛の症状は呉茱萸湯証と似ているが，冷え症はなく，項や肩の凝りも少なく，口渇・尿量減少・浮腫の傾向がある場合に用いる。（水飲内蓄による頭痛）

釣藤散：中年以降の人で高血圧の傾向があって，特に早朝時に頭痛を訴えることが多く，めまい・耳鳴・のぼせなどの症状を伴う場合に用いる。（脾虚と肝陽化風の頭痛）

葛根湯：体力中等度以上の人で，胃腸症状がなく，項や肩が凝り，頭痛を訴える場合に用いる。（傷寒太陽病の頭痛）

— 241 —

エキス製剤23番

当帰芍薬散（金匱要略）
とうきしゃくやくさん

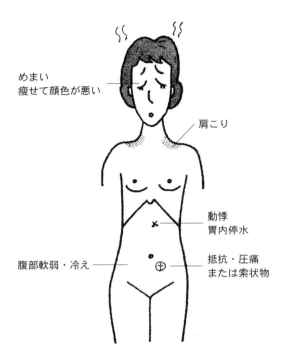

方意

昔から「当芍美人」という言葉があるくらいで、色白・痩せ型・なで肩で冷え症の虚弱タイプを目標によく用いる。

貧血・腹痛・めまい・全身倦怠感・月経不順・月経痛などを伴う者が多い。血虚に水毒（痰飲）を伴うことにより多彩な症状が起こる。

病位は太陰脾にある。

脈は沈弱で細い。

舌は湿潤淡白で、無苔か薄い白苔。

診断のポイント

① 血虚＋水毒（痰飲証）
② 冷え症・腹痛・立ちくらみ
③ 無力性体質

原典

婦人懐妊シテ腹中疙痛スルハ，当帰芍薬散之ヲ主ル。（『金匱要略』婦人妊娠病篇）
婦人腹中ノ諸疾痛ハ当帰芍薬散之ヲ主ル。（同・婦人雑病篇）

処方

シャクヤク（芍薬）………… 4.0 g	ブクリョウ（茯苓）………… 4.0 g
ビャクジュツ（白朮）……… 4.0 g	センキュウ（川芎）………… 3.0 g
タクシャ（沢瀉）…………… 4.0 g	トウキ（当帰）……………… 3.0 g

13. 利水剤　　当帰芍薬散

構成

君薬　　　臣薬　　　佐薬　　使薬

当帰 ── 芍薬（白）── 白朮 ┬ 川芎
　　　　　　　　　　　　　├ 茯苓
　　　　　　　　　　　　　└ 沢瀉

方義

当帰：甘辛温。補血，和血，散寒。血管拡張・血行　　┐当帰＋芍薬で
　　　促進・鎮痙止痛作用を有す。　　　　　　　　　├血虚を改善する。
芍薬（白）：酸苦微寒。補血斂陰，調経，緩急止痛。　┘

白朮：苦甘温。補脾，燥湿。小便を利し，津液を生じ，泄瀉を止め痰水腫満を消す。
　　　すなわち内外の停水を去る。補脾燥湿に働く。

川芎：辛温。活血理気。「血中の気薬」であり，瘀を散じ経を調え，痛を止める。当帰
　　　＋川芎は活血，血行促進に働く。

茯苓：甘淡平。利水滲湿，脾を補い水をめぐらせる働きがあり，利水により余分な水分
　　　を膀胱から排泄する。

沢瀉：甘寒。「膀胱ニ入リ，小便ヲ利シ，腎経ノ火邪ヲ瀉ス」（『本草備要』）。下焦の水を
　　　利尿により膀胱から排泄させる力が強い。

　全体として，血虚を補う生薬と補脾および利水の生薬が配剤されて，「血虚と脾虚
湿盛」に対する方剤になっている。本方証の色白柔肌は，脾虚湿盛により，肌肉軟弱で
含水量が多い結果である。

八綱分類

　裏寒虚証

臨床応用

　筋肉が軟弱で疲労しやすく，全身が冷えやすい者の次の諸症：貧血，易労，倦怠感，
更年期障害（頭重・頭痛・めまい・肩こり等），月経不順，月経困難症，不妊症，動悸，
慢性腎炎，妊娠中の諸症（浮腫・習慣性流産・痔疾・腹痛），脚気など。

類方鑑別

桂枝茯苓丸：下腹部の痛みや月経異常は本方証と似ているが，比較的体力があり，貧血
　　　　　　傾向は少なく，下腹部は硬満し自発痛・圧痛などがより顕著な場合に
　　　　　　用いる。（瘀血の主方）

加味逍遙散：精神不安・不眠などの神経症状を本方証よりもより強く訴える場合に用いる。
　　　　　　心気症の傾向があって，多彩な愁訴がある。（気血両虚と肝鬱化火）

当帰四逆加呉茱萸生姜湯：四肢の冷感が本方証より一層顕著で，腹部・腰部・下肢が
　　　　　　痛む人に用いる。（血虚受寒・寒滞肝脈）

― 243 ―

エキス製剤 39 番

苓桂朮甘湯 (傷寒論・金匱要略)
りょうけいじゅつかんとう
(茯苓桂枝白朮甘草湯)

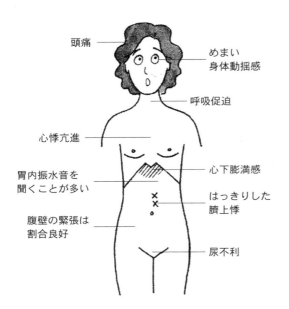

頭痛
めまい／身体動揺感
呼吸促迫
心悸亢進
胃内振水音を聞くことが多い
心下膨満感
はっきりした臍上悸
腹壁の緊張は割合良好
尿不利

方意

水飲の上衝と気の上逆のため、心悸亢進・呼吸促迫および起立性眩暈を来す場合によく用いられる。病態は脾虚の寒飲上衝である。

病位は太陰と少陰(脾と腎)で、虚証。

脈は沈緊、あるいは弦滑。

舌は淡白、やや膨潤し、白滑苔。

診断のポイント

① 脾虚で起立性眩暈
② 心悸亢進
③ 臍上悸を触れる

原典

傷寒，若シクハ吐シ，若シクハ下シテ後，心下逆満シ，気上リテ胸ヲ衝キ，起テバ則チ頭弦シ，脈沈緊。汗ヲ発スレバ，則チ経ヲ動カシ，身振振トシテ搖ヲ為ス者ハ，茯苓桂枝白朮甘草湯之ヲ主ル。(『傷寒論』太陽病中篇)

心下痰飲有ルハ胸脇支満シ，目眩ス，苓桂朮甘湯之ヲ主ル。(『金匱要略』痰飲欬嗽病篇)

夫レ短気スルハ微飲有リ，当ニ小便ヨリ之ヲ去ルベシ，苓桂朮甘湯之ヲ主ル，腎気丸モ亦タ之ヲ主ル。(同)

処方

ブクリョウ(茯苓)······6.0 g　　ビャクジュツ(白朮)······3.0 g
ケイシ(桂枝)······4.0 g　　カンゾウ(甘草)······2.0 g

13. 利水剤　　**苓桂朮甘湯**

構成

君薬　　臣薬　　佐薬　　使薬

茯苓 ── 白朮 ── 桂枝 ── 甘草

許宏『金鏡内台方議』に拠る。趙以徳は茯苓
を君，桂枝を臣，白朮を佐，甘草を使としてい
る。（『名医方論』巻之一）

方義

茯苓：甘平。痰飲を治し，腎虚を伐ち，水を排泄させる。
　　　（利水化飲）

白朮：苦甘温。痰水を燥し，脹満を除き，風眩（めまい）
　　　を治す。（補脾・燥湿利水）

茯苓＋白朮で
陽気の不足を補い
水を逐い出す。

桂枝：辛甘温。陽気を通じ，経絡を開き，営衛を和す（通陽化気）。陽を補い裏の逆気
　　　を散じる（平衝降逆）。

甘草：甘平。茯苓と協同して排泄利水を促進する。陽気をめぐらせ，中を緩和する。

　本方の証は，陽気が上焦・中焦でともに虚し，そこに痰飲が生じて逆上した病態で
ある。濁陰が上逆して清陽の発散を妨げるので，頭痛やめまいなどを生ずる。本方で
陽を補い逆気を散じ陽気をめぐらせることによって，すべての症状は寛解される。

八綱分類

　裏寒虚証

臨床応用

　めまい・ふらつき，または動悸を伴い，尿量が減少する次の諸症：心臓神経症，ノイ
ローゼ，眩暈症，発作性頻拍症，息切れ，頭痛。

類方鑑別

炙甘草湯：比較的体力の衰えている者で，動悸を主目標とし，息切れ・頻脈・脈結代・
　　　　　足蹠のほてり・皮膚枯燥・口渇などを伴う者に用いる。（心の気陰両虚証）

半夏白朮天麻湯：胃腸症状が著明で，冷え症で，頭痛・頭重感とともにめまいを訴える
　　　　　　　　者に用いる。脾虚と肝血虚で痰飲と内風が上擾する証。（脾虚の痰飲
　　　　　　　　と肝陽化風）

五苓散：口渇・尿量減少・浮腫があって，めまい・頭痛・嘔吐などを訴える者に用いる。
　　　　脈は浮。

真武湯：本方証と同様に立ちくらみ・身体動揺感はあるが，手足が冷えて下痢しやすい。
　　　　脈は沈弱。（腎陽虚の水泛証）

当帰芍薬散：本方証と同様に動悸・めまいを訴えることがある。冷え，貧血と浮腫傾向
　　　　　　がある。（血虚＋痰飲の証）

苓姜朮甘湯：心下悸があるが，下焦の寒飲で，腰から下の冷えと痛みがある。脈は沈弱。
　　　　　　本方証は水飲が上衝したものであるが，苓姜朮甘湯証は水飲が下に沈降
　　　　　　した証。

— 245 —

エキス製剤118番

苓姜朮甘湯（金匱要略）
りょうきょうじゅつかんとう
（甘草乾姜茯苓白朮湯，腎着湯）

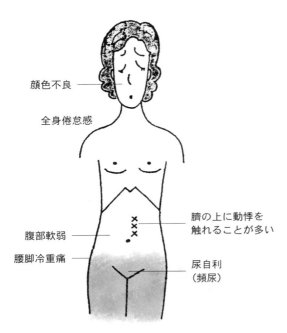

方意

下焦が寒と湿に侵されて，腰から下が冷えて重くかつ痛む者に用いる。

足腰の冷痛のほか，全身倦怠感や，軽度の浮腫などを伴う。

病位は少陰腎経にあり，虚寒証。腰は腎の外府である。

脈は沈微細。

舌は淡白で，湿潤無苔か微白苔。

診断のポイント
① 腰と下肢の冷え
② 足腰の痛み
③ 尿自利で頻尿・多尿

原典

腎著ノ病ハ，其ノ人身体重ク，腰中冷エ，水中ニ坐スガ如シ，形水状ノ如ク，反テ渇セズ，小便自利，飲食故ノ如キハ，病下焦ニ属ス。

身労シテ汗出デ，衣裏冷湿シ，久久ニ之ヲ得，腰以下冷痛シ，腹重キコト五千銭ヲ帯ブルガ如キハ，甘姜苓朮湯之ヲ主ル。（『金匱要略』五臓風寒積聚病篇）

処方

ブクリョウ（茯苓）	6.0 g	カンゾウ（甘草）	2.0 g
ビャクジュツ（白朮）	3.0 g	カンキョウ（乾姜）	3.0 g

13. 利水剤　苓姜朮甘湯

構成

| 君薬 | 臣薬 | 佐薬 | 使薬 |

乾姜 ── 茯苓 ── 白朮 ── 甘草

本方は，**苓桂朮甘湯**（p.244）の桂枝が乾姜に置き代わった処方である。苓桂朮甘湯の証は水飲が気とともに上衝したものであるのに対し，本方の証は寒湿が下半身に集中下降したものである。

君薬は祛寒の乾姜，臣佐薬で滲湿・燥湿をはかる。使薬は諸薬調和。

方義

乾姜：大辛大熱。補陽散寒。臓腑の沈寒錮冷を治し，冷痺寒痞を治す。裏を温め頻尿を抑制する。（温中散寒）

茯苓：甘平。痰飲を治し，腎邪を伐ち，水を滲出する。（滲湿利水）

白朮：苦甘温。痰飲を燥し，脹満を除き気をめぐらせる。（乾湿利水）

茯苓＋白朮は協力して気をめぐらせ表裏の水湿を駆逐する。

甘草：甘平。諸薬を調和し，茯苓と協同して利水排泄を促進する。乾姜の刺激性を緩和し，筋肉の痙攣性疼痛を緩和する。

　全体として，裏を温め，利水をはかり，疼痛を緩和する。下焦に寒湿が停滞しているのを温めて逐い払う処方である。腰は腎の外府であり，腰から下の湿痺（着痺）を治すので，別名を腎着湯ともいう。

八綱分類

　裏寒虚証

臨床応用

　腰に冷えと痛みがあって，尿量が多い次の諸症：腰痛症，坐骨神経痛，足腰の冷え，夜尿症，冷え症。

類方鑑別

真武湯：体力の低下した人で，全身の冷え症・倦怠感などが本方証より一層顕著で，下痢・軽度の腹痛・めまいなどの症状を伴う場合に用いる。（腎陽虚水泛）

当帰四逆加呉茱萸生姜湯：比較的体力の低下した冷え症の人が，寒冷に伴い，下腹部・腰部・四肢末端などの痛みとともに，下痢・頭痛なども伴う場合に用いる。（血虚受寒・寒滞肝脈）

当帰芍薬散：比較的体力の低下した人，特に女子に多い，冷え症・下腹部痛・月経異常のほか，腰痛・めまい・貧血傾向などが認められる場合に用いる。（血虚＋脾虚痰飲）

八味地黄丸：体力の低下した人や，あるいは老人で，下半身の冷え・痛み・痺れなどは本方証に似ているが，軽度の口渇があり，下腹部が上腹部に比べて明らかに緊張が弱い腹証の場合に用いる。（腎陽虚ないし陰陽両虚）

苓桂朮甘湯：本方証と同様に水飲の症状はあるが，冷えよりもめまいや動悸が顕著。（水飲上衝）

防已黄耆湯：本方と同様に腰の冷えはあるが，水太りで，尿不利がある。特に膝関節に障害が出る場合が多い。脈は浮で弱。（気虚の風水証）

— 247 —

エキス製剤 119番

苓甘姜味辛夏仁湯 （金匱要略）
(苓甘五味加姜辛半夏杏仁湯)

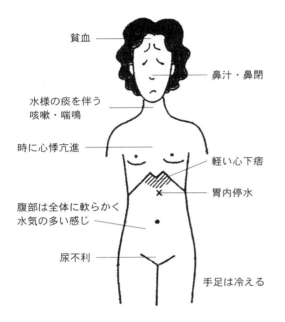

方意
　寒痰による喘咳や喀痰あるいは流涕（薄い鼻水）のある者に用いる。
　小青竜湯（p.10）より麻黄・桂枝・芍薬を去り、茯苓と杏仁を加えた処方で、小青竜湯証に似るが、胃腸の弱い者および表証のない者に用いる。
　病位は太陰（脾・肺）。
　脈は沈弦。
　舌は湿潤淡白。滑らかな舌苔。

診断のポイント
①冷えの証候
②薄い鼻水・咳・痰・くしゃみ
③胃内停水

原典
註）『金匱要略』痰飲欬嗽病篇 第36条・第37条に、「欬逆倚息シテ臥スルヲ得ザル」病人に、うっかり小青竜湯を投与すると、もし病人が陽虚で支飲をもった証であると、陽気を損傷して手足の厥逆と気の上衝などを伴う変証を生じる、と述べられている。
　その後も一連の変証に対し誤治を重ねた後、ようやく正しい本方（苓甘姜味辛夏仁湯）の投与に至るまでの経過が記され、以下の条文に続いている。

　水去リ嘔止ミ、其ノ人形腫ルル者ハ杏仁ヲ加エ之ヲ主ル。其ノ証応ニ麻黄ヲ内ルルベクモ、其ノ人遂ニ痺スルヲ以テノ故ニ之ヲ内レズ。若シ逆ライテ之ヲ内ルレバ必ズ厥ス。然ル所以ハ其ノ人血虚スルヲ以テ、麻黄其ノ陽ヲ発スガ故也。苓甘五味加姜辛半夏杏仁湯。(『金匱要略』痰飲欬嗽病篇 第40条)

処方
キョウニン（杏仁）……………4.0 g
ハンゲ（半夏）…………………4.0 g
ブクリョウ（茯苓）……………4.0 g
ゴミシ（五味子）………………3.0 g
カンゾウ（甘草）………………2.0 g
サイシン（細辛）………………2.0 g
カンキョウ（乾姜）……………2.0 g

13. 利水剤　　苓甘姜味辛夏仁湯

構成

| 君薬 | 臣薬 | 佐薬 | 使薬 |

茯苓 ┬ 乾姜 ┬┬ 五味子 ┬┬ 甘草
　　 └ 細辛 ┘└ 杏仁 　┘└ 半夏

　本方は，苓桂味甘湯より苓甘五味姜辛湯，苓甘五味姜辛夏湯を経て，苓甘姜味辛夏仁湯（本方）からさらには苓甘姜味辛夏仁黄湯に至る一連の加減のなかで作られた類方のシリーズのなかの一方であり，君臣佐使はその変化を考察して類推した。

方義

茯苓：甘淡平。利水滲湿。胃内停水や肺水腫・心悸を治す。

乾姜：大辛大熱。温肺化痰，補陽散寒。冷えを除き，痰飲を去る。

細辛：辛温。温肺化飲。冷えた痰飲を去り，心下の水気によって起こる咳嗽を治す。

五味子：酸温。斂肺止咳，平喘。収斂性鎮咳薬であり，咳逆を治す。

杏仁：辛苦甘温，小毒あり。止咳平喘，化痰。胸間の停水（溢飲）を去り喘を治し，鎮咳
　　　祛痰の作用がある。

半夏：辛温，有毒。降逆止嘔，燥湿化痰。茯苓に協力し，利水作用とともに逆気を下し，
　　　煩嘔咳逆を治す。

甘草：甘平。祛痰，消炎を助ける。気管支平滑筋の痙攣を緩和，諸薬を調和する。

　全体として，小青竜湯のような解表の効能はないが，鎮咳・祛痰・利水の効果は増強されている。麻黄を含まないので胃腸障害は起こりにくいが，気管支痙攣の抑制作用は弱い。しかし，祛痰作用には優れている。

八綱分類

　裏寒虚証

臨床応用

　貧血・冷え症で，喘鳴を伴い喀痰の多い咳嗽がある者（溢飲）：気管支炎，気管支喘息，心不全，心臓喘息，腎臓病。

類方鑑別

小青竜湯：本方証に似て喘鳴・咳嗽・水様鼻汁などがあるが，体力は中等度（実証）
　　　　　で，顔色不良・冷え症・疲労などは軽度で，食欲不振もない。特に軽度の
　　　　　発熱・悪寒・頭痛などの表証を伴う場合に用いる。（表寒実の溢飲）

麻杏甘石湯：比較的体力があり，胃腸も健全な人で，喘鳴・咳嗽・呼吸困難が強く，
　　　　　口渇を伴い，自然に汗の出る場合に用いる。（肺実熱の咳喘）

— 249 —

エキス製剤 20 番

防已黄耆湯 (金匱要略)
(ぼういおうぎとう)

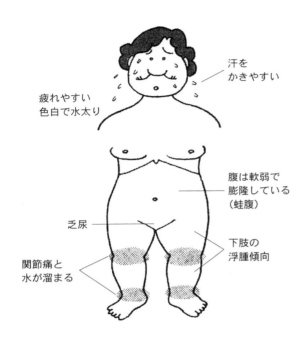

方意

気虚に風水あるいは風湿の証を伴う者の基本処方である。

臨床的には，ブクブク太り，色白で，多飲多汗し，すぐ息切れするタイプの人に用いる。また夕方になると足が腫れ膝が痛む変形性関節症などにもよく用いられる。

病位は太陰（脾）と太陽（膀胱）で，虚証である。

脈は浮で，按じて軟い感じ（浮あるいは浮緩）。

舌は湿潤して淡白，白苔を有す。

診断のポイント

① ブヨブヨとした肥満（風湿身重）
② 汗かきで，すぐ疲れる
③ 下肢の浮腫傾向

原典

風湿脈浮，身重ク汗出デ悪風スル者ハ，防已黄耆湯之ヲ主ル。(『金匱要略』痓湿暍病篇)

風水脈浮，身重ク汗出デ悪風スル者ハ防已黄耆湯之ヲ主ル。腹痛メバ芍薬ヲ加ウ。(同・水気病篇)

『外台』ノ防已黄耆湯ハ風水，脈浮ハ表ニ在ルト為シ，其ノ人或イハ頭汗出デ，表ニ他病無ク，病者但ダ下重ク，腰ヨリ以上ハ和ヲ為シ，腰以下ハ当ニ腫シテ陰ニ及ブベク，以テ屈伸シ難キヲ治ス。(同・附方)

処方

オウギ（黄耆）・・・・・・・・・・・・・・・5.0g
ボウイ（防已）・・・・・・・・・・・・・・・5.0g
ビャクジュツ（白朮）・・・・・・・・・3.0g
タイソウ（大棗）・・・・・・・・・・・・・3.0g
カンゾウ（甘草）・・・・・・・・・・・・・1.5g
ショウキョウ（生姜）・・・・・・・・・1.0g

13. 利水剤　　防已黄耆湯

構成

| 君薬 | 臣薬 | 佐薬 | 使薬 |

防已 ─┬─ 黄耆 ─┬─ 甘草 ─┬─ 生姜
　　　└─ 白朮 ─┘　　　└─ 大棗

汪昂『医方集解』に拠る。
　防已・黄耆の2薬を君とし，白朮を臣とする考え方もあろう。

方義

防已：大辛苦寒。祛湿作用。水湿停留の症状を治す。特に重力に抗して利水し，浮腫を去る働きが強い。風腫・水腫の主薬。

黄耆：甘微温。気を補い，表を固め汗を止める働きがある。防已と合わせると，風湿を去り，正気を扶け，邪を逐う働きが強められる。白朮と合わせると，止汗作用が強められる。黄耆は補気のなかでも特に表衛を補う働きが強い。（補気行水）

白朮：苦甘温。脾を健にし，湿を乾かす。健胃補中・燥湿止汗。

甘草：甘平。防已の劇烈の性を緩和する。健胃補中し，利水の作用を有す。

生姜・大棗：ともに甘温。風邪を発散し，営衛を調和し，脾胃の気を護り，諸薬の働きを強める。

　本方は表虚の風水・風湿を主治する。風湿・風水の邪が表にある（皮水）とき，虚証であれば本方を用い，実証であれば**越婢加朮湯**（p.252）・**麻杏薏甘湯**（p258）などを用いる。

八綱分類

　裏（表）寒虚証

臨床応用

　色白で筋肉が軟らかい水太りの体質で，疲れやすく，汗をかきやすく，小便の量は少なく，下肢に浮腫を来し，特に膝関節が腫痛する者の次の諸症：腎炎，ネフローゼ，妊娠腎，陰嚢水腫，肥満症，変形性関節症，癰，癤，皮膚筋炎，浮腫，ある種の皮膚病，多汗症，月経不順。

類方鑑別

越婢加朮湯：浮腫，関節の腫脹・疼痛，尿量減少などの症状は本方証と似ているが，比較的体力があって，筋肉の締まりがよく，口渇・尿量減少の強い場合に用いる。（実証の風水あるいは風水の熱痹）

桂枝加朮附湯：体力がなく，手足の冷えが強いが，水太りはない場合に用いる。（寒湿痹）

防風通聖散：実証の肥満症で太鼓腹を呈すが，躯幹・四肢の筋肉の締まりはよく，便秘を伴う場合に用いる。（臓毒＝風邪＋蘊熱）

越婢加朮湯（金匱要略）

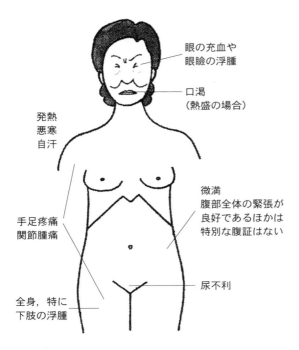

方意

風水に対する代表的方剤で，浮腫と尿不利のある例（風湿痺）や，炎症性浮腫（熱痺）によく用いられる。表実裏水証。

風熱の邪と痰飲が結合して湿熱証を呈する。実証。

病位は太陽（経証），太陰（脾と肺）。

脈は沈（熱が強いときは浮滑）。

舌は舌体淡紅。白膩苔。

診断のポイント

① 発熱・浮腫・尿不利
② 四肢の腫れや痛み（熱感を伴うことが多い）
③ 時に手足の痺れや脱力

原典

『千金方』越婢加朮湯ハ肉極ヲ治ス。熱スレバ則チ身体津脱シ，腠理開キ，汗大イニ泄ス。厲風気ハ下焦ト脚弱ル。（『金匱要略』中風歴節病篇）

裏水ノ者，一身面目黄腫シ，其ノ脈沈，小便利セザルガ故ニ水ヲ病マシム。仮シ小便自利スルガ如キハ此レ津液ヲ亡スガ故ニ渇セシム也。越婢加朮湯之ヲ主ル。（同・水気病篇）

裏水ハ越婢加朮湯之ヲ主ル。甘草麻黄湯モ亦タ之ヲ主ル。（同）

処方

セッコウ（石膏）	8.0 g	タイソウ（大棗）	3.0 g
マオウ（麻黄）	6.0 g	カンゾウ（甘草）	2.0 g
ソウジュツ（蒼朮）	4.0 g	ショウキョウ（生姜）	1.0 g

13. 利水剤　　越婢加朮湯

構成

君薬　　臣薬　　佐薬　　　使薬

麻黄 ── 石膏 ── 蒼朮 ┬ 甘草（生）
　　　　　　　　　　　├ 生姜
　　　　　　　　　　　└ 大棗

麻杏甘石湯（p.16）と同じく，利水の麻黄と解熱の石膏との組み合わせが基本となっており，本方の主役となっている。どちらも清熱利水作用を有す。

方義

麻黄：辛苦温。発汗解肌。水腫・風腫を治す。肺を瀉し，肌膚の間にある水を逐う。解熱利尿発汗作用。

石膏：辛甘寒。発汗解肌。解熱鎮静・消炎作用。（気分の清熱薬）

蒼朮：甘辛温。汗を発し湿を除き，風寒湿を散ず，祛風除湿して痺証を治する要薬である。胃を乾かし脾を強くする。原典には白朮とあるが，除湿作用が強い蒼朮のほうがよい。（祛風除湿）

大棗：甘温。営衛を調え，陰血を緩める。津液を生じ百薬を和す。　　　　┐ 抗アナフィラキシー作用を
　　　　　　　　　　　　　　　　　　　　　　　　　　┘ 有す。
甘草（生）：甘涼。清熱，解毒，緩急止痛，薬性調和。

生姜：辛温。陽分をめぐらせ，寒を祛り表を発す。胃口を暢べて痰を開き，中を調える。胃を温め胃腸を調える。（散寒解表・温胃止嘔）

八綱分類

表熱実証

臨床応用

浮腫と汗が出て尿量減少のある者の次の諸症：腎炎，ネフローゼ，脚気，関節リウマチ，変形性関節症，夜尿症，湿疹，アトピー性皮膚炎。

類方鑑別

桂枝加朮附湯：比較的体力が低下した冷え症の人が，四肢関節の腫脹・疼痛を訴える場合に用いる。（寒湿痺）

薏苡仁湯：体力が中等度の人で，やや慢性化した四肢関節および筋肉の腫脹・疼痛がある場合に用いる。（湿痺）

防已黄耆湯：比較的体力がなく，色白で筋肉が軟らかい，いわゆる水太りの人で，疲れやすく，浮腫，関節の腫脹・疼痛がある場合に用いる。（気虚風水）

葛根湯：体力が充実し，口渇・浮腫・尿量減少の傾向はなく，上半身の関節・筋肉の疼痛，あるいは鼻汁・くしゃみ・蕁麻疹・急性の皮膚炎などがある場合に用いる。（表寒実証）

五苓散：体力中等度あるいはそれ以下で，胃腸症状はなく，尿量減少・口渇・浮腫の傾向が本方証より一層顕著な場合に用いる。（下焦蓄水）

木防已湯：水飲が胸内や心下に溜まり，呼吸困難・浮腫・尿不利・心下痞堅の腹証を生じている場合に用いる。（支飲）

— 253 —

エキス製剤 36 番

木防已湯（金匱要略）
（もくぼういとう）

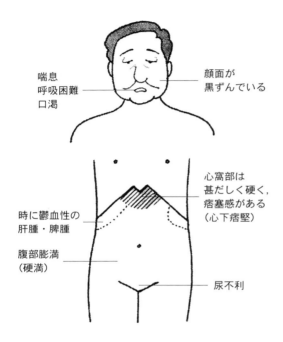

方意
　支飲（胸部の痰飲）が膈間に停滞して化熱した者を治す処方である。したがって，肺水腫や胸水に用いられる。実証。口渇・イライラ・発熱などの熱証を伴う。
　病位は太陰（脾・肺）で，本虚標実。
　脈は沈緊。
　舌は黄苔があり，やや乾燥，時にチアノーゼが見られる。

診断のポイント
① 心下痞堅
② 呼吸促迫・喘咳
③ 鬱血性心不全のような兆候

原典
　膈間ノ支飲ハ，其ノ人喘満シ，心下痞堅，面色黧黒，其ノ脈沈緊，之ヲ得テ数十日，医之ヲ吐下スルモ愈エザルハ木防已湯之ヲ主ル。
　虚ナル者ハ即チ愈ユ，実スル者ハ三日ニシテ復タ発ス，復タ与エテ愈エザル者ハ宜シク木防已湯去石膏加茯苓芒硝湯ニテ之ヲ主ルベシ。（『金匱要略』痰飲欬嗽病篇）

処方
セッコウ（石膏）……………10.0 g	ケイシ（桂枝）……………3.0 g
モクボウイ（木防已）………4.0 g	ニンジン（人参）……………3.0 g

13. 利水剤　　木防已湯

構成

君薬　　臣薬　　佐薬　　使薬

木防已 ── 石膏 ── 桂枝 ── 人参

方義

木防已：辛苦寒。本邦では木防已は防已・広防已・漢防已と同じものとされるが，中国
　　　　では木防已（漢防已）は防已（広防已）とは起源植物が異なるとされている。
　　　　風水を療する要薬。清熱・利水・消腫。利尿により肺水腫や胸水を去る。
石膏：辛甘寒。肺に入り，能く気分の熱を清し火を降す。津液を生じ渇を止む。清熱
　　　利水の働きがあり，口渇を去り膈間の痰飲を駆出する。
桂枝：辛甘温。発汗解肌，経を温め脈を通ず。上衝の気を鎮め，木防已の働きを強め，
　　　石膏の寒性を緩和する。
人参：甘苦微温。補気，健脾，生津止渇。強心作用と心下の痞塞を緩和する働きがある。
　　全体として，利尿・鎮静・止渇・強心などの作用を発揮して，胸部の水飲（支飲）
を逐う。

八綱分類

　　裏熱実証

臨床応用

　　顔色が冴えず，咳を伴う呼吸困難があり，心臓下部に緊張・重圧感がある，心臓
あるいは腎臓に起因する諸疾患：全身性浮腫，鬱血性心不全，心臓喘息，肺性心。

類方鑑別

炙甘草湯：比較的体力の低下した人が，動悸・息切れを訴え，疲労感・手足のほてり・
　　　　　便秘などを伴うが，心窩部の甚だしい抵抗感はない場合に用いる。（心気陰
　　　　　両虚）
柴胡加竜骨牡蛎湯：比較的体力がある人で，呼吸器症状はなく，動悸・尿量減少を認め，
　　　　　季肋下部に抵抗・圧痛があり，精神不安・不眠などの精神神経症状
　　　　　が顕著な場合に用いる。（心肝火旺の煩驚）
苓桂朮甘湯：体力のやや低下した人で，めまい・身体動揺感を訴え，息切れや軽い心悸
　　　　　亢進を伴う。腹診上，心窩部の振水音や，臍傍で大動脈の拍動亢進を認め
　　　　　る場合に用いる。（脾虚寒飲・水飲上衝）
大柴胡湯：実証の人が，強い心下痞鞕と胸満感・胸脇苦満（心下急）に便秘を伴う場合
　　　　　に用いる。脈は沈実。（少陽と陽明の併病，肝鬱化火）

エキス製剤 18 番

桂枝加朮附湯 (吉益東洞経験方)
(桂枝湯 合 朮附湯)

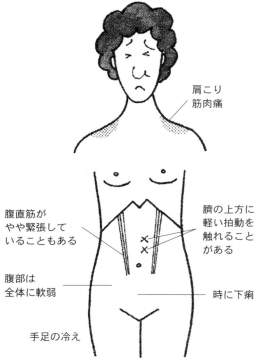

図中ラベル：
- 肩こり 筋肉痛
- 腹直筋がやや緊張していることもある
- 臍の上方に軽い拍動を触れることがある
- 腹部は全体に軟弱
- 時に下痢
- 手足の冷え

方意

寒と湿に侵された者に対する基本処方である。**桂枝湯**（p.2）に朮附湯（『医宗金鑑』）を加えた処方で、働きは桂枝湯に似るが、桂枝湯証に寒邪と湿邪による証が加わっている。(寒湿痺)

四肢や軀幹の疼痛・関節痛や手足の痺れ感があり、寒冷により症状が増強する。

病位は太陽病。(表湿の虚寒証)
脈は沈遅。(寒と湿)
舌は著変がない。淡白で時に薄い白苔をみる。

診断のポイント

① 関節変形などのない関節痛・腫れ・筋肉痛・神経痛
② 手足の冷えを伴う疼痛（寒湿痺）
③ 全身が重く、痛くて動かし難い

原典

桂枝附子湯

傷寒八九日、風湿相搏チ身体疼煩シ、自ラ転側スル能ワズ、嘔セズ、渇セズ、脈浮虚ニシテ濇ノ者ハ、桂枝附子湯之ヲ主ル。（『傷寒論』太陽病下篇）

註）本方は、**桂枝加附子湯**（桂枝湯 加附子）に蒼朮を加えた処方構成になるが、方意は**桂枝附子湯**（桂枝湯 去芍薬 加附子）に蒼朮を入れ利湿・消腫の働きを若干加えたものに近い。

処方

ケイシ（桂枝）	4.0 g	カンゾウ（甘草）	2.0 g
シャクヤク（芍薬）	4.0 g	ショウキョウ（生姜）	1.0 g
ソウジュツ（蒼朮）	4.0 g	ブシ（附子）	1.0 g
タイソウ（大棗）	4.0 g		

13. 利水剤　　桂枝加朮附湯

構成

君薬　　　臣薬　　　佐薬　　　使薬

桂枝 ── 芍薬（白）┬ 甘草 ┬ 大棗
　　　　　　　　　└ 蒼朮 ┼ 生姜
　　　　　　　　　　　　　└ 附子

方義

桂枝：辛甘温。発汗解肌。
芍薬（白）：苦酸微寒。陰気を収斂，血脈を和す。
甘草：甘平。諸薬を調和，汗剤に入ると解肌。　　　　├ 桂枝湯
生姜・大棗：甘温。健胃補脾，営衛を調える。
蒼朮：甘辛温。燥湿，解表，祛風湿，風寒湿を散ず。「痿ヲ治スルノ
　　　　要薬タリ」（『本草備要』）　　　　　　　　　　　　　　　　├ 朮附湯
附子：大辛大熱，有毒。「発散ノ薬ヲ引キテ腠理ヲ開キ，以テ表ニ在ル
　　　　風寒ヲ逐ウ。……一切ノ沈寒錮冷ノ症ヲ治ス」（『本草備要』）

　全体として，寒湿痹を治す処方である。
　浮腫があるときはさらに茯苓を加え，**桂枝加苓朮附湯**にして用いる。

八綱分類

　表寒虚証

臨床応用

　冷え症，関節痛，神経痛，筋肉痛。

類方鑑別

薏苡仁湯：比較的体力があり，局所の熱感・腫脹・疼痛を伴う軽症の関節諸疾患や痛み
　　　　　に用いる。（湿痹）
越婢加朮湯：薏苡仁湯証に比べ，さらに体力がある人で，本方証と同様の関節症状は
　　　　　あるが，冷え症の傾向はなく，関節炎・口渇・自然発汗などの実熱性の
　　　　　症状がある場合に用いる。（熱痹）
防已黄耆湯：皮膚は概して色白で，筋肉軟弱，水太りの人で，疲れやすく，多汗・尿量
　　　　　減少・下肢の浮腫などがある場合に用いる。（気虚の風水証）

— 257 —

エキス製剤 78 番

麻杏薏甘湯（金匱要略）
（ま きょうよくかんとう）
（麻黄杏仁薏苡甘草湯）

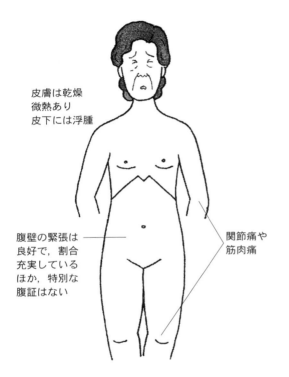

- 皮膚は乾燥 微熱あり 皮下には浮腫
- 腹壁の緊張は良好で，割合充実しているほか，特別な腹証はない
- 関節痛や筋肉痛

方意

本方は，皮膚の表面は血虚して乾き，内側には水湿がある，いわゆる風湿の表証に用いる。（風湿痺）

冷えが原因で発熱し，筋肉痛・関節痛を訴える者を目標とするが，どちらかといえば疼痛より腫脹がおもな者に用いる。

病位は太陽表証（経証）と太陰（肺）。虚実は錯雑。

脈は沈緊。

舌は著変なく，時に薄い白苔。

診断のポイント

① 発熱・皮膚枯燥
② 筋肉痛・関節痛
③ 浮腫や疣贅（イボ）をみることが間々ある

原典

病者一身尽ク疼ミ，発熱シテ，日晡所劇シキ者ハ，風湿ト名ヅク。此ノ病汗出デテ風ニ当ルニヨリ傷ラレ，或イハ久シク冷ヲ取ルニヨリ傷ラレテ致ス所也。麻黄杏仁薏苡甘草湯ヲ与ウベシ。（『金匱要略』痙湿暍病篇）

処方

ヨクイニン（薏苡仁）……… 10.0 g	キョウニン（杏仁）……… 3.0 g
マオウ（麻黄）……… 4.0 g	カンゾウ（甘草）……… 2.0 g

13. 利水剤　　麻杏薏甘湯

構成

君薬	臣薬	佐薬	使薬

麻黄 ── 杏仁 ── 薏苡仁 ── 甘草

麻黄と薏苡仁の組み合わせによる発表散寒・祛風勝湿が主作用であるから，臣薬は薏苡仁，佐薬は杏仁と考えるべきかもしれない。

方義

麻黄：辛苦温。発汗解肌。体表の水を発散し，営中の寒邪・衛中の風熱を去る。

杏仁：辛苦甘温。風を除き寒を散じ，燥を潤す。麻黄＋杏仁は相須の働きで寒邪を除き止咳定喘の働きがある。しかし本方では杏仁の理気と痰飲を除く作用を採っている。

薏苡仁：甘淡微寒。脾肺を補い水をめぐらせる。水腫・湿痺を治し，風熱筋急拘攣を治す。（利水滲湿・清熱解毒・排膿・祛風湿）

甘草：甘平。筋痙攣を緩解し，諸薬を調和させる。「急ヲ除キ，能ク諸薬ヲ調和シ，之ヲシテ争ワザラシム」（『本草備要』）

　全体として，解表・祛痰・利尿・鎮痛，および鎮咳の効果が得られる。

八綱分類

　表寒実証

臨床応用

　関節痛，関節リウマチ，浮腫，神経痛，筋肉痛，慢性気管支炎。

類方鑑別

麻黄湯：比較的体力のある人が，頭痛・発熱・悪寒などがあり，発汗傾向がなく，急性の関節痛や筋肉痛を伴う場合に用いる。（太陽の傷寒）

越婢加朮湯：比較的体力のある人で，関節症状・発汗傾向・尿量減少・口渇・浮腫などが本方証より一層顕著である場合に用いる。（風水の挾熱証）

薏苡仁湯：体力中等度の人で，関節症状が本方証より一層顕著で，慢性化している場合に用いる。（湿痺）

桂枝加朮附湯：比較的体力の低下した虚証の人が，冷えの傾向が強く，本方証に比して四肢関節の腫脹・疼痛がより顕著で，諸症状が寒冷により増強する場合に用いる。（寒湿痺）

防已黄耆湯：比較的体力の低下した，いわゆる水太り体質で，疲れやすく，多汗，浮腫，関節の腫脹・疼痛などがある場合に用いる。（気虚の風水証）

— 259 —

エキス製剤 52番

薏苡仁湯（明医指掌）
よくいにんとう

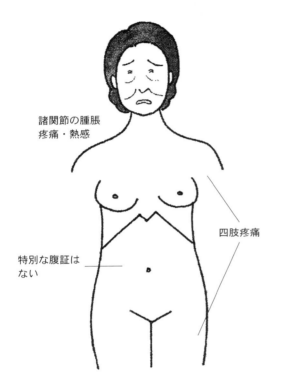

諸関節の腫脹
疼痛・熱感

四肢疼痛

特別な腹証は
ない

方意

本方は湿痺（湿邪による関節や軟部組織の病変）に対する処方である。関節腔・その他の組織中の滲出液の停滞を治し，筋肉の緊張を緩和し，血液循環障害を治す。（寒湿痺）

病位は太陽（体表）と太陰（脾・肺）。虚実錯雑証。

脈は浮で滑，または弦。

舌は乾湿中間，白膩苔を認めることもある。

診断のポイント

①関節の腫脹疼痛・浮腫
②四肢疼痛・運動障害
③経過は慢性

原典

手足ノ流注，疼痛，麻痺不仁，以テ屈伸シ難キヲ治ス。（『明医指掌』）

註）『外科正宗』腸癰論のなかに，腹中疼痛，脹満不食，小便渋滞する腸癰（現代の急性虫垂炎の類）を主治する薏苡仁湯（薏苡仁・栝楼仁・牡丹皮・桃仁）という処方があるが，本方とはまったく別の処方である。

処方

ヨクイニン（薏苡仁）……………… 8.0 g	ケイシ（桂枝）……………… 3.0 g
ソウジュツ（蒼朮）……………… 4.0 g	シャクヤク（芍薬）……………… 3.0 g
トウキ（当帰）……………… 4.0 g	カンゾウ（甘草）……………… 2.0 g
マオウ（麻黄）……………… 4.0 g	

— 260 —

13. 利水剤　薏苡仁湯

構成

君薬	臣薬	佐薬	使薬

麻黄 ── 桂枝 ┬ 薏苡仁 ┬┬ 当帰
　　　　　　└ 蒼朮 ┘├ 芍薬（白）
　　　　　　　　　　 └ 甘草（炙）

麻黄 ┬ 薏苡仁 ┬┬ 桂枝 ┬┬ 芍薬（白）
　　 └ 蒼朮 ┘├ 当帰 ┘├ 甘草（炙）

　上段の君臣佐使は私案である。**麻黄加朮湯**加薏苡仁・当帰・芍薬と考えればこのようになるし，**麻杏薏甘湯**（p.258）去杏仁，加蒼朮・桂枝・当帰・芍薬と考えると下段のような君臣佐使になるであろう。

方義

麻黄：辛苦温。発汗解表，利尿，祛風湿。皮肉不仁を治す。

桂枝：辛甘温。通陽，散寒止痛，発汗解肌。また手足の痛風・脇風を治す。

薏苡仁：甘淡微寒。利水滲湿，祛風湿。水腫・湿痹，脚気・疝気を治す。

蒼朮：甘辛温。祛風湿，燥湿。「風寒湿ヲ散ジ，痿ヲ治スルノ要薬タリ」（『本草備要』）

当帰：甘辛温。補血活血，散寒止痛。「頭痛腰痛，心腹諸痛，帯脈病ト為リ腰溶溶トシテ，水中ニ坐スルガ如キヲ治ス」（『本草備要』）

芍薬（白）：酸苦微寒。緩急止痛，中を緩め痛を止める。

甘草（炙）：甘平。緩急止痛，養血，諸薬調和。白芍薬と合わせると，攣急や拘急を緩和し止痛する働きが強くなる。

　全体として，湿痹（着痹）による四肢や軀幹の痺れ・だるさ・運動障害・疼痛・浮腫などを治す方剤となっている。

八綱分類

　表寒虚証

臨床応用

　関節痛，筋肉痛，関節炎，筋肉炎，慢性リウマチ性疾患，神経痛。

類方鑑別

桂枝加朮附湯：比較的体力がなく，冷えが強い人が，四肢関節の腫脹・疼痛がある場合に用いる。（寒湿痹）

麻杏薏甘湯：筋肉痛・関節痛があるが，初期で軽症の場合に用いる。（風湿の表証）

越婢加朮湯：体力中等度以上で，発汗傾向・尿量減少・熱感などがあって，関節の腫脹・疼痛が顕著な場合に用いる。（実証の風水証あるいは熱痹）

防已黄耆湯：色白で筋肉は軟らかく，水太り傾向のある人で，汗をかきやすく，四肢の浮腫，関節の腫脹・疼痛などを訴える場合に用いる。（気虚風水証）

― 261 ―

エキス製剤 88 番

二朮湯（万病回春）
にじゅつとう

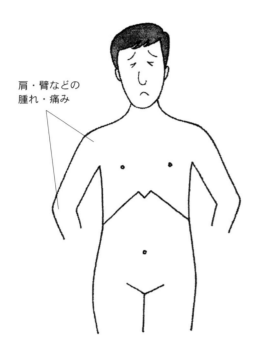

肩・臂などの
腫れ・痛み

方意

上焦の湿痰による経絡の痛みのある，水毒（痰湿）と肥満体質の者に効く。臨床的には肩関節周囲炎（五十肩）によく用いる。（湿痺）

病位は少陽（三焦），太陰（脾・肺）。虚実錯雑証であるが，特に証にとらわれず用いてよい。

脈は滑。

舌は乾湿中間，白膩苔。

診断のポイント

① 肩や上腕の痛み
② 水毒体質（痰飲証）で筋肉に締まりがない
③ やや胃腸が弱い

原典

痰飲双臂痛ム者ヲ治ス。又手臂痛ムヲ治ス。是レ上焦ノ湿痰経絡中ヲ横行シテ痛ミヲ作ス也。（『万病回春』巻之五・臂痛）

処方

ハンゲ（半夏）……………… 4.0 g	ブクリョウ（茯苓）……………… 2.5 g
ソウジュツ（蒼朮）…………… 3.0 g	カンゾウ（甘草）………………… 1.0 g
オウゴン（黄芩）……………… 2.5 g	ショウキョウ（生姜）…………… 1.0 g
コウブシ（香附子）…………… 2.5 g	イレイセン（威霊仙）…………… 2.5 g
チンピ（陳皮）………………… 2.5 g	テンナンショウ（天南星）……… 2.5 g
ビャクジュツ（白朮）………… 2.5 g	キョウカツ（羌活）……………… 2.5 g

13. 利水剤　　二朮湯

構成

君薬　　　臣薬　　　　佐薬　　　　　使薬

蒼朮 ┐　┌ 威霊仙 ┐　┌ 半夏・天南星 ┐　┌　黄芩
　　 ├─┤ 白朮　 ├─┤　　　　　　　├─┤
羌活 ┘　└ 茯苓　 ┘　└ 香附子・陳皮 ┘　└ 甘草・生姜

方義

蒼朮：甘辛温。燥湿作用が強い。解表，祛風湿。
　　　「痿ヲ治スルノ要薬タリ」(『本草備要』)　　┐　蒼朮と白朮の２朮を合わせること
白朮：苦甘温。補気健脾の働きに優れており，　　├─により，湿を除く効力が強くなり，
　　　一方で燥湿利水作用もある。　　　　　　　┘　寒湿による痺痛に用いられる。
茯苓：甘淡平。利水滲湿，健脾。白朮と合わせると健脾利湿の働きが強まる。
威霊仙：辛温。祛風湿，止痛の働きがあり，よく表に走り風湿痺の関節痛・痺れ・運動
　　　　障害などに有効である。
羌活：辛苦温。祛風湿，止痛。「風湿相搏チ剛痙柔痙ヲ為スヲ治ス。周身百節ノ痛ミヲ
　　　利ス」(『本草備要』)，風寒湿痺の諸痛に有効。
半夏：辛温，有毒。燥湿理気の作用があり，痰湿による四肢の痺れや痛みを治す。
天南星：苦辛微温。燥湿化痰，熄風止痙。湿を燥す働きと鎮痛作用　┐　鎮痛作用と
　　　　が強い。　　　　　　　　　　　　　　　　　　　　　　├─除湿作用。
香附子：辛微苦微甘平。理気止痛，調経，気滞による疼痛に有効。 ┘
陳皮：辛苦温。理気化痰。気のめぐりをよくすることで自然に痰飲の生成を抑える。
黄芩：苦寒。清熱燥湿。消炎・解熱・利尿の作用があり，上記諸薬の除湿祛風鎮痛作用
　　　を助ける。
甘草：甘平。消炎作用を有すとともに，急迫を徐す。諸薬の働きを調和させ薬効を助ける。
生姜：辛温。燥湿とともに裏を温め，胃を健にする。
　以上の諸薬の協同により，患部の浮腫を去り鎮痛鎮痙の効能を現す。

八綱分類

　表寒（熱）虚証

臨床応用

　五十肩（肩関節周囲炎），頸肩腕症候群，上腕神経痛。

類方鑑別

葛根湯：比較的体力のある人の，肩や上腕の痛みのうち，やや急性期で頸・肩および
　　　　肩甲部の筋肉が凝る場合に用いる。(太陽病の表寒・表実)
桂枝加朮附湯：比較的体力が低下した冷え症の人の，全身の筋肉や関節の痛みに用いる。
　　　　(寒湿痺)
大柴胡湯：比較的体力のある人で，肩の凝り，心窩部より季肋部にかけての強い抵抗・
　　　　圧痛が認められ（心下満），便秘傾向もある場合に用いる。(少陽と陽明の
　　　　併病・肝気鬱結と胃熱)

― 263 ―

エキス製剤 EK-180・S-10 番

桂枝芍薬知母湯（金匱要略）
（桂芍知母湯）

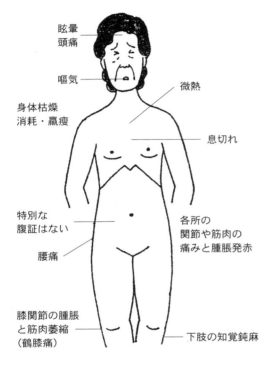

図中のラベル：
- 眩暈／頭痛
- 嘔気
- 身体枯燥／消耗・羸痩
- 特別な腹証はない
- 腰痛
- 膝関節の腫脹と筋肉萎縮（鶴膝痛）
- 微熱
- 息切れ
- 各所の関節や筋肉の痛みと腫脹発赤
- 下肢の知覚鈍麻

方意

　本方は，風湿痺の経過中，気血が虚した結果，陰虚内熱を生じ，時に関節の発赤や熱感も見られる寒熱挟雑の証に対する処方である。

　関節リウマチ・関節炎などで，関節の腫脹・疼痛・変形があり，一方で気血が虚して筋肉が委縮し，鶴の膝のようになった者（鶴膝風）や，下肢の運動や知覚が麻痺した証候を目標に用いる。

　病位は太陽（表）と太陰（脾・肺）。
　脈は沈細濇，あるいは浮弱。
　舌は淡紅色で，舌苔は薄白苔。

診断のポイント

①皮膚枯燥・羸痩・めまい・嘔気
②筋肉痛・関節痛・下肢知覚麻痺
③膝関節の腫脹・変形・筋肉萎縮（鶴膝風）

原典

　諸肢節疼痛シ，身体魁瘰，脚腫レ脱スルガ如ク，頭眩短気シ，温温トシテ吐サント欲スルハ桂枝芍薬知母湯之ヲ主ル。（『金匱要略』中風歴節病篇）

処方

ケイシ（桂枝）……………3.0 g	ビャクジュツ（白朮）……………4.0 g
チモ（知母）……………3.0 g	ショウキョウ（生姜）……………1.0 g
ボウフウ（防風）……………3.0 g	カンゾウ（甘草）……………1.5 g
シャクヤク（芍薬）……………3.0 g	ブシ（附子）……………1.0 g
マオウ（麻黄）……………3.0 g	

13. 利水剤　桂枝芍薬知母湯

構成

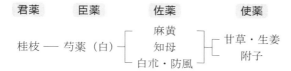

方義

桂枝：辛甘温。経を温め脈を通じ，汗を発し肌を解す。手足の痛風・脇風を治す（通陽・散寒止痛）。桂皮のほうが温経作用と燥性が強いので，桂皮を用いてもよい。
芍薬（白）：酸苦微寒。陰気を収斂し，血脈を和す。（補血収陰・緩急止痛）
知母：苦寒。火を瀉し，水を補い，燥を潤す。生津・滋腎・清虚熱に働く。
麻黄：辛苦温。汗を発し肌を解し，営中の寒邪を去り，衛中の風熱を去る。皮肉不仁を治す。（発汗解肌・利水消腫・祛風湿・散寒）
防風：辛甘微温。風を去り湿に勝つ。「頭痛目眩，脊痛項強シ，周身尽ク痛ム，太陽経症ヲ主ル」（『本草備要』）。祛風解表・祛風湿・止痛
白朮：苦甘温。脾を補い湿を燥す。「汗無キハ能ク汗ヲ発シ，汗有ルハ能ク汗ヲ止ム」（『本草備要』）。（燥湿利水・祛風湿）
生姜：辛温。陽気をめぐらせ寒を祛り，表を発す。痰を開き食を下す。（温中止嘔・解表）
甘草：甘平。消炎作用と諸薬を調和し，急迫を除すように働く。
附子：大辛大熱，有毒。「発散ノ薬ヲ引キテ腠理ヲ開キ，以テ表ニ在ル風寒ヲ逐ウ。温煖ノ薬ヲ引キテ下焦ニ達シ，以テ裏ニ在ル冷湿ヲ祛ル」（『本草備要』）ので，一切の沈寒錮冷の証を治す。また「十二経絡ヲ通行シ，至ラザル所無シ」（同）とあるので，散寒祛風湿・止痛の働きとともに引経薬としても働く。

八綱分類

裏（表）寒虚証

臨床応用

瘦せ型で，慢性の関節疼痛や腫れに筋肉萎縮を伴う諸症：神経痛，関節炎，筋炎，皮膚筋炎，慢性リウマチ。

類方鑑別

桂枝加朮附湯：四肢疼痛があるが，関節の腫脹は少なく，変形はない。悪寒・尿不利がある。（寒湿痺）
防已黄耆湯：膝関節の腫脹・疼痛がある。水太り，自汗，悪風，尿不利，身重などの症状が主である。（気虚の風水）
甘草附子湯：関節の腫脹・疼痛が著明で，筋肉が引き攣って関節が屈伸できない運動障害があり，悪風，尿不利，浮腫がある。（風湿痺）
大防風湯：関節の腫脹・疼痛・変形を来すが，本方よりもっと栄養状態は不良。（気血両虚の風寒湿痺）

— 265 —

エキス製剤 53 番

疎経活血湯（万病回春）
そけいかっけつとう

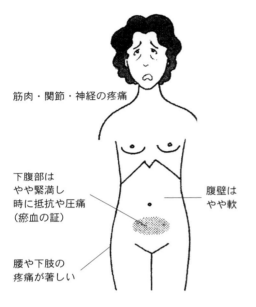

筋肉・関節・神経の疼痛

下腹部はやや緊満し時に抵抗や圧痛（瘀血の証）

腹壁はやや軟

腰や下肢の疼痛が著しい

方意

　血虚の風湿痺を治す。処方名は，経絡中の滞血をめぐらせ風湿を去るという意。瘀血と水滞と風寒を兼ね，筋肉・関節・神経が疼痛を発する場合（特に下半身）に用いる。

　病位は太陰と少陰（脾と腎）にある。

　脈は沈細。

　舌は淡紅。湿潤無苔，あるいは微白苔。

診断のポイント

① 冷え症，筋肉や関節・神経の痛み
② 夜間や朝の起床時に疼痛が増強
③ 下腹部に瘀血の腹証

原典

　遍身痛ミ走リ刺スガ如ク，左足痛ムコト尤モ甚シキヲ治ス。左ハ血ニ属ス。多ク酒色ニ因リテ損傷シ，筋脈虚空，風寒湿ヲ被リ熱内ニ感ズ。熱寒ヲ包ミ則チ痛ミ筋絡ヲ傷ル。是レ以テ昼軽ク夜重シ。宜シク以テ経ヲ疏シ，血ヲ活シ湿ヲ行ラスベシ。此レ白虎歴節風ニハ非ザル也。（『万病回春』巻之五・痛風）

処方

シャクヤク（芍薬）……………2.5 g	ボウイ（防已）……………1.5 g
ジオウ（地黄）……………2.0 g	ボウフウ（防風）……………1.5 g
センキュウ（川芎）……………2.0 g	リュウタン（竜胆）……………1.5 g
ソウジュツ（蒼朮）……………2.0 g	カンゾウ（甘草）……………1.0 g
トウキ（当帰）……………2.0 g	ビャクシ（白芷）……………1.0 g
トウニン（桃仁）……………2.0 g	ショウキョウ（生姜）……………1.0 g
ブクリョウ（茯苓）……………2.0 g	イレイセン（威霊仙）……………1.5 g
ゴシツ（牛膝）……………1.5 g	キョウカツ（羌活）……………1.5 g
チンピ（陳皮）……………1.5 g	

13. 利水剤　　**疎経活血湯**

構成

本方は血虚を治す**四物湯**（p.170）が基本になっており、これに祛風湿薬および利水薬および駆瘀血薬、清熱薬、その他を配合したものである。祛風湿薬が君薬を助けて重要な働きをなすと考えられる。

君薬	臣薬	佐薬	使薬
当帰 —	地黄（熟）—	芍薬（白）・羌活 防風・防已 川芎・威霊仙 茯苓・蒼朮	陳皮・桃仁 牛膝・竜胆 白芷・甘草 生姜

方義

当帰：辛甘温。補血調経，活血，散寒，止痛。
地黄（熟）：甘微温。補血，滋陰。 ┐
芍薬（白）：酸苦微寒。補血斂陰，調経，緩急止痛。 ├ 四物湯
川芎：辛温。活血理気，調経，止痛，祛風湿，散寒。 ┘（血虚を改善）
防風：辛甘微温。「風ヲ去リ湿ニ勝ツノ要薬」（『本草備要』）。祛風湿，止痛。
防已：大辛苦寒。「風水ヲ療スルノ要薬タリ」（『本草備要』）。祛風湿，止痛。
羌活：辛苦温。遊風を捜り，表を発し，湿に勝つ。祛風湿，散寒解表，止痛。 ┐祛風湿
威霊仙：辛温。祛風湿，通絡，止痛の働きが強いので，風湿の疼痛をよく治す。
白芷：辛温。表を発し風湿を散ず。散寒解表，祛風止痛，当帰の働きを助け
　　　強める。祛寒止痛。 ┘
蒼朮：辛甘温。脾を補い湿を燥す。「風寒湿ヲ散ジ
　　　痿ヲ治スルノ要薬」（『本草備要』）。 ├ 利水
茯苓：甘温。脾土を補い水をめぐらせる。利水滲湿。 ┘
桃仁：苦甘平。血を破り燥を潤す。破血化瘀。 ┐
牛膝：苦酸温。肝腎を補う。腰膝骨痛を治す。「能ク諸薬ヲ ├ 駆瘀血
　　　引イテ下行ス」（『本草備要』）。活血通経，引血下行。 ┘
竜胆：大苦大寒。下焦の湿熱を瀉す。骨間の寒熱・寒湿脚気を治す。清熱燥湿。
陳皮：辛苦温。中を調え，膈を快くし，痰を消す。理気，健胃，化痰。 ┐健胃補脾
甘草：甘平。諸薬を調和し，薬効を高め，脾を補う。 ┘
生姜：辛温。温中止嘔する。
　血虚が基礎にあり，これに風寒湿痺および瘀血が加わり気血が経絡をめぐらなくなった病態が本方の証である。

八綱分類

　裏寒虚証

臨床応用

　四肢や軀幹に慢性疼痛を生じる諸症：関節痛，坐骨神経痛，腰痛症，諸筋肉痛，慢性関節リウマチ。

類方鑑別

桂枝茯苓丸：体力中等度の人で，下腹部の抵抗・圧痛は本方証よりもより顕著であるが，腰部・下肢の疼痛は本方証に比して軽度の場合に用いる。（瘀血治療の基本処方）
桂枝加朮附湯：比較的体力の低下した人が，冷え症で関節の腫脹ならびに疼痛あるいは筋肉痛がある場合に用いる。（寒湿痺）
薏苡仁湯：体力中等度以上の人で，やや慢性化した関節の腫脹・疼痛あるいは筋肉痛などがある場合に用いる。（湿痺）
越婢加朮湯：比較的体力のある人で，冷え性でなく実熱証で，口渇・浮腫の傾向があり，四肢関節の腫脹・疼痛は認めるが，下腹部の抵抗・圧痛は伴わない場合に用いる。（風湿挟熱痺）

— 267 —

エキス製剤 97 番

大防風湯 （和剤局方）
だいぼうふうとう

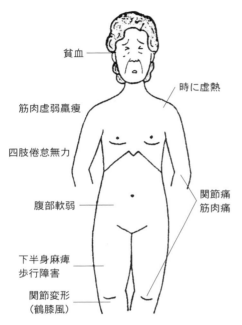

貧血
時に虚熱
筋肉虚弱羸痩
四肢倦怠無力
関節痛
筋肉痛
腹部軟弱
下半身麻痺
歩行障害
関節変形
（鶴膝風）

方意

　慢性に経過して栄養状態が低下し，身体が衰えた人が，下肢が麻痺し，運動障害を起こしたようなときに用いる。慢性関節リウマチや，その他の大病後に起立歩行が十分にできなくなった例などにも応用する。すなわち気血両虚して風湿による痺証を現した者を治療する処方である。処方構成は**十全大補湯**（p.180）を基礎に，風湿を逐う防風・羌活，筋力を強くする杜仲・牛膝，補陽祛寒の附子などが加えられている。

　病位は太陽（表）から三陰（脾・肝・腎）にわたる諸経で，虚証。

　脈は沈細で弱。

　舌は淡紅，微白苔ないし無苔。

診断のポイント

① 虚弱あるいは筋力低下している者
② 四肢倦怠・虚熱
③ 関節は腫脹・変形（鶴膝風）し，疼痛による歩行障害がある

原典

　風ヲ祛リ，気ヲ順ラシ，血脈ヲ活カシ，筋骨ヲ壮ニシ，寒湿ヲ除キ，冷気ヲ逐ウ。マタ痢ヲ患ウノ後脚痛ミ痿弱ニシテ行履スルコト能ワズ，名ヅケテ痢風トイウ。或イハ両膝腫レテ大イニ痛ミ，髀脛枯腊シテ，タダ皮骨ヲ存シ，拘攣踡臥シテ屈伸スルコト能ワザルヲ名ヅケテ鶴膝風トイウ。之ヲ服セバ気血流暢シテ肌肉漸ク生ジ，自然ニ行履シテ故ノ如シ。（『和剤局方』巻之一・諸風）

処方

オウギ（黄耆）……………… 3.0 g	ゴシツ（牛膝）……………… 1.5 g
ジオウ（地黄）……………… 3.0 g	タイソウ（大棗）……………… 1.5 g
シャクヤク（芍薬）……………… 3.0 g	ニンジン（人参）……………… 1.5 g
ビャクジュツ（白朮）……………… 3.0 g	キョウカツ（羌活）……………… 1.5 g
トウキ（当帰）……………… 3.0 g	トチュウ（杜仲）……………… 3.0 g
ボウフウ（防風）……………… 3.0 g	カンキョウ（乾姜）……………… 1.0 g
センキュウ（川芎）……………… 2.0 g	ブシ（附子）……………… 1.0 g
カンゾウ（甘草）……………… 1.5 g	

13. 利水剤　　**大防風湯**

構成

　本方は，**四君子湯**（p.160）と**四物湯**（p.170）の合方である**八珍湯**の加減方とみることができる。合方加減であるので君臣佐使は決定し難い。

方義

黄耆：甘微温。「分肉ヲ温メ腠理ヲ実ス。防風ヲ畏ル」（『本草備要』）。防風とともに用いると邪を滞らせず，風を逐い痺を治す。

人参：甘苦微温。大いに元気を補い津液を生ず。

白朮：苦甘温。補気健脾，燥湿利水，祛風湿。

甘草：甘平。補脾，消炎に働き，諸薬を調和する。

大棗：甘温。補脾益胃。

（四君子湯去茯苓・生姜）

乾姜：大辛大熱。寒邪を逐い表を発す。臓腑の沈寒錮冷を去る。（原典には生姜とある）

地黄（熟）：甘微温。陰血を補う，心と腎を補う，陰を滋養し血を補う。

当帰：辛甘温。血を生じ心と脾に入る。散寒止痛の働きがある。

芍薬（白）：酸苦微寒。陰を収斂させ血を補う。緩急止痛の働きがある。

川芎：辛温。気血をよくめぐらせる血中の気薬。散寒止痛の作用をもつ。

（四物湯）

防風：辛甘微温。祛風解表，祛風湿，止痛。「風ヲ去リ湿ニ勝ツノ要薬タリ」（『本草備要』）。黄耆とともに用いると祛風とともに表を固め虚証の四肢瘀痛を治す。

羌活：辛苦温。表を発し湿に勝つ。風湿相搏つ剛痙・柔痙を治す。散寒解表，祛風湿，止痛に働く。

杜仲：甘微辛温。肝虚を補う，よく筋骨をして相著かしむ。腰膝の酸痛を治す。温補肝腎，強筋骨。

牛膝：苦酸温。肝腎を補う，薬効を足膝に下行させる引経薬として働くとともに「腰膝骨痛，足痿エ筋攣リ陰痿失溺スルヲ治ス」（『本草備要』）。

附子：大辛大熱，有毒。陽を回し，命門の火を補い，風寒湿を逐う。一切の沈寒錮冷の症を治す。補陽，散寒止痛。

　全体として，気血両虚し，肝腎不足（気血両虚）の風寒湿痺に対する処方となっている。

八綱分類

　裏寒虚証

臨床応用

　関節が腫れて痛み，麻痺・強直して屈伸し難い者の次の諸症：腰痛症，下半身麻痺，変形性膝関節症，慢性関節リウマチ，慢性関節炎，痛風。

類方鑑別

桂枝加朮附湯：使用目標は本方と似ているが，慢性化に伴う体力低下・顔色不良・患部症状などが本方証ほど顕著には見られない場合に用いる。（寒湿痺）

桂枝芍薬知母湯：本方証と同様に膝の腫痛・関節変形があるが，気血の虚は本方証より軽く，関節に発赤・熱感・腫脹・変形・疼痛などが見られる。（寒湿痺の熱痛）

— 269 —

メモ

14. 駆瘀血剤

　駆瘀血剤とは，蓄血・瘀血の証の治療に用いられる方剤をいう。

　瘀血も蓄血も，ともに静脈系の鬱血状態あるいは微小循環障害の病態に相当する。

　瘀血は，外傷・炎症・手術侵襲・出産・月経異常・免疫異常・血管系の形態異常・寒冷・熱症・乾燥等種々の原因によって生じ，これがまた新たな原因となってさまざまな病態や症状を引き起こす。

　蓄血とは，古典では傷寒六経の経過中に邪が下焦に伝わり，血と相搏ち，身熱・譫妄・発狂・煩躁・少腹急結・小便自利・脈沈実等の症状を現すものと定義されているが，広義の瘀血の範疇に含まれる証である。

　瘀血・蓄血があると，月経異常・少腹満・下腹部腫塊・血絡・細絡・脈沈渋，あるいは悪血内留による疼痛などさまざまな症状を呈する。

活血駆瘀剤

　桃核承気湯，桂枝茯苓丸。

順気通絡剤

　通導散。

通陽行瘀剤

　治打撲一方。

エキス製剤61番

桃核承気湯（傷寒論）
（とうかくじょうきとう）

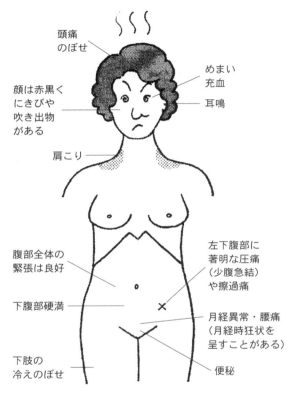

方意

病邪が太陽経を伝って足の太陽経の腑である膀胱に入り，血と熱が結合して，下焦蓄血の証を現すものを治す実証向きの駆瘀血剤である。顔色が赤黒く，のぼせと瘀血症状の強い者に用いる。

月経時などに精神異常や異常な言動を現す婦人は本方の証が多い。

病位は太陽の腑証（膀胱の血分）。

脈は沈実，あるいは濇。

舌は乾燥し，黄苔をみる。

診断のポイント

① 実証の瘀血・月経異常
② 左下腹部の圧痛過敏（少腹急結）
③ のぼせと月経時の精神不安定

原典

太陽病解サズ，熱膀胱ニ結ビ，其ノ人狂ノ如ク，血自ラ下ル，下ル者ハ愈ユ。其ノ外解サザル者ハ尚未ダ攻ムベカラズ，当ニ先ズ其ノ外ヲ解スベシ。外解シ已リテ但ダ少腹急結スル者ハ乃チ之ヲ攻ムベシ，桃核承気湯ガ宜シ。（『傷寒論』太陽病中篇）

処方

トウニン（桃仁）··············5.0g	カンゾウ（甘草）··············1.5g
ケイシ（桂枝）··············4.0g	無水ボウショウ（芒硝）··············2.0g
ダイオウ（大黄）··············3.0g	

構成

| 君薬 | 臣薬 | 佐薬 | 使薬 |

桃仁 ── 桂枝 ┌ 大黄 ┐ 甘草
　　　　　　└ 芒硝 ┘

許宏『金鏡内台方議』に，「桃仁を君，桂枝を臣，調胃承気湯の品を佐使とする」とあるのに拠る。

方義

桃仁：苦甘平。破血化瘀，潤燥。下焦の血結を破り，その急迫を緩和する。

桂枝：辛甘温。営を調え外（表）を解す。下焦の蓄血を温めて散ずる。また，上焦血分の熱を清し神明（心）を安んずる働きも兼ね備えている。

大黄・芒硝：ともに苦寒。積滞を蕩滌し邪熱を下す。┐
甘草：甘平。胃を和し，中を調える。　　　　　　　┴ 調胃承気湯

　本方は，**調胃承気湯**（p.66）に桃仁と桂枝を加えた処方である。下焦に蓄血と血熱があり，上衝して心を侵すので，のぼせや精神錯乱（狂ノ如シ）などを起こす。

八綱分類

　裏熱実証

臨床応用

　比較的体力があり，のぼせて便秘しがちな者の次の諸症：月経不順，月経困難症，月経時や産後の精神不安定，腰痛，便秘，高血圧とその随伴症状（頭痛・めまい・肩こり）。

類方鑑別

桂枝茯苓丸：体力が中等度で，瘀血の症状は本方よりも緩徐で便秘も軽いが多彩で，下腹部の抵抗・圧痛が本方証より軽度の場合に用いる。（標準的な瘀血治療剤）

当帰芍薬散：体質虚弱・冷え性・血色不良で，腹壁は軟弱，下腹部の抵抗・圧痛は桂枝茯苓丸証よりさらに軽度の場合に用いる。（血虚と水毒の証）

大黄牡丹皮湯：体力が充実した人で，精神神経症状は乏しく，右下腹部に激しい自発痛・抵抗・圧痛などの症状があり，強い便秘がある場合に用いる。本方証（桃核承気湯証）は駆瘀血作用が強く，大黄牡丹皮湯証は抗炎症作用が顕著である。

通導散：体力充実した人で，のぼせ・胸苦しさ・腹部膨満感・便秘などがある場合に用いる。実証の瘀血に気滞の証が加わっている。（気滞と瘀血の証）

エキス製剤 25 番

桂枝茯苓丸（金匱要略）
（けいしぶくりょうがん）

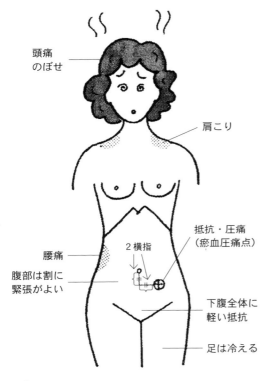

方意

駆瘀血剤の標準的薬方。虚実は錯雑証から実証まで，瘀血に由来する諸症状に広く用いられる。瘀血は婦人に限らず男性にも頻繁に見られるので，本方は男女ともに広く用いられている。

病位は太陽腑証。（下焦の蓄血）
脈は沈で渋，あるいは時に弦。
舌体はやや紫紅色を帯び，舌下静脈や毛細血管の怒脹（血絡・細絡）がある。時に白苔をみる。

皮膚症状や炎症の強い者には，桂枝茯苓丸加薏苡仁（エキス製剤 125 番）を用いる。

診断のポイント

① 冷えのぼせ，月経異常
② 瘀血性の諸症状
③ 少腹鞕満・瘀血の圧痛点（図参照）

原典

婦人宿癥病有リ，経断チテ未ダ三月ニ及バズシテ漏下ヲ得テ止マズ。胎動キテ臍上ニ在ルハ癥痼ノ害為リ。妊娠六月ニシテ動ク者，前三月ニ経水利スル時ハ胎也。

血ヲ下ス者，後ハ断ツモ三月ナルハ衃也。血止マザル所以ハ，其ノ癥去ラザルガ故也，当ニ其ノ癥ヲ下スベシ。桂枝茯苓丸之ヲ主ル。（『金匱要略』婦人妊娠病篇）

処方

ケイシ（桂枝）	3.0 g		ブクリョウ（茯苓）	3.0 g
シャクヤク（芍薬）	3.0 g		ボタンピ（牡丹皮）	3.0 g
トウニン（桃仁）	3.0 g			

註）丸薬にするときは，合わせて粉末にして蜂蜜で固め，1粒約0.5gの丸剤とし，1回分10粒を標準に1日3回服用。煎剤にするときは，各生薬等しく4.0gにして，1日3回に分かち服用する。

14. 駆瘀血剤　　桂枝茯苓丸

構成

君薬　　　臣薬　　　佐薬　　　使薬

桃仁
牡丹皮 ┐├ 桂枝 ── 芍薬（赤）── 茯苓

桃核承気湯（p.272）から，攻下の大黄・芒硝，緩急の甘草を去り，牡丹皮を加えて桃仁・牡丹皮によって駆瘀血作用を強め，さらに茯苓を加えることで利水作用を付加した処方である。

方義

桃仁：苦甘平。破血潤燥。頑固な瘀血を
　　　除去する第一の生薬である。

牡丹皮：辛苦微寒。清熱涼血と活血化瘀。
　　　　血熱と瘀血のある者に用いる。

桃仁＋牡丹皮は協力して瘀血を除き，腫を去り痛みを止める働きが強まる。

桂枝：辛甘温。温陽通脈。気をめぐらせ血行を改善する。桂枝は桂皮を用いることが多い。駆瘀血の桃仁や牡丹皮とともに用いると血の阻滞を去り痛みを止める。「気（桂）ハ血（桃仁・牡丹皮）ヲ統ル」

芍薬（赤）：酸寒。血脈を通じ悪血を散ず。白芍薬は補で陰を収斂，赤芍薬は瀉で瘀血を去る働きがある。本方では赤芍薬を用いるほうが方意に適う。

茯苓：甘淡平。脾を補い水をめぐらせる。補脾・利水作用。瘀血によって生じた水滞を吸収し，尿に出す。

　全体として，全身各所の瘀血による鬱血を去り（活血化瘀・通経消痂），あわせてそれに随伴して起こる気や水の停滞も改善する。

八綱分類

　裏熱実証

臨床応用

　体格はしっかりしていて赤ら顔が多く，腹部は大体充実し，下腹部に抵抗のある者の次の諸症：子宮ならびにその付属器の炎症，子宮内膜炎，子宮筋腫，月経不順，月経困難症，帯下，更年期障害（頭痛・めまい・のぼせ・肩こり等），冷え症，腹膜炎，打撲傷，痔疾，睾丸炎，動脈硬化症による血行障害など。

類方鑑別

桃核承気湯：本方証より一層体力が充実した人で，瘀血と血熱の症状が激しく，のぼせや種々の精神神経症状・便秘腹満があり，左下腹部に抵抗・圧痛が著明，すなわち少腹急結の腹証が特徴的である。（下焦の蓄血）

大黄牡丹皮湯：体力が充実した人で，便秘があって，右下腹部に自発痛・抵抗・圧痛を伴う場合に用いる。炎症を伴う瘀血証に適している。（実証の腸癰）

当帰芍薬散：比較的体力虚弱な人で，顔色が優れず，冷え症や腹痛・月経不順の傾向があり，下腹部に軽度の抵抗と圧痛を認める場合に用いる。（血虚＋痰飲証）

加味逍遙散：季肋部および下腹部に軽度の抵抗・圧痛を認め，心気症的な傾向があり，苛立ち・不眠などの精神神経症状を訴える場合に用いる。（気血両虚の肝鬱化火）

エキス製剤105番

通導散（万病回春）
（つうどうさん）

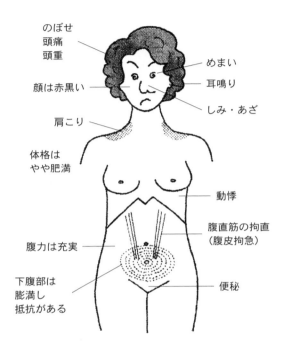

方意

古方の代表的な駆瘀血剤である**桃核承気湯**（p.272）に匹敵する，後世方で最も実証用の駆瘀血剤である。瘀血の証候に気滞の証候（胸苦しさ・腹満・便秘）を伴う。

病位は陽明（胃・大腸）で腑実の証。

脈は沈渋，あるいは弦。

舌体は暗紅色か紫色を帯び，白苔を伴うこともある。

診断のポイント

① 実証・のぼせ症状
② 腹力充実・下腹部膨満・便秘
③ 瘀血症状＋気滞症状

原典

跌撲傷損極メテ重ク，大小便通ゼズ，乃チ瘀血散ゼズ，肚腹膨脹シ，上リテ心腹ヲ攻メ，悶乱シテ死ニ至ル者ヲ治ス。先ズ此ノ薬ヲ服シテ死血，瘀血ヲ打チ下シ，然ル後マサニ補損ノ薬ヲ服スベシ。酒ヲ用ウベカラズ。飲メバ愈通ゼズ。亦夕人ノ虚実ヲ量リテ用ウ。（『万病回春』巻之八・折傷）

処方

キコク（枳殻）……………3.0g	コウボク（厚朴）……………2.0g
ダイオウ（大黄）……………3.0g	チンピ（陳皮）………………2.0g
トウキ（当帰）………………3.0g	モクツウ（木通）……………2.0g
カンゾウ（甘草）……………2.0g	ソボク（蘇木）………………2.0g
コウカ（紅花）………………2.0g	無水ボウショウ（芒硝）……1.8g

14. 駆瘀血剤　　**通導散**

構成

君薬	臣薬	佐薬	使薬

当帰 ┐　┌ 枳殻 ┐
紅花 │　│ 厚朴 ├─ 大黄 ┐　┌ 木通
蘇木 ┘　└ 陳皮 ┘　　芒硝 ├─┤ 甘草

方義

当帰：甘辛温。補血，和血，調経，止痛。血中の気薬で，調整的に働く。
紅花：辛苦甘温。活血通経。少量用いれば養血，大量に用いると行血の
　　　働きがある。　　　　　　　　　　　　　　　　　　　　}─ 駆瘀血薬
蘇木：甘鹹辛平。活血化瘀，止痛消腫。微小循環を改善する。腫脹・疼痛
　　　の主薬で，外傷性瘀血によく用いられる。
枳殻：苦酸微寒。気と痰をめぐらせる（理気化痰）。
　　　胃を開き脾を健にする。上腹部の痞えを去る。
厚朴：辛苦温。実満を瀉し，痰を消す。胃腸の蠕動を
　　　調整し消化管内の水分の吸収を助ける。　　　　　}─ 理気薬
陳皮：辛苦温。理気，化湿，化痰，止嘔。胃の働きを
　　　調え，食欲を増し，水分吸収を助ける。
大黄・芒硝：大黄は苦寒，芒硝は苦鹹寒。この2味は相須の働きで，芒硝で潤燥し，大
　　　黄で湿熱を排泄し，瀉下効果を高める。（瀉下泄熱）
木通：苦寒。水をめぐらせ火を瀉す。諸々の湿熱を小便より出させる。（利水作用）
甘草：甘平。諸薬を調和し，薬力を増強させ，副作用を防止する。（健胃補脾）
　以上のように駆瘀血・理気・瀉下・利水の薬味が配合されて，互いに協力的に働く。

八綱分類

　裏熱実証

臨床応用

　比較的体力があり，下腹部に圧痛があって便秘しがちな者の次の諸症：月経不順，
月経痛，更年期障害，腰痛，便秘，肥満症，打ち身（打撲），気鬱症，高血圧の随伴
症状（頭痛・めまい・肩こり）。

類方鑑別

桃核承気湯：体力が充実した人で，下腹部の抵抗・圧痛（少腹急結）を認め，狂躁的な
　　　　　　精神神経症状を伴うような場合に用いる。（下焦蓄血の証）
大黄牡丹皮湯：比較的体力の充実した人で，下腹部は緊張し，特にその一部に自発痛・
　　　　　　抵抗・圧痛などの激しい症状はあるが，精神神経症状はあまり認めら
　　　　　　れないような場合に用いる。（実証の腸癰）
桂枝茯苓丸：体力中等度の人で，諸症状が上記2剤より穏和で，便秘がなく，下腹部の
　　　　　　抵抗・圧痛も比較的軽度の場合に用いる。（虚実錯雑の標準的な駆瘀血剤）
防風通聖散：体力が充実している，いわゆる卒中体質者で，肥満し，便秘があり，腹証
　　　　　　も臍を中心に膨満かつ充実している場合に用いる。（食毒，臓毒証）。本方
　　　　　　（通導散）と防風通聖散とは合方されることもある。この両処方は一貫堂
　　　　　　医学では標準的な成人向けの体質改善剤としてよく用いられる処方である。

エキス製剤 89 番

治打撲一方（香川修庵経験方）

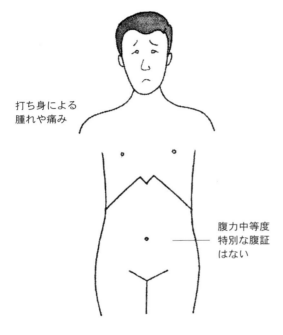

打ち身による腫れや痛み

腹力中等度 特別な腹証はない

方意

骨折や打撲による腫脹・疼痛に用いられる方剤で，駆瘀血剤の範疇に入る。

表在の外傷性瘀血で，病位は三陽経脈。（太陽・陽明・少陽）

虚実は錯雑している。

脈は沈渋。時に弦。

舌は乾湿中間，時に紫色を帯び微白苔。

診断のポイント

① 打撲による腫れや痛み
② 脈証や腹証はあまり考慮しなくてよい
③ 表在の証で，臓腑にまでは及んでいない

主治

此ノ方ハ能ク打撲，筋骨疼痛ヲ治ス。川骨ハ血分ヲ和ス。樸樕ハ骨疼ヲ去ル。故ニ二味ヲ以テ主薬トス。本邦血分ノ薬多ク川骨ヲ主人トスル者亦タ此ノ意也。日ヲ経テ愈エザル者附子ヲ加ウルハ，此ノ品能ク温経スルガ故也。（浅田宗伯『勿誤薬室方函口訣』）

註）本方は香川修庵によってまとめられたが，それ以前より，古くは戦国時代から金創医の間では打ち身の経験方として伝えられていたものらしく，原典とするような明らかな書籍は見出せない。

処方

ケイシ（桂枝）・・・・・・・・・・・・・・・・ 3.0 g	ダイオウ（大黄）・・・・・・・・・・・・・・ 1.0 g
センキュウ（川芎）・・・・・・・・・・・・ 3.0 g	チョウジ（丁子）・・・・・・・・・・・・・・ 1.0 g
センコツ（川骨）・・・・・・・・・・・・・・ 3.0 g	ボクソク（樸樕）・・・・・・・・・・・・・・ 3.0 g
カンゾウ（甘草）・・・・・・・・・・・・・・ 1.5 g	

14. 駆瘀血剤　　治打撲一方

構成

君薬　　臣薬　　　佐薬　　　　使薬

川骨 ┐　　　　┌ 桂皮 ┐┌ 大黄
　　 ├ 川芎 ┤　　　 ├┤
樸樕 ┘　　　　└ 丁子（丁香）┘└ 甘草

方義

川骨：中国では生薬として用いないので性味は不明。スイレン科の多年草コウホネ（カ
　　　ワホネ）の根茎。本邦では「破血止血の要薬」とされ，利水・活血・強壮の効
　　　能があるので，内出血吸収・組織修復作用があるとして，打撲・捻挫に用いる。
樸樕：苦平。本邦では「悪瘡の薬」として用いられてきた。鎮痛・解毒・消炎・収斂・
　　　止血作用が認められている。本邦ではクヌギの樹皮を指す。中国では同じ名の
　　　樸樕はカシワの樹皮を指し，クヌギの樹皮は橡木皮というが，生薬としては用い
　　　ない。
川芎：辛温。血中の気薬。瘀を散じ，経を調え，痛みを止める。活血理気の作用と消炎
　　　作用を有す。（活血行気・祛風止痛薬）
桂皮：甘辛大熱。散寒止痛，血行促進作用。「血脈ヲ疏通シ，営衛ノ風寒ヲ去ル」（『本草
　　　備要』）
丁子（丁香）：辛温。裏を温め，小血管を拡張し，血行を促進する作用がある。
大黄：大苦大寒。血分の実熱を瀉し有形の積滞を下す。組織の分解物・老排物を瀉下・
　　　排泄する。（瀉熱通腸・清熱瀉火・行瘀破積・清化湿熱）
甘草：甘平。抗炎症作用を有すとともに，諸薬を調和し薬力を高め，副作用を防止する。
　　　打ち身・捻挫のひどい腫れや痛みには，経験的に本方と**桂枝茯苓丸**（p.274）との併用
がよく行われる。

八綱分類

　　裏熱（寒）虚証

臨床応用

　　打撲，捻挫，骨折，挫傷。

類方鑑別

桃核承気湯：体力のある人の打撲で，皮下出血・便秘傾向があり，のぼせ・頭痛，また
　　　　　　精神神経症状とともに下腹部に抵抗・圧痛が顕著に認められる場合に
　　　　　　用いる。（下焦蓄血，少腹急結）
通導散：桃核承気湯証と同様に体力のある人の打撲で，皮下出血・便秘傾向があり，
　　　　心窩部の苦満感・圧痛などを伴う場合に周いる。（瘀血＋気滞）
桂枝茯苓丸：体力中等度の人で，打撲は比較的軽度で，下腹部の抵抗・圧痛が認められ
　　　　　　る場合に用いる。本方と併用すると多く良効を得る。（標準的駆瘀血剤）

— 279 —

構 成 生 薬 一 覧 表（五十音順）

基　　原	性　味	帰　経	薬 理 作 用	薬　　能

●アキョウ（阿膠）

基　　原	性　味	帰　経	薬 理 作 用	薬　　能
ウマ科（Equidae）のロバEquus asinus L.の毛を去った皮、骨、けん又はじん帯を水で加熱抽出し、脂肪を去り濃縮乾燥したもの。	甘・平	肺・肝・腎	血液凝固線溶系に及ぼす作用赤血球、ヘモグロビンの増加作用	補血、滋陰潤燥、止血

●日局　イレイセン（威霊仙）

基　　原	性　味	帰　経	薬 理 作 用	薬　　能
キンポウゲ科（Ranunculaceae）のサキシマボタンヅルClematis chinensis OsBECKまたはClematis hexapetale Pallsの根および根茎	辛・温	膀胱	血糖降下作用血圧降下作用	祛風湿、通経、止痛

●日局　インチンコウ（茵蔯蒿）

基　　原	性　味	帰　経	薬 理 作 用	薬　　能
キク科（Compositae）のカワラヨモギArtemisia capillaris THUNB.の頭花	苦・微寒	脾・胃・肝・胆	利胆作用肝障害改善作用抗炎症作用抗菌作用	情熱化湿、退黄、疏肝

●日局　ウイキョウ（茴香）

基　　原	性　味	帰　経	薬 理 作 用	薬　　能
セリ科（Umbelliferae）のウイキョウFoeniculum vulgare MILL.の果実	辛・温	肝・腎・脾・胃	消化機能亢進作用	散寒止痛、理気和胃

●日局　エンゴサク（延胡索）

基　　原	性　味	帰　経	薬 理 作 用	薬　　能
ケシ科（Papaveraceae）Corydalis turtschaninovii Besser forma yanhusuo Y.H.Chou et C.C.Hsuの塊茎	辛・苦・温	肝・脾	鎮静・鎮痛作用鎮痙作用抗消化性潰瘍作用	活血、理気、止痛

●日局　オウギ（黄耆）

基　　原	性　味	帰　経	薬 理 作 用	薬　　能
マメ科（Leguminosae）のキバナオウギAstragalus membranaceus Bung.又はAstragalus mongholicus Bungの根	.甘・微温	脾・肺	血圧降下作用	末梢血管拡張作用 （編集部追記）補気昇陽、固表止汗、利水消腫、托瘡生肌

●日局　オウゴン（黄芩）

基　　原	性　味	帰　経	薬 理 作 用	薬　　能
シソ科（Labiatae）のコガネバナScutellaria baicalensis GEORGIの周皮を除いた根	苦・寒	大腸・小腸	利胆作用緩下作用肝障害予防作用解毒作用利尿作用抗炎症作用抗アレルギー作用抗動脈硬化作用血圧降下作用鎮痙作用プロスタグランジィン生合成阻害作用	情熱燥湿、瀉火解毒、涼血止血、安胎

— 280 —

基　　　原	性味	帰経	薬理作用	薬　　　能

●日局　オウバク（黄柏）

基　　　原	性味	帰経	薬理作用	薬　　　能
ミカン科（Rutaceae）の キハダPhellodendron am- urense RUPR.または P. chinese Schneiderの周皮 を除いた樹皮	苦・寒	腎・胆・膀胱・ 大腸	中枢抑制作用 痙攣作用 健胃作用・抗消化性潰瘍作用 抗菌作用 止瀉作用 血圧降下作用 抗炎症作用 環状ヌクレオチドに対する作用	清熱燥湿、瀉火解毒、涼血止血、 清虚熱

●日局　オウレン（黄連）

基　　　原	性味	帰経	薬理作用	薬　　　能
セリ科 Coptis japonica Makino,Coptis chinensis Franchet,Coptis deltoide- a C.Y.Cheng et Hsiao 又は Coptis teeta Wallic- h（Ranunculaceae）の根 をほとんど除いた根茎.	苦・寒	心・肝・胆・ 胃・大腸	鎮静作用 鎮痙作用 健胃作用 止瀉作用 抗菌作用 抗消化性潰瘍作用 血圧降下作用 動脈硬化予防作用 抗炎症作用 免疫賦活作用	情熱、燥湿、瀉火解毒、涼血止血

●日局　オンジ（遠志）

基　　　原	性味	帰経	薬理作用	薬　　　能
ヒメハギ科（Polygalace- ae）のイトヒメハギPoly- gala tenuifolia WILLD. の根	苦・辛・温	肺・心・腎	抗消化性潰瘍作用 去痰作用 環状ヌクレオチドに対する作用 インターフェロン誘起作用	安神、祛痰、消癰

●日局　ガイヨウ（艾葉）

基　　　原	性味	帰経	薬理作用	薬　　　能
キク科（Compositae）の ヨモギArtemisia princep- s PAMP.またはヤマヨモ ギA.montana PAMP.の 葉および枝先	苦・辛・温	肝・脾・腎	血液凝固抑制作用 インターフェロン誘起作用 補体活性化作用	温経止血、散寒止痛、安胎

●日局　カシュウ（何首烏）

基　　　原	性味	帰経	薬理作用	薬　　　能
タデ科（Polygonaceae） のツルドクダミPolygon- um multiflorum THUN B.の塊根でしばしば輪切 りにされる。	苦・辛・渋・ 微温	肝・腎	抗高脂血症作用 肝障害抑制作用	補肝腎、益精補血、潤腸通便、解 毒

●日局　カッコン（葛根）

基　　　原	性味	帰経	薬理作用	薬　　　能
マメ科（Leguminosae） のクズPueraria lobata OHWIの周皮を除いた根	甘、辛、涼	脾・胃	鎮痙作用 解熱作用 消化管運動亢進作用 循環器系に及ぼす作用	解表、透疹、生津止渇、昇陽止瀉

●カッセキ（滑石）

基　　　原	性味	帰経	薬理作用	薬　　　能
天然の含水ケイ酸アルミ ニウムおよび二酸化ケイ 素からなる	甘・寒	胃・膀胱	未詳	利水滲湿、情熱、解暑、通淋、止 瀉

基　　原	性味	帰経	薬　理　作　用	薬　　能

●日局　カロコン（栝楼根）

基　　原	性味	帰経	薬　理　作　用	薬　　能
ウリ科 Trichosanthes kirilowii Maximowicz, キカラスウリTrichosanthes kirilowii Maximowicz var. japonicum Kitamura 又はオオカラスウリ Trichosanthes bracteata Voigt （Cucurbitaceae）の皮層を除いた根.	甘・微苦・酸・寒	肺・胃	抗消化性潰瘍作用 インターフェロン誘起作用	清熱生津、排膿昇腫

●カロニン（括楼仁）

基　　原	性味	帰経	薬　理　作　用	薬　　能
ウリ科 Trichosanthes kirilowii Maximowicz, キカラスウリ Trichosanthes kirilowii Maximowicz var.japonica Kitamumura (Trichosanthes japonica Regel) 又はオオカラスウリ Trichosanthes bracteata Voigt (Cucurbitaceae)の種子.	甘・寒	肺・胃・大腸	免疫賦活作用	清熱化痰、潤肺、寛胸理気、散結消癰、潤腸通便

●日局　カンキョウ（乾姜）

基　　原	性味	帰経	薬　理　作　用	薬　　能
ショウガ科 (Zingiberaceae) のショウガ Zingiber officinale ROSC.の根茎を湯通し又は蒸したもの.	大辛・大熱	心・肺・脾・胃・腎	中枢抑制作用 解熱作用 鎮痛作用 抗痙攣作用 鎮咳作用 鎮吐作用 鎮痙作用 唾液分泌亢進作用 抗消化性潰瘍作用 腸管内輸送促進作用 抗炎症作用 プロスタグランディン生合成阻害作用	補陽散寒、回陽救逆、温肺化痰

●日局　カンゾウ（生甘草）

基　　原	性味	帰経	薬　理　作　用	薬　　能
マメ科 Glycyrrhiza uralensis Fisher, 又は Glycyrrhiza glabra Linneの根及びストロンで,ときには周皮を除いたもの（皮去りカンゾウ）	甘・涼	十二経	鎮静・鎮痙作用 鎮咳作用 抗消化性潰瘍作用 胆汁排泄促進作用 慢性肝炎にたいする作用 抗炎症作用 抗アレルギー作用 環状ヌクレオチドに対する作用 ステロイドホルモン様作用 線溶活性亢進作用 抗変異原作用	清熱解毒、利咽止痛

●日局　キキョウ（桔梗）

基　　原	性味	帰経	薬　理　作　用	薬　　能
キキョウ科 Platycodon grandiflorum A.Da Candolle (Campanulaceae)の根.	苦・辛・平（微温）	肺	鎮痛・鎮静作用 解熱作用 鎮咳・去痰作用 末梢血管拡張作用 血糖降下作用	宣肺祛痰、止咳、利咽、排膿、提気

基　　原	性　味	帰　経	薬　理　作　用	薬　　能
			抗潰瘍作用 抗炎症作用 環状ヌクレオチドに対する作用	

●日局 キジツ（枳実）

基　　原	性　味	帰　経	薬　理　作　用	薬　　能
ミカン科のダイダイ Citr-us aurantium Linne var. daidai Makino,Citrus a-urantium Linne 又はナツミカンCitrus natsudai-dai Hayata (Rutaceae) の未熟果実をそのまま又はそれを半分横切したものである.	苦・酸 微寒	脾・胃・大腸	平滑筋弛緩作用 抗アレルギー作用	破気消積、化痰除痞、排膿

●日局　キクカ（菊花）

基　　原	性　味	帰　経	薬　理　作　用	薬　　能
キク科のキク Chrysanth-emum morifolium Ram-atulle 又はシマカンギク Chrysanthemum indicum Linne (Compositae) の頭花である.	甘・酸 微寒	脾・胃・大腸	未詳	疏散風熱、明目、清熱解毒、平肝潜陽、熄風

●日局　キョウカツ（羌活・唐羌活）

基　　原	性　味	帰　経	薬　理　作　用	薬　　能
セリ科（Umbelliferae）の Notopterygium incisun Ting ex.H.T.Chang又はN.forbesi Boiss の根茎および根	辛・苦・温	膀胱・肝・腎	インターフェロン誘起作用	散寒解表、祛風湿、止痛

●日局　キョウニン（杏仁）

基　　原	性　味	帰　経	薬　理　作　用	薬　　能
バラ科（Rosaceae）のホンアンズPrunus armenia-ca L.,アンズP.armeniac-a L.var.ansu Maxim. の種子	辛・苦・甘 温・（小毒有）	肺・大腸	ホルモン様作用	止咳平喘、化痰、潤腸通便

●日局　クジン（苦参）

基　　原	性　味	帰　経	薬　理　作　用	薬　　能
マメ科（Leguminosae）のクララSophora flavescen-s Air.の根でしばしば周皮を除いたもの	苦・寒	心・肝・小腸・大腸・胃	血圧降下作用 抗消化性潰瘍作用 肝障害抑制作用	清熱燥湿、祛風殺虫

●日局　ケイガイ（荊芥）

基　　原	性　味	帰　経	薬　理　作　用	薬　　能
シソ科（Labiatae）のケイガイSchizonepeta tenui-folia BRIQ.の花穂	辛・苦・温	肺・肝	鎮痛作用 抗炎症作用 環状ヌクレオチドに対する作用	祛風解毒、止痒、止血、消瘡、止血量

基　　原	性味	帰経	薬　理　作　用	薬　　能

●日局　ケイヒ（桂皮）

| クスノキ科（Lauraceæ）の Cinnamomum cassia BL.の樹皮又は周皮の一部を除いたもの. | 甘・辛・大熱 | 肝・腎・脾 | 解熱作用
鎮静・鎮痙作用
末梢血管拡張作用
抗血栓作用
抗炎症・抗アレルギー作用
抗菌作用
脂肪分解阻害作用
利尿作用 | 温中補陽、散寒止痛 |

●ケイシ（桂枝）

| 同上の枝尖. | 辛・甘・温 | 心・肺・膀胱 | | 辛温解表、通陽、散寒止痛 |

●コウイ　（膠飴）粉末飴

| イネ科（Gramineae）の粳米、小麦などの種子を粉末にし、麦芽を加えて糖化させた飴. | 甘・温 | 脾・胃・肺 | 未詳 | 補中緩痛、潤肺止咳 |

●日局　コウカ（紅花）

| キク科（Compositae）のベニバナCarthamus tinctorius L.の管状花をそのまま、または黄色色素の大部分を除き圧搾して板状にしたもの | 辛・苦・甘・温 | 心・肝 | 血圧降下作用
免疫賦活作用
抗炎症作用 | 活血化瘀、通経、止痛、生血 |

●日局　コウブシ　（香附子）

| カヤツリグサ科（Cyperaceae）のハマスゲCyperus rotundus L.の細根などを除いた根茎. | 辛・微苦・微甘・平 | 肝・三焦 | プロスタグランジン生合成阻害作用 | 疏肝解鬱、理気止痛、調経 |

●コウベイ（粳米）

| イネ科（Gramineae）のイネOryza sativa L.の穀粒籾を去った玄米 | 甘・平（涼） | 脾・肺・胃 | 未詳 | 養胃健脾 |

●日局　コウボク　（厚朴）

| モクレン科（Magnoliaceae）のホウノキMagnolia obovata THUNB., M.officinalis REHD.et WIL.又はM、officinalis R.et W. var biloba R.et W.の樹皮 | 苦・辛・温 | 脾・胃・肺・大腸 | 筋弛緩・抗痙攣作用
鎮静作用
抗消化性潰瘍作用
抗炎症・抗アレルギー作用
抗菌作用 | 理気燥湿、寛中除満、平喘 |

●日局　ゴシツ（牛膝）

| ヒユ科（Amaranthaceae）のヒナタイノコズチAchyranthes fauriei LEV.et VANTまたはA.bidentata BL.の根 | 苦・酸・温 | 肝・腎 | 抗アレルギー作用 | 活血通経、祛風湿、引血下行、利水 |

基　原	性　味	帰　経	薬　理　作　用	薬　能

●日局　ゴシュユ（呉茱萸）

基　原	性　味	帰　経	薬　理　作　用	薬　能
ミカン科（Rutaceae）の ゴシュユEvodia rutaeca-rapa BENTH,E. officin alis DODE又はE.bodinie-ri Dodeの果実	辛・苦・大熱（小毒有）	肝・腎・脾胃	鎮痛作用 インターフェロン誘起作用	散寒止痛、下気止嘔、疏肝下気、止瀉

●日局　ゴボウシ（牛蒡子）

基　原	性　味	帰　経	薬　理　作　用	薬　能
キク科（Compositae）の ゴボウ Arctiumlappa L. の果実	辛・苦寒（平）	肺・胃	子宮筋収縮作用	疏散風熱、清利咽喉、祛痰止咳、情熱解毒、透疹

●ゴマ（胡麻）

基　原	性　味	帰　経	薬　理　作　用	薬　能
ゴマ科（Pedaliaceae）の ゴマ Sesamum indicum L. の種子	甘・平	肺・脾・肝腎	未詳	滋補肝腎、潤腸通便

●日局　ゴミシ（五味子）

基　原	性　味	帰　経	薬　理　作　用	薬　能
マツブサ科（Schisandra-ceae）のチョウセンゴミシ Schisandra chinensis BAILLの果実	酸・温	肺・心・腎	鎮静・鎮痙作用 鎮咳作用 鎮痛作用 抗胃潰瘍作用 肝障害改善作用	肺止咳、平喘、固表止汗、生津止渇、

●日局　サイコ（柴胡）

基　原	性　味	帰　経	薬　理　作　用	薬　能
セリ科（Umbelliferae）のミシマサイコ Bupleurum falcatum L.の根	苦・微寒	心包・肝・三焦・胆	中枢抑制作用 平滑筋弛緩作用 抗消化性潰瘍作用 肝障害改善作用 抗炎症作用 抗アレルギー作用 環状ヌクレオチドに対する作用 ステロイド様作用 ステロイド剤副作用防止作用 脂質代謝改善作用 抗ストレス作用 インターフェロン誘起作用	疏肝解鬱、理気、清熱透表、昇発清陽

●日局　サイシン（細辛）

基　原	性　味	帰　経	薬　理　作　用	薬　能
ウマノスズクサ科（Aris-tolochiaceae）のウスバサイシンAsiasarum siebold-i F.MAEKAWAまたはケイリンサイシンAsiasarum heterotropoidesF.Mawka-wa var.mandshuricum F. MAEKAWAの根および根茎	辛・温	心・肺・肝腎	解熱・鎮痛作用 抗アレルギー作用 環状ヌクレオチドに対する作用	散寒解表、祛風止痛、温肺化飲、止咳

●サンザシ（山楂子）

基　原	性　味	帰　経	薬　理　作　用	薬　能
サンザシ Crataegus cuneata Siebold et Zuccarini の偽果(1)、	酸・甘微温	脾・胃・肝	アルコール代謝促進作用 降圧作用	消食導滞、破気、活血化瘀、止瀉

基　原	性　味	帰　経	薬　理　作　用	薬　能
又は オオミサンザシ Crataeg-us pinnatifida Bunge ve-r. major N.E. Brown (R-osaceae) の偽果(2) をそのまま又は横切したもの			PG合成阻害作用 強心作用	

●日局　サンシシ（山梔子）

基　原	性　味	帰　経	薬　理　作　用	薬　能
アカネ科（Rubiaceae）のクチナシGardenia jas-minoides Ellisの果実	苦・寒	心・肝・肺・胃	鎮痛作用 瀉下作用 胃液分泌抑制作用 利胆作用	清熱瀉火、涼血止血、燥湿解毒、

●日局　サンシュユ（山茱萸）

基　原	性　味	帰　経	薬　理　作　用	薬　能
ミズキ科（Cornaceae）のサンシュユCornuso offic-inalis SIEB.et ZUCC.の偽果の果肉.	酸・渋微温	肝・腎	抗糖尿病作用 抗アレルギー作用 免疫賦活作用	補益肝腎、固精、止汗、固経止血

●日局　サンショウ（山椒）

基　原	性　味	帰　経	薬　理　作　用	薬　能
ミカン科（Rutaceae）のサンショウ Zanthoxylu-m piperitum DC Candolle の成熟可交で、果皮から分離した種子をできるだけ除いたもの.	辛・大熱	脾・胃・肺・腎	環状ヌクレオチドに対する作用 抗腫瘍活性	散寒止痛、燥湿、殺虫

●日局　サンソウニン（酸棗仁）

基　原	性　味	帰　経	薬　理　作　用	薬　能
クロウメモドキ科（Rha-mnaceae）のサネブトナツメ Ziziphus jujuba Mi-ller Var.Spinsa(Bunge)H-u exH.F.chovの種子.	甘・酸・平	心・脾・肝・胆	中枢抑制作用 抗ストレス作用	補血、滋陰、安神、止汗

●日局　サンヤク（山薬）

基　原	性　味	帰　経	薬　理　作　用	薬　能
ヤマノイモ科（Dioscore aceae)のヤマノイモ Dios-corea japonica THUNB.またはナガイモDioscorea batatas Decneの周皮を除いた根茎（担根体）	甘・平	脾・肺・腎	男性ホルモン増強作用	健脾、扶脾、補腎益精、補肺、固精、止瀉、止帯

●日局　ジオウ（地黄）

基　原	性　味	帰　経	薬　理　作　用	薬　能
ゴマノハグサ科（Scroph-ulariaceae) のアカヤジオウ Rehmannia glutinosa LIB.,var.purpurea MAK.,または R.glutinsa LIB. の根をそのまま乾燥（乾地黄）または蒸したもの（熟地黄）	乾地黄 甘・苦・寒	心・肝・腎・小腸	血糖降下作用 血液凝固抑制作用 利尿作用 緩下作用	清熱滋陰、涼血、潤腸便通
	熟地黄 甘・微温	心・肝・腎		補血、滋陰、潤腸便通

基　　原	性　味	帰　経	薬　理　作　用	薬　　能

●日局　ジコッピ（地骨皮）

基　　原	性　味	帰　経	薬　理　作　用	薬　　能
ナス科（Solanaceae）の クコLycium chinense MI-LL.の根皮	甘・淡・寒	肺・腎	未詳	清虚熱、清熱涼血

●日局　シコン（紫根）

基　　原	性　味	帰　経	薬　理　作　用	薬　　能
ムラサキ科（Boraginaceae）のムラサキLithospermum erythrorhizon SIEB. et ZUCC.の根（硬紫根）	甘・寒	心・肝	抗炎症作用 プロスタグランディン生合成阻害作用 抗菌作用 抗腫瘍作用 補体活性化作用 インターフェロン誘起作用	清熱涼血、解毒、透疹、通便

●日局　シツリシ（蒺藜子）

基　　原	性　味	帰　経	薬　理　作　用	薬　　能
ハマビシ科（Zygophyllaceae）のハマビシTribulus terrestris L.の果実	辛・苦 微温	肝・肺	鎮痙作用	平肝熄風、疏肝解鬱、祛風明目

●シャカンゾウ（炙甘草）

基　　原	性　味	帰　経	薬　理　作　用	薬　　能
マメ科（Leguminosae）のGlycyrrhiza glabra L. G．uralensis FIFまたはその他同属植物の根およびストロンでときには周皮を除いたもの（皮去リカンゾウ）を炙ったもの	甘・平 （微温）	十二経	甘草の項参照	補中益気、生津、緩急止痛、調和薬性、

●日局　シャクヤク　（芍薬）

基　　原	性　味	帰　経	薬　理　作　用	薬　　能
ボタン科（Paeoniaceae）のシャクヤクPaeonia lactiflora PALL.の根（P. veitchii LYN P. obata.MAXIMの根）	白芍 酸・苦 微寒	肝・脾	鎮静・鎮痙・鎮痛作用 末梢血管拡張作用 抗炎症作用 抗アレルギー作用 免疫賦活作用 胃腸運動促進作用 抗胃潰瘍作用 抗菌作用 BUN低下作用	補血斂陰、調経緩急止痛、柔肝、平肝、
	赤芍 酸(苦)・寒	肝		清熱涼血、活血散瘀、止痛、清肝明目

●日局　シャゼンシ（車前子）

基　　原	性　味	帰　経	薬　理　作　用	薬　　能
オオバコ科（Plantaginaceae）のオオバコPlantago asiatica L. の種子	甘・寒	肝・腎・小腸・肺	インターフェロン誘起作用	清熱利水、通淋、消腫、止瀉、止帯、

●日局　シュクシャ　（縮砂）

基　　原	性　味	帰　経	薬　理　作　用	薬　　能
ショウガ科（Zingiberaceae）のAmomum xanthioides WALL.の種子の塊	辛・温	脾・胃・腎	プロスタグランディン生合成阻害作用	理気止痛、温胃止嘔、化湿止瀉、醒脾、安胎

基　原	性　味	帰　経	薬　理　作　用	薬　能

●日局　ショウキョウ（生姜）乾生姜

基　原	性　味	帰　経	薬　理　作　用	薬　能
ショウガ科（Zingiberaceae）のショウガ Zingiber officinale ROSC.の根茎	辛・温	肺・脾・胃	中枢抑制作用、解熱作用 鎮痛作用 抗喘蒼作用 鎮咳作用 鎮吐作用 唾液分泌亢進作用 抗消化性潰瘍作用 腸管内輸送促進作用 抗炎症作用 プロスタグランディン生合成阻 　　　　　　　　害作用 強心作用	辛温解表、化痰燥湿、温中止嘔、解毒

●ショウバク（小麦）

基　原	性　味	帰　経	薬　理　作　用	薬　能
イネ科（Gramineae）ムギTriticum sativum L-A M.の種子	甘・涼	心	未詳	補血安心、益気、止汗

●日局　ショウマ（升麻）

基　原	性　味	帰　経	薬　理　作　用	薬　能
キンポウゲ科（Ranunculaceae）のサラシナショウマ Cimicifuga simplex WORMSK.または C.dahurica（Turcz）MA X. C.foetida L. C.heracleiforia　KOM.の根茎	甘・辛 微寒 （辛・微苦 温－本草備要）	肺・脾・大腸胃	鎮痛作用 鎮静・鎮痙作用 解熱作用肛門部潰瘍抑制作用 抗炎症作用 肝障害改善作用 免疫抑制作用 インヌーフェロン誘起作用	解表、透疹、止痛、昇挙陽気

●日局　シンイ（辛夷）

基　原	性　味	帰　経	薬　理　作　用	薬　能
モクレン科（Magnoliaceae）タムシバMagnolia salicifolia Maximowicz,コブシ Magnolia kobus De　Candolle,Magnolia biondii Pampanini Magnolia sprengeri Pampanini 又はハクモクレンMagnolia denudata Desrousseaux のつぼみ	辛・温	肺・胃	筋弛緩作用 抗アレルギー作用	通鼻、祛風解表

●日局　セッコウ　（石膏）

基　原	性　味	帰　経	薬　理　作　用	薬　能
天然の含水硫酸カルシウムで、組成はほぼ$CaSO_4 \cdot 2H_2O$である。	辛・甘・寒	肺・胃	止渇作用 利尿作用	清熱瀉火、除煩止

●日局　センキュウ（川芎）

基　原	性　味	帰　経	薬　理　作　用	薬　能
セリ科（Umbelliferae）のセンキュウCnidium officinale MAKINOの根茎を、通例、湯通ししたもの。	辛・温	肝・胆・心包	中枢抑制作用 筋弛緩作用 血圧に対する作用 抹消血管拡張作用 抗血栓作用 鎮痙作用 皮膚温上昇作用 免疫的細胞障害性増強作用	活血利気、調経、止痛、疏肝解鬱、祛風湿、散寒

基　　原	性　味	帰　経	薬　理　作　用	薬　　能

❀ゼンコ（前胡）

基原	性味	帰経	薬理作用	薬能
Peucedanum praeruptorum Dunn 又はノダケ Angelica decursiva Franchet et Savatier（Peucedanum decursivum Maximowicz）（Umbelliferae）の根。	苦・辛・微寒	肺	抗炎症作用 抗浮腫作用	降気平喘、止咳化痰、疏散風熱

❀日局　センコツ　（川骨）

基原	性味	帰経	薬理作用	薬能
スイレン科（Nymphaeaceae）のコウホネNuphar japonicum D.C.の根茎を縦割したもの	不詳	不詳	鎮静作用 プロスタグランディン生合成阻害作用	利水、活血、強壮。 中薬では用いないが、 近縁種は萍蓬草（N,pumilum）である。

❀センタイ（蝉退）

基原	性味	帰経	薬理作用	薬能
スジアカクマゼミ Cryptotympana tustulata Fabricius（Cicadidae）又はその他近縁動物の幼虫のぬけがらである	甘・寒	肺・肝	インターフェロン誘起作用	疏散風熱、清利咽喉、透疹止痒

❀日局　ソウジュツ（蒼朮）

基原	性味	帰経	薬理作用	薬能
キク科（Compositae）のホソバオケラ Atractylodes lancea DC.またはA. chinensis KOIZUMIの根茎	甘・辛・温	脾・胃	抗消化性潰瘍作用 利胆作用 血糖降下作用 電解質代謝促進作用 抗菌作用	燥湿、解表、健脾、運脾、祛風湿

❀日局　ソウハクヒ（桑白皮）

基原	性味	帰経	薬理作用	薬能
クワ科（Moraceae）のマグワ Morus alba L.の根皮	甘・辛・寒	肺	鎮痛作用 抗炎症作用 インターフェロン誘起作用 血圧降下作用	清熱止咳、降気平喘、利水消腫

❀日局　ソボク（蘇木）

基原	性味	帰経	薬理作用	薬能
マメ科（Leguminosae）のCaesalpinia sappan L.の心材	甘・鹹・辛平	心・肝・脾	高脂血症改善作用	活血化瘀、止痛消腫

❀日局　ソヨウ（蘇葉）

基原	性味	帰経	薬理作用	薬能
シソ科（Labiatae）のシソ Perilla frutescens BRITT.var.acuta KUDO またはチリメンジソ、P.frutescens BRIT var .cripsa DECの葉および枝先	辛・温	肺・脾	鎮静作用 免疫賦活作用 抗菌作用	発汗解肌、利尿、健胃、祛痰

❀日局　ダイオウ（大黄）

基原	性味	帰経	薬理作用	薬能
タデ科（Polygonaceae）Rheum palmatum Linne., Rheum. tanguticum Maximowicz,Rheum officinale Baillon,Rheum coreanum Nakai又はそれらの種間雑種の、通例、根茎	大苦・大寒	脾・胃・大腸心包・肝	瀉下作用 抗菌作用 血中尿素窒素低下作用 血液凝固抑制作用 抗炎症作用 変異原性抑制作用 環状ヌクレオチドに対する作用 インターフェロン誘起作用	瀉下通便、清熱、活血化瘀、通経

基　原	性　味	帰　経	薬　理　作　用	薬　能

●日局　タイソウ（大棗）

基原	性味	帰経	薬理作用	薬能
クロウメモドキ科（Rhamnaceae）のナツメ Zizyphus jujuba MILL.var.inermis REHD.の果実	甘・温	脾・胃・心・肝	抗アレルギー作用 抗消化性潰瘍作用 抗ストレス作用	補脾益胃、養営安心、薬性緩和

●日局　タクシャ（沢瀉）

基原	性味	帰経	薬理作用	薬能
オモダカ科（Alismataceae）のサジオモダカ Alisma orientale JUZEPC.の塊茎、通例、周皮を除いたもの	甘・寒 （微鹹）	腎・膀胱	利尿作用 抗脂肪肝作用 コレステロール血症の改善作用 血液凝固抑制作用	利水滲湿、止渇、消腫、清熱

●チクジョ（竹筎）

基原	性味	帰経	薬理作用	薬能
Bambusa tuldoides Munro.ハチク Phyllostachys nigra Munro var.henonis Stapf ex Rendle又はマダケ Phyllostachys bambusoides Siebold et Zuccarini（Gramineae）の稈の内層である.	甘・微寒	肺・胃	中枢抑制作用 抗炎症作用 抗腫瘍作用 環状ヌクレオチドに対する作用	清化熱痰、止嘔

●日局　チモ（知母）

基原	性味	帰経	薬理作用	薬能
ユリ科（Liliaceae）のハナスゲ Anemarrhena asphodeloides BGE.の根茎	（辛）苦・寒	脾・胃・腎	解熱作用 血糖降下作用 抗消化性潰瘍作用 環状ヌクレオチドに対する作用	清熱瀉火、生津止渇、滋腎、清虚熱

●チャヨウ（茶葉）細茶

基原	性味	帰経	薬理作用	薬能
ツバキ科（Theaceae）の Thea sinensis L.その他同属植物の葉	苦甘・微寒	心・肺・胃	中枢興奮作用 脂肪分解阻害作用 突然変異阻害作用	瀉熱、清痰、消食

●日局　チョウジ（丁子）

基原	性味	帰経	薬理作用	薬能
フトモモ科（Myrtaceae）の Syzygium aromaticum MERR.et PERRY.のつぼみ	辛・温	肺・胃・脾	鎮静作用 子宮収縮作用 抗菌・抗ウイルス作用	温中降逆、温補腎陽

●日局　チョウトウコウ（釣藤鈎）

基原	性味	帰経	薬理作用	薬能
アカネ科（Rubiaceae）のカギカズラ Uncaria rhynchophlla MIQ.または U.sinensis OHAVLAND 又は U.macrophylla WALL.の通例、トゲ	甘・微寒	肝・心包	血圧降下作用	平肝潜陽、熄風止痙、清熱、舒筋活絡

基　　原	性　味	帰　経	薬　理　作　用	薬　　能

●日局　チョレイ（猪苓）

基原	性味	帰経	薬理作用	薬能
サルノコシカケ科（Poly-poraceae）のチョレイマイタケ Polyporus umbellatus FRIESの菌核	（苦）甘・平	腎・膀胱	利尿作用 抗脂肪肝作用	利水滲湿、止瀉、消腫

●日局　チンビ（陳皮）

基原	性味	帰経	薬理作用	薬能
ミカン科（Rutaceae）ウンシュウミカンCitrus un-shiu MARKOV.またはC. reticulata BLANCO.の成熟した果皮	辛・苦・温	脾・肺	中枢抑制作用 抗炎症・抗エネルギー作用	理気、化湿、化痰、止嘔、開胃

●テンナンショウ　（天南星）

基原	性味	帰経	薬理作用	薬能
マイヅルテンナンショウ Arisaema heterophyllum Blume. Arisaema erubescens Schott 又はその他同属植物（Araceae）のコルク層を除いた塊茎である.	製南星 苦・辛・ 微温（有毒）	肺・肝・脾	未詳	熄風止痙、燥湿化痰

●日局　テンマ（天麻）

基原	性味	帰経	薬理作用	薬能
ラン科（Orchidaceae）のオニノヤガラGastrodia elata BL.の塊茎を蒸したもの	微辛・甘・ 平 辛・温(本草備要)	肝	インターフェロン誘起作用	熄風止痙、通絡、止痛

●日局　テンモンドウ　（天門冬）

基原	性味	帰経	薬理作用	薬能
ユリ科（Liliaceae）のクサスギカズラAsparagus cochinchinensis MERR. のコルク化した外層の大部分を除いた根を通例蒸したもの	甘・苦・ 大寒	肺・腎	インターフェロン誘起作用	滋陰清熱、潤肺止咳、化痰、滋腎生津、潤腸

●日局　トウガシ（冬瓜子）

基原	性味	帰経	薬理作用	薬能
トウガンBenincasa cerifera Savi の種子(1)又は Benin-casa cerifera Savi forma emarginata K.Kimura et Sugiyama (Cucurbitac-eae) (2)の種子.	甘・寒	脾・胃・大腸・小腸	免疫賦活作用 坑腫瘍作用	清熱、排膿、化痰、化湿、潤腸

●日局　トウキ（当帰）

基原	性味	帰経	薬理作用	薬能
セリ科（Umbelliferae）のトウキAngelica acutilo-ba KITAGAWAまたはホッカイトウキ A.acutil-oba K.varSUGIYAMAAE HIKINOの根で通例、湯通ししたもの	甘・辛・温	肝・心・脾	中枢抑制作用 鎮痛作用 解熱作用 筋弛緩作用 血圧降下、末梢血管拡張作用 血液凝固抑制作用 坑炎症作用 坑アレルギー作用 免疫賦活作用 抗腫瘍作用	補血調経、活血、散寒、止痛、潤腸、通便、生肌

基　原	性　味	帰　経	薬　理　作　用	薬　能

●日局　トウニン（桃仁）

| バラ科（Rosaceae）のモモPrunus persica BATSCHまたはP.persicaBATSCH var davidiana MAXIM.の種子 | 苦・甘・平 | 心・肝・大腸 | 血液凝固抑制作用
坑アレルギー作用
坑炎症作用
更年期障害に対する作用 | 破血化瘀、潤腸通便 |

●日局　トチュウ（杜仲）

| トチュウ科(Eucommiac-ae)のトチュウEucommia ulmoides OLIVの樹皮 | 甘・微辛・温 | 肝・腎 | 血圧下降作用
坑ストレス作用 | 温補肝腎、強筋骨、安胎 |

●ドッカツ（独活）日局トウドクカツ（唐独活）

| ウコギ科（Araliaceae）ウドAralia cordata Thunbergの、通例、根茎である。【独活】
セリ科（Umbelliferae）シシウドAngelica pubescens Maximowicz又はその他近縁植物の根である。【唐独活】 | 辛・苦・微温 | 腎・膀胱・肝 | 未詳 | 祛風化温、止痛、散寒解表 |

●日局　ニンジン（人参）

| ウコギ科（Araliaceae）のオタネニンジンPanax ginseng C.A.MEYER.の細根を除いた根またはこれを軽く湯通ししたもの | 甘・苦・微温 | 脾・肺・心 | 中枢奥奮作用
中枢抑制作用
疲労回復促進作用
抗ストレス作用
強壮作用
男性ホルモン増強作用
蛋白質・DNA・脂質生成促進作用
放射線障害回復促進作用
血圧降下作用
心循環改善作用
血糖降下作用
脂質代謝改善作用
血液凝固抑制作用
コルチコステロン分泌促進作用
抗胃潰瘍作用 | 大補元気、補脾益肺、生津、安神、昇提 |

●日局　ニンドウ（忍冬）

| スイカズラ科（Caprifoliaceae）のスイカズラLonicera japonica THUND.の葉および茎 | 甘・寒 | 肺・胃・心・脾 | 脂質代謝改善作用 | 清熱、解毒、涼血止痢 |

●日局　バイモ（貝母）

| ユリ科（Liliaceae）のアミガサユリFritillaria varticillata WILLD.var.thunbergii BAK.の鱗茎 | 苦・甘・微寒
（川貝母）
苦・寒
（浙貝母） | 心・肺 | 血圧降下作用 | 潤肺化痰、止咳、清熱散結 |

●バクガ（麦芽）

| イネ科（Gramineae）のオオムギHordeum vulgare L.var.hexastion ASCHERS.の発芽した種子を乾燥したもの. | 甘・平 | 脾・胃 | 未詳 | 疏肝醒胃、消食除満 |

基　　原	性味	帰経	薬　理　作　用	薬　　能

●日局　バクモンドウ（麦門冬）

基　　原	性味	帰経	薬　理　作　用	薬　　能
ユリ科（Liliaceae）のジャノヒゲOphiopogon japonicus KER-GAWL.の根の膨大部	甘・微苦・寒	肺・心・胃	血糖降下作用 抗炎症作用	生津、養胃、潤肺止咳、清心除煩、潤腸

●日局　ハッカ（薄荷）

基　　原	性味	帰経	薬　理　作　用	薬　　能
シソ科（Labiatae）のハッカMentha arvensis L.var. piperascens MALINVAUDの地上部	辛、涼	肺、肝	中枢抑制作用 鎮痙・運動抑制作用 末梢血管拡張作用	疏散風熱、清利咽喉、明目、透疹止痒、解鬱

●日局　ハンゲ（半夏）

基　　原	性味	帰経	薬　理　作　用	薬　　能
サトイモ科（Araceae）のカラスビシャクPinellia ternata BREIT.のコルク層を除いた塊茎	辛・温（有毒）	脾・胃	中枢抑制作用 鎮痛作用 鎮吐作用 唾液分泌亢進作用 鎮痙作用 抗消化性潰瘍作用 腸管内輸送促進作用 免疫賦活作用	降逆止嘔、燥湿化痰

●ビャクゴウ（百合）

基　　原	性味	帰経	薬　理　作　用	薬　　能
ユリ科（Liliaceae）のオニユリLilium lancifolium THUNB.,ハカタユリL.brownii F.E.BR.OWN var.colchesteri WILS.その他同属植物の鱗片を通例.蒸したもの	甘・微苦・微寒	心・肺	未詳	潤肺止咳、清心安神

●日局　ビャクシ　（白芷）

基　　原	性味	帰経	薬　理　作　用	薬　　能
セリ科（Umbelliferae）のヨロイグサAngelica dahurica BENTH.et HOOK.の根	辛・温	肺・胃・大腸	中枢興奮作用 インターフェロン誘起作用	散寒解表、祛風止痛、排膿、祛風湿、燥湿止帯、通鼻

●日局　ビャクジュツ（白朮）

基　　原	性味	帰経	薬　理　作　用	薬　　能
オケラAtractylodes japonica Koidzumi ex kitamuraの根茎（ワビャクジュツ）又はオオバナオケラAtractylodes ovata Candolleキク科（Compositae）の根茎（カラビャクジュツ）	苦・甘・温	脾・肺	利尿作用 血糖降下作用 血液凝固抑制作用 肝障害抑制作用 抗消化性潰瘍作用 抗炎症作用 インターフェロン誘起作用	補気健脾、燥湿利水、固表止汗、祛風湿、安胎

●日局　ビワヨウ（枇杷葉）

基　　原	性味	帰経	薬　理　作　用	薬　　能
バラ科（Rosaceae）のビワEriobotrya japnonica LINDLの葉	苦・平	肺・胃	抗炎症作用	化痰止咳、降逆止嘔

基　　原	性　味	帰　経	薬　理　作　用	薬　　　能

❸日局　ビンロウジ（檳榔子）

基原	性味	帰経	薬理作用	薬能
ヤシ科（Palmae）のビンロウ Areca catechu L.の種子	苦・辛・温	胃・大腸	中枢・副交感神経興奮作用	理気消積、利水消腫、殺虫

❸日局　ブクリョウ（茯苓）

基原	性味	帰経	薬理作用	薬能
サルノコシカケ科（Polyporaceae）のマツホドPoria cocos WOLFの通例、外層をほとんど除いた菌核	甘・淡・平（温）	心・肺・脾・胃・腎	利尿作用 抗胃潰瘍作用 血糖降下作用 血液凝固抑制作用 免疫賦活作用	利水滲湿、健脾、安神

❸日局　ブシ（附子）修治附子

基原	性味	帰経	薬理作用	薬能
キンポウゲ科（Ranunculaceae）のハナトリカブト Aconitum carmichaeli DEBX.その他同属植物の塊根	大辛・大熱有毒	心・肺・腎	鎮痛作用 強心作用 血管拡張作用 肝臓でのタンパク質合成促進作用 抗炎症作用	回陽救逆、補陽散寒、祛風湿、止痛

❸日局　ボウイ（防已）

基原	性味	帰経	薬理作用	薬能
ツヅラフジ科（Menispermaceae）のオオツヅラフジ sinomenium acutum REHD.et WILS.のつる性の茎および根茎	大辛・苦・寒	膀胱・肺	抗炎症作用 抗アレルギー作用 免疫抑制作用 インターフェロン誘起作用 鎮痛作用	利水消腫、祛風湿、止痛

❸ボウショウ（芒硝）無水

基原	性味	帰経	薬理作用	薬能
天然の含水硫酸ナトリウム$Na_2SO_4 2H_2O$（ボウショウ）または$Na_2So_4・OH_2O$（フウカンショウ）	鹹・苦・寒	胃・大腸・三焦	緩下作用 血液凝固抑制作用	瀉熱通便、軟堅破血

❸日局　ボウフウ（防風）

基原	性味	帰経	薬理作用	薬能
セリ科（Umbelliferae）S aposhnikovia divaricata Schischkinの根及び根茎である	辛・甘・微温	膀胱・肝・脾	抗炎症作用	駆風解表、祛風湿、止痛、止痒、熄風止痙、止瀉、止血

❸ボクソク（樸樕）

基原	性味	帰経	薬理作用	薬能
ブナ科（Fagaceae）のクヌキ Quercus acutissima CARRUTH.またはその他の近緑植物の樹皮	苦・平	不詳	未詳。タンニンを含有する。中国での生薬名は橡木皮（クヌギ）	本邦では悪腫を去る働きがあるとして用いる。中国では収斂、止痢にも用いられる。

❸日局　ボタンピ（牡丹皮）

基原	性味	帰経	薬理作用	薬能
ボタン科（Paeoniaceae）のボタンPaeonia suffruticosa ANDR.の根皮	辛苦・微寒	心・肝・腎	鎮痛・鎮静作用 抗炎症作用 抗アレルギー作用 免疫賦活作用	清熱涼血、止血、活血化瘀、清虚熱

基　原	性　味	帰　経	薬　理　作　用	薬　能
			脂肪分解抑制作用 血小板凝集抑制作用 月経困難症改善作用 抗菌作用・抗ウイルス作用	

●日局　ボレイ（牡蠣）

基　原	性　味	帰　経	薬　理　作　用	薬　能
イタボガキ科（Osteridae）のカキOstrea gigas Tⅱの貝がら	鹹・渋・微寒	肝・胆・腎	免疫賦活作用	平肝潜陽、熄風止痙、安神定驚、安悸、収斂固渋、制酸止痛

●日局　マオウ（麻黄）

基　原	性　味	帰　経	薬　理　作　用	薬　能
マオウ科（Ephedraceae）の Ephedra sinica Stapf, Ep-hedra intermedia Schrenket C.A.Meyer 又はEphedraequisetina Bungeの地上茎	辛・苦・温	肺・膀胱	中枢興奮作用 交感神経興奮様作用 血圧降下作用 鎮咳作用 発汗作用 利胆作用 抗遺視様作用 抗アレルギー作用 プロスタグランディン生合成阻害作用 BUN低下作用	発汗解表、宣肺平喘、止咳、利水消腫、袪風湿、散寒

●日局　マシニン（麻子仁）

基　原	性　味	帰　経	薬　理　作　用	薬　能
クワ科（Moraceae）のアサ Cannabis sativa L.の果実	甘・平	脾・胃・大腸	血糖降下作用	潤腸通便

●日局　モクツウ（木通）

基　原	性　味	帰　経	薬　理　作　用	薬　能
アケビ科（Lardizabiaceae）のアケビAkebia quin-ata Decane.またはミツバアケビ A.trifolita KOIDZZUMIのつる性の茎を通例、横切したもの	苦・寒（甘・渋　ー本草備要）	心・肺・小腸膀胱	利尿作用 抗炎症作用 抗消化性潰瘍作用庫 抗コレステロール血症作用	清心降火、利水、通乳、通淋、通脈

●日局　モッコウ（木香）

基　原	性　味	帰　経	薬　理　作　用	薬　能
キク科（Compsitae）のS-aussurea lappa Clark Eの根	辛・苦・温	脾・大腸	中枢抑制作用 平滑筋弛緩作用 抗菌作用	理気止痛、化温、止瀉、疎寒解欝

●モクボウイ（木防已）

基　原	性　味	帰　経	薬　理　作　用	薬　能
ウマノスズクサ科（Arist-olochiaceae）広防已Aristolochiafangchi Wu.）の根	苦・辛・寒	膀胱・肺	鎮痛作用 利尿作用	袪風利温、清熱、利水消腫、袪風止痛

●日局　ヨクイニン　（薏苡仁）

基　原	性　味	帰　経	薬　理　作　用	薬　能
イネ科（Gramineae）のハトムギCoix lacrym-jobi Linne var.mayuen Stapfの種皮を除いた種子	甘・淡・微寒	脾・胃・肺	中枢抑制作用 筋弛緩作用 抗腫瘍作用	利水瀉湿、清熱解毒、排膿、袪風湿、 健脾止瀉

基　　　原	性　味	帰　経	薬　理　作　用	薬　　　能
●リュウガンニク（竜眼肉）				
ムクロジ科（Sapindaceae）のリュウガンEuphoria longana Lam.の仮種子	甘・平（温）	心・脾	未詳	養血安神、養営、健脾
●日局　リュウコツ　（竜骨）				
大型哺乳動物の化石化した骨で、主として炭酸カルシウムから成る。	甘・渋・平	心・肝・腎	未詳	平肝潜陽、熄風止痙、安心定驚、定悸、収斂固渋
●日局　リュウタン　（竜胆）				
トウリンドウGentiana scabra Bunge, Gentiana manshurica Kitagawa 又はGentiana triflora Pallas（Gentianaceae）の根及び根茎.	大苦・大寒	肝・胆	抗アレルギー作用	清熱燥湿、清肝瀉火、定驚、熄風、明目
●日局　リョウキョウ（良姜）				
ショウガ科（Zingiberaceae）のAlpinia officinarum Hanceの根茎	辛・熱	脾・胃	プロスタグランディン生合成阻害作用	散寒止痛
●日局　レンギョウ　（連翹）				
モクセイ科（Oleaceae）のレンギョウForsythia suspensa vahlまたはシナレンギョウForsythia viridissima Lindleyの果実	苦・微寒	心・胆	抗菌作用 抗アレルギー作用	清熱解毒、消腫散結
●日局レンニク　（連肉）				
スイレン科（Nymphaeaceae）のハスNelumbo nucifera Gaertn.の種子で時に胚を除いたもの.	甘・渋・平	脾・腎・心	平滑筋弛緩作用	養心安神、補腎固精、健脾止瀉

引用文献

テキスト

1）『［原文］傷寒雑病論』（日本漢方協会学術部編）東洋学術出版社，1981年
2）『備急千金要方』（江戸医学影北宋本）人民衛生出版社，1987年
3）『外台秘要』（敬通校註本影）人民衛生出版社，1982年
4）『脾胃論』（和刻本）複写本（年代不詳）
5）『太平和剤局方』（和刻本）上・下　燎原書店，1976年
6）『厳氏済生方』（和刻漢籍医書集成 第4輯）エンタプライズ（株），1988年
7）『外科正宗』　人民衛生出版社，1964年
8）『万病回春』　人民衛生出版社，1984年
9）『医宗金鑑』（上・下）人民衛生出版社，1985年
10）『衆方規矩』　燎原書店，1980年
11）『勿誤薬室方函口訣』　津村順天堂，1981年

解説書・参考書　（＊印は特に引用参考にしたもの）

＊1）成無己：『傷寒明理薬方論』巻四（和刻本）
＊2）許宏：『金鏡内台方議』人民衛生出版社，1986年
3）湖北中医学院：『古今名方発微』湖北科学技術出版社，1986年
＊4）汪昂著，寺師睦宗訓：『臨床百味 本草備要』漢方三考塾，1984年
5）汪昂著，寺師睦宗訓：『臨床百方 医方集解』漢方三考塾，1985年
6）汪昂著，矢数道明解説，久米邰訳：『医方集解』国書刊行会，1981年
＊7）矢数道明：『臨床応用 漢方処方解説』創元社，1981年
8）大塚敬節：『症候による漢方治療の実際』南山堂，1977年
9）大塚敬節・矢数道明・清水藤太郎：『漢方診療医典』南山堂，1978年
10）藤平健・小倉重成：『漢方概論』創元社，1979年
＊11）大塚敬節・矢数道明監修，気賀林一編：『経験・漢方処方分量集』医道の日本社，1977年
＊12）神戸中医学研究会：『中医処方解説』医歯薬出版，1982年
＊13）神戸中医学研究会：『中医臨床のための常用漢薬ハンドブック』医歯薬出版，1987年
14）神戸中医学研究会：『漢薬の臨床応用』医歯薬出版，1985年
15）南京中医学院原編著，宮脇浩志監修，創医会学術部訳：『方剤学　原著・南京中医学院編「方剤学講義」』燎原書店，1980年
＊16）許鴻源：『常用漢方方剤図解』新医薬出版社，1980年
17）浅井貞庵著，寺師睦宗訓：『貞庵秘話 静観堂方考』（複写本）漢方三考塾，1989年

索引

五十音順処方名索引

（　）内の**ゴシック数字**はエキス製剤番号
下線入りの**太字明朝体数字**は見出し処方の頁番号

あ

<ruby>安栄湯<rt>あんえいとう</rt></ruby> ……………… 208, 209

<ruby>安中散<rt>あんちゅうさん</rt></ruby>（**5**）…………… 49, 51, 127,
129, **132**, 213, 237

い

<ruby>胃苓湯<rt>いれいとう</rt></ruby>（**115**）………… 37, 116, 117,
167, 203, 213, **214**

<ruby>茵蔯蒿湯<rt>いんちんこうとう</rt></ruby>（**135**）… 55, 79, **114**, 116, 117

<ruby>茵蔯五苓散<rt>いんちんごれいさん</rt></ruby>（**117**）…… 37, 79, 115, **116**

う

<ruby>温経湯<rt>うんけいとう</rt></ruby>（**106**）………… 123, 127, **150**

<ruby>温清飲<rt>うんせいいん</rt></ruby>（**57**）………… 79, 81, **88**, 91,
92, 93, 105, 107, 109,
123, 173, 175, 209

<ruby>温中当帰湯<rt>うんちゅうとうきとう</rt></ruby> ……………………… 134

え

<ruby>越婢加朮湯<rt>えっぴかじゅつとう</rt></ruby>（**28**）……… 233, 251, **252**,
257, 259, 261, 267

お

<ruby>黄耆建中湯<rt>おうぎけんちゅうとう</rt></ruby>（**98**）………… 99, 127, **142**

<ruby>黄連解毒湯<rt>おうれんげどくとう</rt></ruby>（**15**）………… 49, 79, 84,
85, **86**, 88, 89, 91, 93,
113, 177, 185, 187

<ruby>黄連湯<rt>おうれんとう</rt></ruby>（**120**）………………… 23, 29, **50**

<ruby>乙字湯<rt>おつじとう</rt></ruby>（**3**）………………… 79, **110**

か

<ruby>加減平胃散<rt>かげんへいいさん</rt></ruby> …………………………… 212

<ruby>葛根湯<rt>かっこんとう</rt></ruby>（**1**）…… 1, 3, 5, **6**, 8, 9, 13, 15,
21, 61, 91, 95, 99, 103, 105, 107,
113, 152, 207, 241, 253, 263

<ruby>葛根湯加川芎辛夷<rt>かっこんとうかせんきゅうしんい</rt></ruby>（**2**）… 1, **8**, 91, 101

— 298 —

五十音順処方名索引

加味帰脾湯（**137**）……… 179, 185, **186**
加味逍遙散（**24**）………… 13, 23, **44**,
　　　　　　　　　165, 171, 205, 207,
　　　　　　　　　209, 219, 243, 275
加味逍遙散合四物湯 ……………… 105
加味腎気円 ……………………… 156
甘草乾姜湯 ………………………… 42
甘草乾姜茯苓白朮湯 …………… 246
甘草湯 …………………………… 94
甘草附子湯 ……………………… 265
甘草麻黄湯 ……………………… 252
甘麦大棗湯（**72**）………… 205, 219,
　　　　　　　　　223, **224**, 229

き

桔梗石膏 ………………………… 94
桔梗湯（**138**）……………… 27, 79, **94**
枳実薤白桂枝湯 ………………… 128
帰脾湯（**65**）………… 165, 173, 179,
　　　　　　　183, **184**, 186, 187, 227
芎帰膠艾湯（**77**）…… 89, 111, 150, 151,
　　　　　　　169, 171, **172**, 185, 187
膠艾湯 …………………………… 172

け

荊芥連翹湯（**50**）………… 9, 27, 79, **90**,
　　　　　　　92, 93, 95, 101, 103
桂枝加芍薬大黄湯（**134**）……… 63, 67,
　　　　　　　70, 75, 77, 145

桂枝加芍薬湯（**60**）…… 43, 70, 71, 127,
　　　　　　　137, 139, **144**, 167
桂枝加朮附湯（**18**）… 43, 59, 135, 233,
　　　　　　　251, 253, **256**, 259,
　　　　　　　261, 263, 265, 269
桂枝加大黄湯 ……………… 70, 144
桂枝加附子湯 …………………… 256
桂枝加竜骨牡蛎湯（**26**）…… 139, 155,
　　　　185, 187, 191, 199, 223, 225, **230**
桂枝加苓朮附湯 …………… 257, 267
桂枝芍薬知母湯（EK-180・S-10）……
　　　　　　　233, **264**, 269
桂枝湯（**45**）……… 1, **2**, 5, 7, 13, 15, 16,
　　　　21, 28, 29, 80, 144, 145, 206,
　　　　207, 230, 256, 257, 265
桂枝人参湯（**82**）…… 13, 127, **130**, 131
桂枝茯苓丸（**25**）………… 69, 89, 111,
　　　　　209, 243, 267, 271,
　　　　　273, **274**, 277, 279
桂枝茯苓丸加薏苡仁（**125**）……… 274
桂枝附子湯 ……………………… 256
桂芍知母湯 ……………………… 264
啓脾丸 …………………………… 166
啓脾湯（**128**）……………… 159, **166**
桂附腎気丸 ……………………… 155
荊防敗毒散 ……………………… 104
建中湯 …………………………… 137

こ

香蘇散（**70**）…… 3, 15, 21, 61, 203, **206**

— 299 —

索引

五虎湯（**95**）⋯⋯⋯⋯⋯ 1, 17, **18**, 47, 97

五虎二陳湯 ⋯⋯⋯⋯⋯⋯⋯⋯ 19

五積散（**63**）⋯⋯⋯ 3, 53, **58**, 130, 133

牛車腎気丸（**107**）⋯⋯ 83, 127, **156**, 157

呉茱萸湯（**31**）⋯⋯⋯ 15, 127, 131, **146**,
148, 235, 239, 241

五淋散（**56**）⋯⋯⋯ 79, 83, **118**, 121, 125

五苓散（**17**）⋯⋯⋯⋯ 13, 36, 37, 81, 116,
117, 121, 128, 131, 147, 152,
191, 201, 211, 213, 214, 215,
233, **234**, 239, 241, 245, 253

さ

柴陥湯（**73**）⋯⋯⋯⋯⋯ 23, **32**, 39, 193

柴胡加竜骨牡蛎湯（**12**）⋯ 25, 30, 31,
41, 55, 85, 199, 217, 219,
223, 227, **228**, 229, 255

柴胡桂姜湯 ⋯⋯⋯⋯⋯⋯⋯⋯⋯ 30

柴胡桂枝乾姜湯（**11**）⋯⋯⋯ 23, **30**, 61,
165, 193, 225, 229

柴胡桂枝湯（**10**）⋯⋯⋯ 23, 25, **28**, 31,
41, 51, 93, 135, 139

柴胡清肝湯（**80**）⋯⋯ 27, 79, 90, 91, **92**

柴胡湯 ⋯⋯⋯⋯⋯⋯⋯⋯ 24, 48, 66

柴朴湯（**96**）⋯⋯ 19, 23, **34**, 46, 47, 195

柴苓湯（**114**）⋯⋯⋯⋯⋯ 23, **36**, 117

三黄瀉心湯（**113**）⋯⋯ 79, **84**, 87, 113

酸棗湯 ⋯⋯⋯⋯⋯⋯⋯⋯⋯⋯ 226

酸棗仁湯（**103**）⋯⋯⋯⋯⋯ 223, **226**

三物黄芩湯（**121**）⋯⋯⋯⋯⋯ 79, **122**

し

滋陰降火湯（**93**）⋯⋯ 97, 189, **192**, 195

滋陰至宝湯（**92**）⋯⋯ 39, 189, 193, **194**

地黄丸 ⋯⋯⋯⋯⋯⋯⋯⋯⋯⋯ 190

四逆散（**35**）⋯⋯ 23, 29, **40**, 41, 55, 220

四逆湯 ⋯⋯⋯⋯⋯⋯⋯⋯⋯⋯⋯ 41

四君子湯（**75**）⋯⋯⋯⋯ 133, 159, **160**,
163, 166, 167, 180, 162,
181, 183, 237, 269

七物降下湯（**46**）⋯⋯⋯⋯⋯ 169, **176**

実母散 ⋯⋯⋯⋯⋯⋯⋯⋯⋯⋯ 208

四味黄連除熱湯 ⋯⋯⋯⋯⋯⋯⋯⋯ 86

四物湯（**71**）⋯⋯ 88, 89, 91, 93, 169, **170**,
172, 173, 174, 175, 176, 177,
180, 181, 183, 193, 267, 269

炙甘草湯（**64**）⋯⋯⋯⋯⋯⋯⋯ 31, 189,
193, **198**, 245, 255

芍薬甘草湯（**68**）⋯⋯⋯⋯⋯ 23, **42**, 145

瀉心湯 ⋯⋯⋯⋯⋯⋯⋯⋯⋯ 84, 234

十全大補湯（**48**）⋯⋯ 99, 165, 179, **180**,
182, 183, 185, 187, 201, 268

十味敗毒湯（**6**）⋯⋯⋯⋯ 79, 89, 99, 103,
104, 107, 109, 175

朮附湯 ⋯⋯⋯⋯⋯⋯⋯⋯⋯ 256, 257

茱萸湯 ⋯⋯⋯⋯⋯⋯⋯⋯⋯⋯ 146

潤腸湯（**51**）⋯⋯ 63, 67, 71, 73, 75, **76**

小陥胸湯 ⋯⋯⋯⋯⋯⋯⋯⋯⋯ 32, 33

承気湯 ⋯⋯⋯⋯⋯⋯⋯⋯⋯⋯ 86

— 300 —

五十音順処方名索引

小建中湯（**99**）…………29, 43, 71, 93,
　　　　　123, 127, 129, 137, **138**,
　　　　　140, 141, 142, 143, 145,
　　　　　153, 155, 165, 181
小柴胡湯（**9**）…………23, **24**, 25,
　　　　　26, 27, 28, 29, 31, 32, 33, 34, 35,
　　　　　36, 37, 41, 45, 49, 51, 54, 55, 61,
　　　　　93, 104, 115, 123, 138, 164, 165
小柴胡湯加桔梗石膏（**109**）…23, **26**,
　　　　　91, 95
小柴胡湯合桂枝加芍薬湯…………29
小承気湯………………………………75
小青竜湯（**19**）……1, 5, 9, **10**, 15, 17,
　　　　　19, 39, 47, 97, 248, 249
小半夏加茯苓湯（**21**）………205, 211,
　　　　　233, 235, **238**
消風散（**22**）…………79, 89, 103,
　　　　　105, **106**, 109, 175
升麻葛根湯（**101**）………………1, **20**
生脈散…………………………………201
逍遙散…………44, 45, 194, 195, 220
辛夷清肺飲……………………………100
辛夷清肺湯（**104**）……………79, **100**
腎気丸…………………………………154
参蘇飲（**66**）……3, 39, 53, **60**, 130, 207
腎着湯……………………………246, 247
神秘湯（**85**）……………19, 23, **46**
真武湯（**30**）…………15, 127, 129,
　　　　　131, 137, 139, **152**, 163,
　　　　　167, 181, 215, 245, 247
参苓白朮散……………………………167

せ

清上防風湯（**58**）…………79, 99, **102**,
　　　　　105, 107, 108, 109
清暑益気湯（**136**）……………189, **200**
清心湯…………………………………208
清心蓮子飲（**111**）……………79, 83,
　　　　　119, **124**, 191
清肺湯（**90**）…………33, 47, 79,
　　　　　96, 193, 195, 197
川芎茶調散（**124**）………………1, **12**

そ

増損当帰湯……………………………134
疎経活血湯（**53**）……………233, **266**

た

大黄甘草湯（**84**）……63, 67, **72**, 75, 77
大黄牡丹湯……………………………68
大黄牡丹皮湯（**33**）…………63, **68**, 99,
　　　　　111, 273, 275, 277
大陥胸湯………………………………48
大建中湯（**100**）……43, 71, 127, 135,
　　　　　136, 139, 141, 145, 149
大柴胡湯（**8**）…………25, 41, 43, 51, 53,
　　　　　54, 57, 115, 229, 255, 263
大承気湯（**133**）…………63, **64**, 67, 87
大青竜湯………………………………10

— 301 —

索引

大防風湯（**97**）・・・・・・・・・ 233, 265, **268**
丹梔逍遙散 ・・・・・・・・・・・・・・・・・・・・・・ 44

ち

竹筎温胆湯（**91**）・・・・・・ 23, **38**, 39, 193
治打撲一方（**89**）・・・・・・・・・・ 271, **278**
治頭瘡一方（**59**）・・・・・・・・・・・ 79, 103,
　　　　　　　　　　 105, 107, **108**
調胃承気湯（**74**）・・・・ 57, 63, 65, **66**, 72,
　　　　　　　　 73, 77, 113, 213, 273
釣藤散（**47**）・・・・・・・・・・・・・ 13, 147, 177,
　　　　　　　　 203, **216**, 219, 241
猪苓湯（**40**）・・・・・・・・・・・ 69, 79, 83, 119,
　　　　　　　 120, 125, 191, 227, 235
猪苓湯合四物湯（**112**）・・・・・・ 120, 125

つ

通導散（**105**）・・・・・・・・・・・・ 57, 271, 273,
　　　　　　　　　 276, 277, 279

と

桃核承気湯（**61**）・・・・ 57, 65, 67, 69, 73,
　　　　　　 85, 113, 209, 271, **272**, 273,
　　　　　　 275, 276, 277, 279
当帰飲子（**86**）・・・・・・・・・・・ 169, **174**
当帰建中湯（**123**）・・・・・・・・・・・・ 111, 127,
　　　　　　　　　 140, 143

当帰四逆加呉茱萸生姜湯（**38**）・・・・ 59,
　　　　　　 127, 133, 137, 141,
　　　　　　 148, 151, 243, 247
当帰四逆湯 ・・・・・・・・・・・・・・・・・・・ 148, 149
当帰芍薬散（**23**）・・・・・・・・・ 45, 59, 141,
　　　　　　 149, 151, 171, 173, 233,
　　　　　　 242, 245, 247, 273, 275
当帰湯（**102**）・・・・・・・・・・・・・・・・ 127, **134**

な

内補当帰建中湯 ・・・・・・・・・・・・・・・・・・・ 140

に

二朮湯（**88**）・・・・・・・・・・・・・・・・・ 233, **262**
二陳湯（**81**）・・・・・・・・・・・ 19, 59, 162, 203,
　　　　　　 210, 211, 221, 239
女神散（**67**）・・・・・・・・・・・・・・・・・ 203, **208**
如神散 ・・・・・・・・・・・・・・・・・・・・・・・・・・・・ 208
人参湯（**32**）・・・・・ 49, 51, 127, **128**, 130,
　　　　　 131, 133, 135, 137, 139, 153,
　　　　　 160, 161, 163, 167, 213, 237
人参養栄湯（**108**）・・・・・・・ 179, **182**, 201

は

排膿散 ・・・・・・・・・・・・・・・・・・・・・・・・・・・・ 98
排膿散及湯（**122**）・・・・・・・・・・・・ 79, **98**
排膿湯 ・・・・・・・・・・・・・・・・・・・・・・・・・・・・ 98

— 302 —

五十音順処方名索引

ばくもんどうとう
麦門冬湯（**29**）……… 11, 17, 19, 33, 35,
　　　39, 97, 189, 193, 195, **196**

はちみがん
八味丸 ……………………… 154, 190, 191

はちみじおうがん
八味地黄丸（**7**）……… 59, 81, 83, 119,
　　　121, 125, 127, 139, **154**,
　　　156, 157, 175, 177, 190,
　　　191, 235, 247

はちみじんきがん
八味腎気丸 ……………………………… 154
はっちんとう
八珍湯 ………………………… 180, 181, 269
はんげかぶくりょうとう
半夏加茯苓湯 ……………………………… 238
はんげこうぼくとう
半夏厚朴湯（**16**）…… 34, 35, 129, 197,
　　　203, **204**, 207, 219, 225
はんげしゃしんとう
半夏瀉心湯（**14**）… 23, 25, 37, **48**, 50,
　　　51, 131, 147, 163, 205,
　　　211, 213, 215, 239
はんげびゃくじゅつてんまとう
半夏白朮天麻湯（**37**）… 13, 131, 147,
　　　217, 233, **240**, 245

ひ

ひやくえん
脾約円 …………………………………… 74
びゃっこかにんじんとう
白虎加人参湯（**34**）……… 79, **80**, 87,
　　　107, 123, 201
びゃっことう
白虎湯 …………………………………… 80, 81

ふ

ふおうとう
婦王湯 …………………………………… 208
ふくみゃくとう
復脈湯 …………………………………… 198
ぶくりょういん
茯苓飲（**69**）…… 49, 133, 213, 233, **236**
ぶくりょういんごうはんげこうぼくとう
茯苓飲合半夏厚朴湯（**116**）… 233, 236

ぶくりょうかんぞうとう
茯苓甘草湯 ……………………………… 234
ぶくりょうけいしびゃくじゅっかんぞうとう
茯苓桂枝白朮甘草湯 ……………………… 244
ぶんごうさん
文蛤散 …………………………………… 234

へ

へいいさん
平胃散（**79**）……………… 49, 59, 133,
　　　203, **212**, 214, 215

ほ

ぼういおうぎとう
防已黄耆湯（**20**）……… 233, 247, **250**,
　　　253, 257, 259, 261, 265
ぼうふうつうしょうさん
防風通聖散（**62**）…… 53, **56**, 251, 277
ほちゅうえっきとう
補中益気湯（**41**）… 25, 45, 111, 139,
　　　159, 161, 163, **164**, 181, 183, 201

ま

まおうかじゅつとう
麻黄加朮湯 ……………………………… 261
まおうきょうにんかんぞうせっこうとう
麻黄杏仁甘草石膏湯 ……………………… 16
まおうきょうにんよくいかんぞうとう
麻黄杏仁薏苡甘草湯 ……………………… 258
まおうさいしんぶしとう
麻黄細辛附子湯 ………………………… 14
まおうとう
麻黄湯（**27**）……………… 1, 3, **4**, 7, 11,
　　　17, 21, 47, 259
まおうぶしさいしんとう
麻黄附子細辛湯（**127**）… 1, 3, 7, **14**, 95
まきょうかんせきとう
麻杏甘石湯（**55**）……… 1, 5, 11, **16**, 18,
　　　19, 33, 47, 97, 197, 249, 253
まきょうよくかんとう
麻杏薏甘湯（**78**）… 233, 251, **258**, 261
ましにんがん
麻子仁丸（**126**）… 63, 67, 73, **74**, 76, 77

— 303 —

索引

も

木防已湯 （**36**）················ 55, 199,
233, 253, **254**
木防已湯去石膏加茯苓芒硝湯 ····· 254

よ

羊肉当帰湯 ································ 134
薏苡仁湯 （**52**）················ 233, 253,
257, 259, **260**, 267
抑肝散 （**54**）·········· 45, 203, **218**,
220, 221, 225, 227, 229
抑肝散加陳皮半夏 （**83**）····· 203, 217,
219, **220**

り

理中丸 ······························· 128, 234
六君子湯 （**43**）············ 49, 133, 159,
161, **162**, 181, 201, 211,
213, 215, 237, 239
立効散 （**110**）················· 79, **112**
竜胆瀉肝湯 （**76**）············· 79, **82**, 83,
119, 121, 125
苓甘姜味辛夏仁黄湯 ···················· 249
苓甘姜味辛夏仁湯 （**119**）··········· 11,
233, **248**, 249
苓甘五味加姜辛半夏杏仁湯 ······· 248
苓甘五味姜辛夏湯 ···················· 249
苓甘五味姜辛湯 ······················ 249
苓姜朮甘湯 （**118**）······· 233, 245, **246**
苓桂朮甘湯 （**39**）··· 153, 199, 205, 229,
233, 235, **244**, 247, 255
苓桂味甘湯 ······························· 249

ろ

六味丸 （**87**）········· 123, 155, 157, **190**
六味地黄丸 ······························· 189

エキス製剤番号順索引

頁番号に（ ）が付いているものは見出しにはない処方
エキス製剤番号には欠番あり

1　葛根湯 ································ 6
2　葛根湯加川芎辛夷 ················ 8
3　乙字湯 ···························· 110

5　安中散 ···························· 132
6　十味敗毒湯 ······················· 104
7　八味地黄丸 ······················· 154

— 304 —

エキス製剤番号順索引

8	大柴胡湯	54
9	小柴胡湯	24
10	柴胡桂枝湯	28
11	柴胡桂枝乾姜湯	30
12	柴胡加竜骨牡蛎湯	228
14	半夏瀉心湯	48
15	黄連解毒湯	86
16	半夏厚朴湯	204
17	五苓散	234
18	桂枝加朮附湯	256
19	小青竜湯	10
20	防已黄耆湯	250
21	小半夏加茯苓湯	238
22	消風散	106
23	当帰芍薬散	242
24	加味逍遙散	44
25	桂枝茯苓丸	274
26	桂枝加竜骨牡蛎湯	230
27	麻黄湯	4
28	越婢加朮湯	252
29	麦門冬湯	196
30	真武湯	152
31	呉茱萸湯	146
32	人参湯	128
33	大黄牡丹皮湯	68
34	白虎加人参湯	80
35	四逆散	40
36	木防已湯	254
37	半夏白朮天麻湯	240
38	当帰四逆加呉茱萸生姜湯	148
39	苓桂朮甘湯	244
40	猪苓湯	120

41	補中益気湯	164
43	六君子湯	162
45	桂枝湯	2
46	七物降下湯	176
47	釣藤散	216
48	十全大補湯	180
50	荊芥連翹湯	90
51	潤腸湯	76
52	薏苡仁湯	260
53	疎経活血湯	266
54	抑肝散	218
55	麻杏甘石湯	16
56	五淋散	118
57	温清飲	88
58	清上防風湯	102
59	治頭瘡一方	108
60	桂枝加芍薬湯	144
61	桃核承気湯	272
62	防風通聖散	56
63	五積散	58
64	炙甘草湯	198
65	帰脾湯	184
66	参蘇飲	60
67	女神散	208
68	芍薬甘草湯	42
69	茯苓飲	236
70	香蘇散	206
71	四物湯	170
72	甘麦大棗湯	224
73	柴陥湯	32
74	調胃承気湯	66
75	四君子湯	160

索引

76	竜胆瀉肝湯	82
77	芎帰膠艾湯	172
78	麻杏薏甘湯	258
79	平胃散	212
80	柴胡清肝湯	92
81	二陳湯	210
82	桂枝人参湯	130
83	抑肝散加陳皮半夏	220
84	大黄甘草湯	72
85	神秘湯	46
86	当帰飲子	174
87	六味丸	190
88	二朮湯	262
89	治打撲一方	278
90	清肺湯	96
91	竹筎温胆湯	38
92	滋陰至宝湯	194
93	滋陰降火湯	192
95	五虎湯	18
96	柴朴湯	34
97	大防風湯	268
98	黄耆建中湯	142
99	小建中湯	138
100	大建中湯	136
101	升麻葛根湯	20
102	当帰湯	134
103	酸棗仁湯	226
104	辛夷清肺湯	100
105	通導散	276
106	温経湯	150

107	牛車腎気丸	156
108	人参養栄湯	182
109	小柴胡湯加桔梗石膏	26
110	立効散	112
111	清心蓮子飲	124
112	猪苓湯合四物湯	(120)
113	三黄瀉心湯	84
114	柴苓湯	36
115	胃苓湯	214
116	茯苓飲合半夏厚朴湯	(236)
117	茵蔯五苓散	116
118	苓姜朮甘湯	246
119	苓甘姜味辛夏仁湯	248
120	黄連湯	50
121	三物黄芩湯	122
122	排膿散及湯	98
123	当帰建中湯	140
124	川芎茶調散	12
125	桂枝茯苓丸加薏苡仁	(274)
126	麻子仁丸	74
127	麻黄附子細辛湯	14
128	啓脾湯	166
133	大承気湯	64
134	桂枝加芍薬大黄湯	70
135	茵蔯蒿湯	114
136	清暑益気湯	200
137	加味帰脾湯	186
138	桔梗湯	94
EK-180・S-10	桂枝芍薬知母湯	264

症状・病名索引

あ

足腰の冷え ···················· 151, 247
あせも ······························· 107
アデノイド ···························· 93
アトピー性皮膚炎 ····· 89, 91, 151, 253
アルドステロン症 ···················· 43
アレルギー性鼻炎 ············· 91, 143
安眠ができない ······················ 39

い

胃アトニー ·········· 129, 131, 133, 153,
　　　　　　　　　　163, 213, 237
胃炎 ····················· 41, 87, 163
胃潰瘍 ····················· 29, 41, 51
胃拡張 ····························· 129
胃下垂 ··················· 153, 163, 165
息切れ ············· 31, 183, 199, 245
胃痙攣 ····························· 135
胃酸過多 ······················· 41, 55
胃弱 ······························· 49
胃神経症 ···························· 49
遺精 ······························· 231
胃腸炎 ······························ 59
胃腸型感冒 ························· 207
胃腸機能障害 ······················ 129

胃腸虚弱 ··············· 153, 161, 167
胃腸疾患 ···························· 153
胃腸の弱い人 ······················ 131
胃痛 ························· 133, 163
胃内停水 ·········· 211, 235, 237, 239
異物感 ····························· 205
いぼ痔 ····························· 111
胃もたれ ··············· 161, 211, 213
イライラ ······················ 87, 125
苛立ち ····························· 229
色艶が悪い ·························· 89
陰萎 ················· 155, 165, 229, 231
咽喉痛 ····························· 207
咽喉頭異物感症 ···················· 205
陰嚢水腫 ··························· 251
インフルエンザ ·············· 5, 29, 39

う

打ち身 ····························· 277
鬱血性心不全 ······················ 255
うつ症状 ··························· 153
うつ病 ····························· 227

え

易労 ······························· 243

索引

お

嘔気 ……………………………… 35, 205
黄疸 …………………………… 55, 115, 117
嘔吐 … 117, 161, 163, 211, 215, 235, 239
悪寒 …………………………… 5, 7, 15, 29
悪心 …………………………… 25, 211, 235
悪阻 ……………………………………… 129
悪風 ………………………………………… 5

か

咳嗽 …………………………… 183, 249
咳痰 ……………………………………… 61
回復期の熱 ……………………………… 39
角膜炎 …………………………………… 7
下肢痛 ………………………………… 157
鵞掌風 ………………………………… 151
カゼ ………………………… 5, 13, 15, 39
カゼの初期 ……………………………… 3
肩関節周囲炎 ………………………… 263
肩こり ………………………… 7, 85, 177,
243, 273, 275, 277
脚気 …………………………… 155, 243, 253
脚気衝心 ……………………………… 147
脚気性水腫 …………………………… 239
喀血 ……………………………………… 87
化膿症 …………………………………… 99
化膿性疾患 ……………………………… 99
化膿性皮膚疾患 ……………………… 105

下半身麻痺 …………………………… 269
過敏性腸症候群 … 41, 71, 137, 139, 145
下腹部痛 …………………… 69, 141, 149
痒み …………………………………… 157
肝炎 …………………………………… 115
肝機能障害 ………… 25, 29, 45, 55, 117
間歇的発熱 ……………………………… 25
肝硬変症 ………………………… 115, 191
汗出 ……………………………………… 29
顔色赤 …………………………………… 87
疳症 …………………………………… 221
関節炎 …………………………… 261, 265
関節痛 …………………… 59, 257, 261, 267
関節リウマチ ………………………… 5, 253
乾癬 …………………………………… 123
頑癬 …………………………………… 123
乾皮症 ………………………………… 175
感冒 …… 5, 7, 15, 21, 25, 29, 31, 59, 61
感冒性胃腸炎 ………………………… 51
顔面紅潮 ………………………………… 85
顔面湿疹 ……………………………… 103
顔面発疹 ……………………………… 103
寒冷蕁麻疹 ……………………………… 15
寒冷性胃痛 …………………………… 135
寒冷性腹痛 …………………………… 137

き

気鬱症 ………………………………… 277
気管支炎 …………… 11, 15, 17, 19, 25,
41, 47, 95, 97, 197, 249

症状・病名索引

気管支拡張症 …………………… 195, 197
気管支喘息　11, 17, 19, 47, 97, 197, 249
気管支肺炎 …………………………… 17, 97
気道乾燥症 …………………………… 197
機能性胃腸症 ………………………… 213
機能性胃腸障害 ……………………… 51
急性胃炎 ……………………………… 49, 51
急性胃腸炎 ……… 37, 55, 215, 235, 239
急性湿疹 ……………………………… 105
急性腸炎 ……………………………… 71
急性熱性病 …………………………… 25
急性皮膚疾患 ………………………… 105
急性腹痛 ……………………………… 215
胸脇苦満 ……………………………… 25
胸脇痛 ………………………………… 41
狭心症 ………………………………… 135
強直 …………………………………… 269
胸痛 …………………………………… 33, 135
胸膜炎 ………………………………… 25, 33
狂乱状態 ……………………………… 225
虚弱体質 ……………………………… 45, 143
切れ痔 ………………………………… 111
筋炎 …………………………………… 265
筋肉炎 ………………………………… 261
筋肉痛 ………………………………… 257, 261
筋肉の痙攣 …………………………… 43

く

瘡 ……………………………………… 109
口の渇き ……………………………… 37

け

頸肩腕症候群 ………………………… 263
頸部リンパ節腫脹 …………………… 93
下血 …………………………………… 87
結核 …………………………………… 165
月経困難症 …………………… 45, 69, 89,
151, 243, 273, 275
月経痛 ………………………… 59, 141, 277
月経不順 ………… 45, 69, 89, 151, 171,
209, 243, 251, 273, 275, 277
血行障害 ……………………………… 275
血小板減少症 ………………………… 185
血尿 …………………………………… 121, 173
げっぷ ………………………… 49, 133, 205
結膜炎 ………………………………… 7
下痢 …………………………… 41, 49, 121, 161,
163, 201, 215, 235
眩暈症 ………………………………… 153, 245
倦怠感 ………………………………… 155, 243
健忘症 ………………………………… 185

こ

口渇 …………………………… 81, 121, 155
口乾 …………………………………… 123
睾丸炎 ………………………………… 275
高血圧 ………… 57, 65, 87, 177, 273, 277
高血圧症 …………………… 55, 83, 153,
155, 217, 229, 241

— 309 —

索引

甲状腺機能亢進症 ……………… 229
口中不快 ………………………… 25
口内炎 ………………… 49, 51, 115
更年期障害 ……… 31, 45, 59, 85, 89,
　　　　　　151, 209, 243, 275, 277
肛門周囲炎 ……………………… 111
声枯れ …………………………… 205
呼吸促迫 ………………………… 41
五十肩 …………………………… 263
骨折 ……………………………… 279

────────────────
さ
────────────────

坐骨神経痛 …………… 155, 247, 267
挫傷 ……………………………… 279
嗄声 ……………………………… 205
三叉神経痛 ……………………… 113
産後回復不全 …………………… 25
産前産後 ………………………… 209
残尿感 ………… 83, 119, 121, 125

────────────────
し
────────────────

子宮筋腫 ………………………… 275
子宮出血 ………………………… 173
子宮脱 …………………………… 165
子宮内膜炎 ……………………… 275
子宮の炎症 ……………………… 275
子宮付属器の炎症 ……………… 275
歯齦出血 ………………………… 185
痔疾 ……… 55, 69, 111, 165, 243, 275

──の痛み ……………………… 141
四肢の
　──疼痛 ……………………… 15
　──冷感 ……………………… 15
痔出血 ……………………… 85, 173
歯痛 ……………………………… 113
湿疹 ……………… 93, 107, 109, 253
湿性胸膜炎 ……………………… 239
痺れ ……………………………… 157
渋り腹 …………………… 71, 145
耳鳴難聴 ………………………… 155
しもやけ ……………… 149, 151, 171
習慣性頭痛 ……………………… 147
習慣性流産 ……………………… 243
十二指腸潰瘍 …………… 29, 51
宿便 ……………………………… 71
手掌湿疹 ………………………… 151
出血 ……………………………… 173
出血傾向 …………………… 185, 187
術後の便痛停止 ………………… 137
消化機能低下症 ………………… 185
消化性潰瘍 ……………………… 143
消化不良 ……… 49, 153, 163, 167, 213
常習性便秘 ……………………… 71
焦躁 ……………………………… 225
小児虚弱体質 …………………… 139
小児喘息 ……………… 17, 47, 143
小児の発育不良 ………………… 191
小児夜尿症 ……………………… 231
小児夜泣き ………… 221, 225, 229
小便難 …………………………… 121

─ 310 ─

症状・病名索引

上腕神経痛 ……………………… 263

暑気中り …………… 37, 201, 215, 235

諸筋肉痛 ……………………… 267

食中り ………………………… 65, 215

食欲不振 …… 25, 37, 51, 133, 163, 165,
　　　　181, 183, 185, 187, 201, 211, 213

痔瘻 …………………………… 143

腎盂炎 ……………………… 83, 121

腎炎 ………… 115, 155, 191, 251, 253

心下部の緊張性疼痛 ……………… 29

心外膜炎 ……………………… 33

心悸亢進 ………………… 87, 153, 229

心気症 ……………………… 41

腎機能障害 ……………………… 191

神経が昂ぶる ……………………… 221

神経過敏 ………………… 31, 139, 185

神経質 …………………… 41, 139, 207

神経症 ………… 31, 65, 89, 93, 125, 151,
　　　　153, 187, 209, 219, 221, 227

神経性胃炎 ……………… 49, 133, 205

神経性食道狭窄症 ……………… 205

神経性膀胱症 ……………………… 125

神経痛 …………… 7, 59, 257, 261, 265

進行性手掌角化症 ……………… 151

心身症 ……………………… 229

心臓神経症 ……………………… 245

心臓喘息 ………………… 199, 249, 255

腎臓病 ……………………… 249

心臓弁膜症 ……………………… 153

心不全 ……………………… 249

蕁麻疹 …… 7, 55, 105, 107, 115, 117, 207

す

水瀉性下痢 ……………………… 37

膵臓炎 ……………………… 29

水様の痰 ……………………… 11

頭重 ………………… 85, 177, 191, 243

頭痛 ………… 5, 7, 13, 15, 29, 59, 131,
　　　　149, 177, 217, 235, 241,
　　　　243, 245, 273, 275, 277

せ

精神錯乱 ……………………… 225

精神神経症状 ……………………… 45

精神不安 ………………… 45, 85, 187

精神不安定 ……………………… 273

性的機能障害 ……………………… 231

喘鳴 ……………………… 249

咳 ………… 33, 47, 97, 197, 205, 207

咳込む ……………………… 193

咳喘息 ……………………… 165

癇 ……………………… 251

全身倦怠感 ………………… 15, 201

全身消耗 ……………………… 181

全身性浮腫 ……………………… 255

喘息 ……………………… 5

前立腺肥大 ……………………… 155

— 311 —

索引

た

帯下 ……………………… 83, 151, 275
体質改善 …………………………… 93
体質虚弱 ………………………… 139
体力低下 ………………… 181, 183
多汗 ………………………………… 165
多汗症 …………………………… 251
脱肛 ………………………………… 165
　——の痛み ……………………… 141
脱毛 ……………………………… 231
打撲 …………………………… 277, 279
打撲傷 …………………………… 275
男性不妊 ………………………… 231
胆石症 ………………… 29, 41, 55
胆嚢炎 ………………… 29, 41, 55
痰のからむ咳 …………………… 19

ち

知覚麻痺 ………………………… 153
蓄膿症 ……………………………… 9
血の道症 …… 13, 31, 45, 85, 89, 171, 209
中耳炎 ……………………………… 7
虫垂炎 …………………………… 69
腸管痙攣 ………………………… 137

つ

痛風 ……………………………… 269

つわり ……………………… 129, 205, 239

て

手足の冷え ………………… 181, 183
手足のほてり …………………… 123
癲癇 ……………………………… 229

と

盗汗 ……………………………… 165
動悸 ………………… 31, 35, 131, 139,
　　　　　　165, 199, 205, 243, 245
登校拒否 ………………………… 139
凍傷 ……………………………… 149
凍瘡 …………………… 149, 151, 171
糖尿病 ………… 55, 81, 155, 157, 235
動脈硬化症 ……………………… 229
特発性嘔吐 ……………………… 147
特発性胸痛 ……………………… 135
特発性瘙痒症 …………………… 175
吐血 ……………………………… 87

な

内臓下垂 ………………………… 165
夏瘦せ …………………… 165, 201
難聴 ……………………………… 191
軟便 ……………………………… 49

— 312 —

症状・病名索引

に

にきび ……………………… 91, 103
日射病 ……………………………… 201
乳児の鼻閉塞 …………………… 5
乳線炎 ………………………………… 7
乳幼児の湿疹 …………………… 109
尿管結石症 ……………………… 121
尿道炎 ……………………… 119, 121
尿毒症 ……………………………… 235
尿の濁り ………………………… 83
尿利減少 ………………… 121, 155, 157
尿路結石 ………………………… 119
妊娠嘔吐 ………………………… 239
妊娠腎 …………………………… 251
妊娠中 …………………………… 243
認知症初期 ……………… 217, 219, 221

ね

寝汗 ………………… 3, 143, 181, 183
熱中症 ………………………… 81, 201
熱病 ………………………… 65, 81
ネフローゼ …… 115, 153, 235, 251, 253
捻挫 ……………………………… 279

の

ノイローゼ ………… 87, 229, 231, 245
脳血管障害 ……………………… 55

脳梗塞 …………………………… 153
脳出血 …………………………… 87
脳動脈硬化症 …………… 217, 241
膿瘍 …………………………… 143
咽の渇き ……………………… 37
のぼせ ……… 85, 87, 89, 177, 209, 275

は

バージャー病 ………………… 149
肺炎 …… 17, 19, 25, 29, 33, 39, 95, 97
肺化膿症 ……………………… 95
肺結核 ………………… 25, 29, 195, 197
肺性心 …………………………… 255
肺線維症 ………………… 193, 195, 197
排尿が少ない ………………… 37
排尿困難 ……………………… 157
排尿痛 ………………… 83, 119, 121, 125
吐き気 ………………… 25, 29, 37, 133
はしか ………………………… 21
醗酵性下痢 …………………… 49
発熱 ………………………… 5, 7, 29
発熱と寒気 …………………… 207
鼻アレルギー ………………… 5
鼻カゼ …………………………… 3, 7
鼻血 ……………………………… 85
鼻づまり ………………… 9, 101, 207
鼻水 …………………………… 11
半身不随 ………………… 153, 165
煩躁 ……………………………… 187
煩悶 ……………………………… 123

— 313 —

ひ

脾胃虚弱	61
冷え	139
冷え症	31, 45, 59, 147, 149, 171, 247, 249, 257, 275
冷え腹	215
鼻炎	11, 15
皮下脂肪	57
ひきつけ	225
鼻汁	101
ヒステリー	41
ヒステリー発作	219, 221, 229
微熱	3, 15
皮膚炎	21
皮膚潰瘍	143
皮膚筋炎	251, 265
皮膚瘙痒症	87, 107
皮膚の痒み	191
皮膚病	251
肥満症	57, 251, 277
病後の衰弱	143
病後の体力消耗	165
疲労	155, 171
疲労倦怠	181, 183
貧血	181, 183, 185, 187, 243, 249
貧血気味	31
貧血症	171
頻尿	119, 125, 157
頻拍症	125

ふ

不安	85
不安神経症	205
不安発作	225
風疹	21
腹痛	41, 133, 135, 139, 145, 243
副鼻腔炎	9, 91
腹部膨満（感）	71, 145
腹膜炎	275
腹満	67
腹鳴	49
浮腫	235, 243, 251
不正性器出血	173, 185
不整脈	165, 199
二日酔い	49, 51, 235
不妊症	243
不眠	85, 121, 151, 191, 225, 229
不眠症	31, 125, 185, 187, 205, 219, 221, 227, 231
ふらつき	245

へ

閉塞性気管支炎	193
ベーチェット病	89
変形性関節症	251, 253
変形性膝関節症	269
片頭痛	147
扁桃炎	7, 27, 95

症状・病名索引

扁桃周囲炎 ……………………… 27, 95
便秘 ……………………… 57, 65, 67, 69, 73,
　　　　　　　　　　 75, 77, 85, 273, 277

ほ

膀胱炎 ………………… 83, 119, 125, 155
膀胱刺激症状 ……………………… 119
発作性頻拍症 ……………………… 245
ほてり ……………………… 139
哺乳困難 ……………………… 5

ま

麻疹 ……………………… 21
麻痺 ……………………… 269
麻痺性イレウス ……………………… 137
慢性胃炎 ……………………… 49, 51
慢性胃弱 ……… 129, 187, 211, 237, 241
慢性胃腸炎 ……………………… 167
慢性胃腸機能障害 …………… 133, 163
慢性胃腸障害 ……………………… 25
慢性関節炎 ……………………… 269
慢性関節リウマチ ………… 267, 269
慢性感冒 ……………………… 165
慢性気管支炎 ……………… 193, 195
慢性下痢 ……… 131, 153, 167, 185, 187
慢性呼吸不全 ……………………… 199
慢性湿疹 ……………………… 175
慢性腎炎 ……………………… 229, 243
慢性心不全 ……………………… 199

慢性腎不全 ……………… 155, 157, 191
慢性中耳炎 ……………………… 143
慢性の咳 ……………………… 195
慢性の痰 ……………………… 195
慢性の皮膚病 ……………………… 107
慢性鼻出血 ……………………… 185
慢性鼻炎 ……………………… 9, 91, 101
慢性疲労症候群 ……………………… 139
慢性副鼻腔炎 ……………………… 101
慢性扁桃炎 ……………………… 91, 93
慢性リウマチ ……………………… 265
慢性リウマチ性疾患 ……… 153, 261
万年カゼ ……………………… 3

み

水虫 ……………………… 105, 107, 123
耳鳴り ……………… 85, 177, 191, 217

む

むかつき ……………………… 117
むくみ ……………… 57, 117, 157, 191
胸苦しさ ……………………… 187
胸やけ ……………………… 49, 133

め

メタボリック症候群 ……………… 57
メニエール病 ……………………… 241

索引

めまい …………… 15, 35, 177, 205,
　　　　　 209, 217, 235, 241, 243,
　　　　　 245, 273, 275, 277
面疔 …………………………… 99, 103

も

毛孔性角化症 ………………… 175

や

夜間咳嗽 ……………………… 165
夜尿症 ………………… 139, 247, 253

よ

癰 ……………………………… 251
瘍癤 ……………………………… 99
腰痛 ……… 59, 149, 155, 157, 273, 277
腰痛症 ………………… 247, 267, 269
夜泣き ………………………… 139, 219

り

溜飲 …………………………… 237
リンパ腺炎 ……………………… 7, 25
淋病 …………………………… 121

ろ

老人性痴呆 …………………… 155

老人性皮膚瘙痒症 …………… 153, 175
老人のかすみ目 ……………… 157
老衰 …………………………… 181
肋間神経痛 …………………… 135

わ

若白髪 ………………………… 231

あとがき

　漢方医学に初めて興味を抱いたのは，昭和44年，母校九大医学部の大学紛争のさなかのことであった。当時大学の医局にいた私は，現代の医療を批判する若い青医連の人達の鋭い問題提起に答える術を知らなかった。

　自分なりに解答を捜そうと，あれこれやっているうちに，漢方医学という，われわれが習ってきた西洋医学とは全く異なる医学の世界があることを知った。しかし，それに入りこむことは，そう簡単にできるものではなかった。

　漢方を学ぶ機会を得たのは，ひとえに恩師寺師睦宗先生にめぐり会えたお蔭である。

　寺師先生の主宰される漢方三考塾に於いて，先ず，医経（素問，霊枢）を学んで病理を考え，経方（傷寒，金匱）を学んで方考を究め，本草（本草学）を学んで薬性を知ることが，漢方修得の基本であることを教えられ，以後授業ではこの三本の柱を徹底して叩き込まれてきた。

　先生は第一期の終講にあたって，全塾生に対し，今迄に勉強したことの成果を何でもよいから，各自一冊の書物にまとめるようにと厳命された。浅学非才の身には，到底大論文をものにして，新説を掲げるというようなおおそれたことは望むべくもないので，自習用に作っておいた処方運用の覚え書きに，塾で教わった事柄を書き足して一冊にまとめ，宿題の責を果たすことにした。

　「知ル者ハ言ワズ，言ウ者ハ知ラズ」という。私がここで敢えて小冊にまとめるのは，わたしが何も知らないからである。お読み下さった諸賢兄に忌憚のない御批判，御叱責をいただければ，私にとっては何よりの勉強をさせて頂くことになる。

　上梓に当り，全処方の腹証のイラストを描いて下さった三木（旧姓太田）早苗さん，いろいろお世話下さった津村順天堂（現 ツムラ）の山上勉，中西琢郎の両氏に深く感謝の意を表する。

昭和63年初夏　髙山宏世識す

改訂版　発行にあたって

　昭和63年（1988年）の初版発行以来，読者の皆様から『赤本』の愛称で望外のご好評をいただき，多くの方々にご愛用いただいて今日まで参りました。

　平成10年（1998年），本書の内容を補充する目的で『古今名方　漢方処方学時習』（青本）を，さらに平成15年（2003年）には，漢方医学の基礎理論と日常的な疾患や症状に対する漢方処方の選び方をわかりやすく説いた『弁証図解　漢方の基礎と臨床』（黄本）を出版，三考塾叢書三部作として完成させました。

　これらの活動に対しては，平成17年（2005年）富山市で開かれた第56回日本東洋医学会学術総会で日本東洋医学会奨励賞を授与されました。これもひとえに読者の皆様方のご支持のお陰と感謝いたしております。感謝の気持を表すうえで，何か皆様方のお役に立てるようなわかりやすい参考書はないものかと考えた末，平成20年（2008年）に『傷寒論を読もう』を，また平成28年（2016年）には『金匱要略も読もう』を東洋学術出版社より刊行いたしました。

　このような活動のなかで，本書も第59刷まで増刷を重ねてきましたが，最近「赤本を買いたいがどこの本屋にも売っていない」「赤本はどこで売っているのかサッパリわからない」などといったお叱りを少なからずいただくようになりました。かねがね私家版であるが故の限界と制約を痛感していたところでしたが，ちょうどそのような折，井ノ上匠社長のご尽力で東洋学術出版社に本書の刊行を引き継いで頂けることになりましたので，第60刷以降は東洋学術出版社より従来と同じ内容・体裁・価格で本書の出版を続けることができました。

　その間，増刷を重ねるごとに字句の誤りを正すのはもちろん，本版でも内容を今までよりわかりやすい表現に改定して，少しでも使いやすいように改良を加えて来ました。また，従来の「**効能**」の欄が「漠然として情報不足」というご指摘がありましたので本改訂版から「**臨床応用**」と改め，その処方の証によって起こり得る病名をいくつか例示するとともに，他の処方とも比較検討できるように**症状・病名索引**を設けました。いうまでもなく，これらの病名は適応症とは別のものです。今回の改訂にあたっては編集部の森由紀さんに多大のご尽力を戴いたことを深く感謝いたします。

　これからも『赤本』をご愛読・ご愛用のほどよろしくお願い申し上げます。

平成30年（2018年）大暑の日
東京虎ノ門の寓居にて　髙山 宏世

【編著者略歴】
髙山　宏世（たかやま　こうせい）
1934年　鹿児島県に生まれる
1962年　九州大学医学部卒業
　　　　漢方は1969年頃独学で開始
1974年　福岡市中央区大名にて髙山内科クリニック開業
1977年　以来寺師睦宗先生に師事，漢方薬による治療を実践してきた
　　　　日本東洋医学会会員
　　　　日本漢方振興会九州支部代表
　　　　漢方三考塾所属
2005年　一連の著作に対し日本東洋医学会奨励賞受賞
2007年　現役を辞して東京都に転居し，著作と講演を通じて漢方振興
　　　　の活動に専念して今日に至る

三考塾叢刊

腹証図解　漢方常用処方解説［改訂版］

1988 年 7 月 20 日	第 1 版　第 1 刷発行
2018 年 5 月 25 日	第 62 刷発行
2019 年 2 月 1 日	改訂版　第 1 刷発行
2025 年 1 月 31 日	改訂版　第 8 刷発行

編著者　　髙山　宏世（たかやま　こうせい）

発行者　　井ノ上　匠

発行所　　東洋学術出版社
　　　　　〒272-0021　千葉県市川市八幡2-16-15-405
　　　　　販売部：電話 047（321）4428　FAX 047（321）4429
　　　　　　　　　e-mail　hanbai@chuui. co. jp
　　　　　編集部：電話 047（335）6780　FAX 047（300）0565
　　　　　　　　　e-mail　henshu@chuui. co. jp
　　　　　ホームページ　http://www. chuui. co. jp/

（個人の学習あるいは研究以外の目的で無断コピーすることを禁じます）

イラスト／三木　早苗

印刷・製本／モリモト印刷株式会社

◎定価はカバーに表示してあります　　◎落丁・乱丁本はお取り替えいたします

©2019　Printed in Japan　　ISBN978 - 4 - 904224 - 58 - 8 C3047

髙山宏世先生の三考塾叢刊。

赤本 漢方エキス剤解説書の決定版！

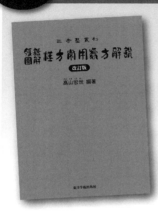

[腹証図解]
漢方常用処方解説
改訂版

髙山 宏世 編著　　発行元：東洋学術出版社

A5判／336頁／定価：1,980円（本体1,800円＋税）

『赤本』の次にはこの2冊！

黄本「この病気に使える漢方処方はなにか？」に答える。

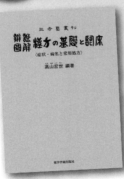

[弁証図解] 漢方の基礎と臨床

髙山 宏世 編著　　発行元：東洋学術出版社

A5判／490頁／定価：2,090円（本体1,900円＋税）

「この病気に使える漢方処方はなにか」「現代医学の治療でうまくいかない症状に効く漢方薬はないか」という要望に応える一冊。基礎篇で漢方治療に必要な基礎理論を，診断篇で弁証の具体的な方法を，治療篇では病名別・症状別に弁証の要点と用いられる処方を解説。弁証に必要な症状，脈・舌の所見や腹証はわかりやすいイラストで図示。

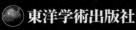

東洋学術出版社

販売部：〒272-0021 千葉県市川市八幡2-16-15-405 電話047-321-4428
フリーダイヤルFAX 0120-727-060　E-mail:hanbai@chuui.co.jp
ホームページ http://www.chuui.co.jp

赤本・青本・黄本の3部作

漢方医学書のベストセラー！
1988年の初版発行以来,『赤本』の愛称で親しまれ,漢方を学ぶ臨床家の圧倒的な支持を獲得してきた名著,大改訂！

◆医療用漢方エキス製剤のなかから126処方を収録。
◆各処方は,解表剤・補気剤・補血剤など14種類の効能別に分類。
◆各処方とも,見開きの2頁に方意,診断のポイント,処方の特性と舌証・脈証・腹証,原典の読み下し文,処方構成,君臣佐使,構成生薬の本草学的効能,八綱分類,臨床応用,類方鑑別などをまとめる。
◆特に処方の特徴をよく表したユニークな腹証図が好評。

青本 『赤本』の内容をより深く学習するには。

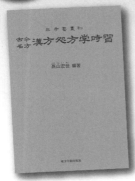

古今名方 **漢方処方学時習**

髙山　宏世　編著　　　発行元：東洋学術出版社

A5判／259頁／定価：1,430円（本体1,300円+税）

『赤本』の姉妹版として,その解説を補足する目的で編集され,同書収録の126処方に関連処方を加えた全156処方を収録。処方は効能別に章を分け,それぞれ組成・病態・方義・症状・臨床応用・症例を解説。各処方とも日本漢方と中医学の両方の角度から明快に解説してあり,実際の応用に役立つ。

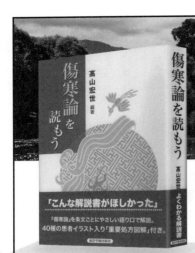

『傷寒論』だけではもったいない

金匱要略も読もう

高山宏世 編著

慢性疾患を治療するうえで必読の書である『金匱要略』。『傷寒論』と一体不可分のものでありながら、『金匱要略』はなかなか読まれていない。そんな現状を惜しむ著者による『金匱要略』の手引き書。

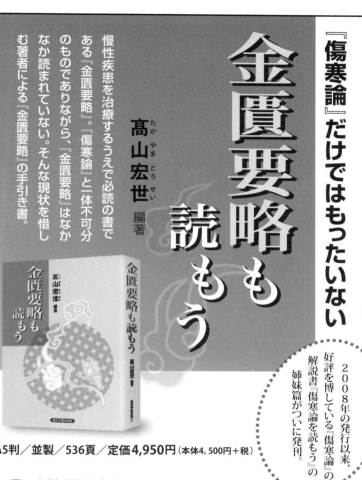

2008年の発行以来、好評を博している『傷寒論を読もう』の解説書『傷寒論を読もう』の姉妹篇がついに発刊。

A5判／並製／536頁／定価4,950円（本体4,500円+税）

本書の特徴

◆ 『金匱要略』を条文ごとにやさしく解説。
◆ 初学者にもわかりやすく、ひとりで学べる。
◆ 中医学的な病態分析で、背景にある生理・病理を理解しやすい。
◆ 各篇中で述べられている病態・治療方針・処方を、明解にチャート化。
◆ 臨床に役立つ、50種の患者イラスト入り「処方図解」付き。
◆ 『傷寒論』『金匱要略』に造詣が深い著者による『金匱要略』講義の経験を、一冊に凝縮。

中医学を学ぶための雑誌『**中医臨床**』（季刊）ますます面白く、実用的な内容になっています。

東洋学術出版社

販売部：〒272-0021 千葉県市川市八幡2-16-15-405 電話047-321-4428
フリーダイヤルFAX 0120-727-060　E-mail:hanbai@chuui.co.jp
ホームページ http://www.chuui.co.jp

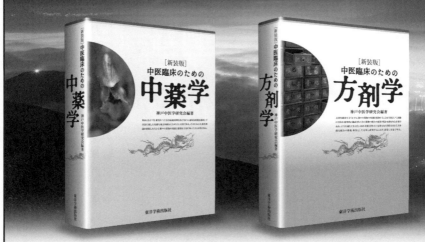